临床常用中药配伍
速查手册

王绪前　编著

U0391887

人民卫生出版社

图书在版编目(CIP)数据

临床常用中药配伍速查手册/王绪前编著. —北京:
人民卫生出版社,2012.8

ISBN 978-7-117-16289-0

Ⅰ.①临… Ⅱ.①王… Ⅲ.①中药配伍-手册
Ⅳ.①R289.1-62

中国版本图书馆 CIP 数据核字(2012)第 167864 号

人卫社官网	www. pmph. com	出版物查询,在线购书
人卫医学网	www. ipmph. com	医学考试辅导,医学数 据库服务,医学教育资 源,大众健康资讯

临床常用中药配伍速查手册

编 著:王绪前
出版发行:人民卫生出版社(中继线 010-59780011)
地 址:北京市朝阳区潘家园南里 19 号
邮 编:100021
E - mail: pmph @ pmph. com
购书热线: 010-59787592 010-59787584 010-65264830
印 刷:三河市潮河印业有限公司
经 销:新华书店
开 本:787×1092 1/32 **印张:**19.5 **字数:**354 千字
版 次:2012 年 8 月第 1 版 2020 年 3 月第 1 版第 3 次印刷
标准书号: ISBN 978-7-117-16289-0
定 价:38.00 元

打击盗版举报电话:010-59787491 E-mail:WQ @ pmph. com
(凡属印装质量问题请与本社市场营销中心联系退换)

应用中药向来强调相须、相使配伍。所谓相须配伍就是将具有相似作用的药物配伍在一起以提高疗效。相使配伍就是将药物按主辅关系结合应用以增强作用。应用有毒药物强调相畏、相杀配伍,就是防止药物对人体的毒害伤害作用。药物从最初的单味应用到配伍组方,是中医在使用本草方面的进步。

本书收载临床使用频率极高的常用中药药对400余种,按照大学教材《中药学》的编排顺序,将中药按照配伍应用的方式进行对比,阐发同中有异,异中有同,希冀使读者在应用方面走点捷径。所选药物,按照教材中后出现的药物与先出现的药物进行比对。分别用以下栏目编写:

【单药性能】 分别介绍单味药物的性味、功效、应用。因药物在配伍方面会多次与其他药物进行比对,全书均以第一次出现该药名时记载其性能。以后则省略。在阐述单味药物功用时,不涉及方剂配伍。

【主治病证】 此栏目只简单记载配伍后药物共同主治的主要适应病证,不涉及其中的单味药物的其他适应病证。

【配伍应用】 通常按照临床配伍后的作用特点进行阐述,其中涉及方剂时尽量举例来进行说理,但对于不常用方剂则不予列举。若几味药物所共同主治的病证单一,则将其一并解读。并针对同中有异、异中有同进行比对,以便于认知药物的区别要点。

【常用剂量】 通常按照 2010 版《中华人民共和国药典》(简称《中国药典》)记载的剂量介绍,若药物的剂量在使用中有特殊者,多在用药体会中进行阐述。

【用药体会】 是笔者多年临床中用药的一些体会或经验,其中的一些经验方尽量不需要辨证就可以应用,以便于不懂中医的人能照方用药。这一部分所介绍的验方,读者可以按图索骥,若读者并不懂中医,只要对号入座即可。全书收载 30 余首验方,书后附有方名索引。

湖北中医药大学　王绪前
2012 年 7 月

目　　录

一、解表药类

麻黄　桂枝

【单药性能】

麻黄：辛、微苦，温。①发表散寒：用于外感风寒表证之恶寒，发热，头痛，身痛等证。②宣肺平喘：用于肺气不宣，风寒外束的喘咳证。③利水消肿：用于水肿兼有表证或腰以上水肿，小便不利。④散寒通滞：用于风寒痹证，痰核，阴疽。

桂枝：辛、甘，温。①发表散寒：用于外感风寒表证之恶寒，发热，头痛，身痛。②温经通脉：用于血寒经闭，月经不调，痛经及癥瘕等证。若治风寒痹证，以上肢及肩臂痹痛多用。③通阳化气：用于心阳不振，心脉瘀阻，胸痹疼痛，或脾阳不运，水湿内停之痰饮、眩晕，以及膀胱气化不行，小便不利，水肿等证。桂枝既入气分，又入血分，透达营血，主要之功在于温通。

【主治病证】

1. 外感表证所致的发热、恶寒，头痛，身痛。

2. 水肿。

3. 风湿痹痛等。

【配伍应用】

1. 解表：麻黄、桂枝均具有发散风寒的作用，用于外感表证，尤其是风寒感冒重证可以选用，常同用,如麻黄汤。麻黄的发汗作用强于桂枝,二药配伍同用,为辛温解表重剂。麻黄用于无汗的表证,其开腠理散寒邪的作用强,对于恶寒发热,四肢疼痛,作用突出。桂枝无论有汗、无汗的表证均可使用,如桂枝汤。从发汗的力度来看,麻黄作用强,历来将麻黄作为解表第一要药,素有发汗峻剂的说法。麻黄发汗作用的强弱,可用石膏来调节,如越婢汤主治"恶风,一身悉肿,脉浮,不渴,续自汗出,无大热"。汗出而肿,故用石膏,石膏量大于麻黄,则麻黄发汗力减弱,石膏有制约麻黄发汗的效果。一般在需要发汗的时候,石膏的量不宜过大。

　　单用麻黄或者单用桂枝均具有发汗作用,在解表药中,发汗力量偏强,但其作用并不是太强,而将二药配伍同用后,具有协同作用,作用大大加强,有麻黄无桂枝不汗之说。但二药配伍在一起应用并非一定就是发汗,小青龙汤中就同时配伍此二药,并不是取其发汗,而是用其来治疗喘息。小青龙汤中的麻黄、桂枝辛散,但同时配伍芍药、五味子具有收敛作用的药物,以酸收之性抑制麻、桂发散,这是经过配伍又改变了其辛散特性。麻黄走气分,治疗的病变部位较桂枝要浅。麻黄重在辛散,所以多炙用。桂枝具有直接入血分的特点,所以当应用桂枝不当时,若血分有热就会导致流鼻血、牙龈出血等动血现象,因此应用桂枝常常配伍白芍以防其辛散太过或动血。《汤液本草·卷下·麻黄》总结为"麻黄治卫实之药,桂枝治卫虚之药。"这里的卫虚并非真正的卫表虚,而是针对麻黄而言的。

2. 治疗水肿:均可以治疗水肿,可以同用。麻黄主治腰以上水肿,如越婢汤主治风水恶风,一身悉肿。桂枝主治阳气不化的膀胱蓄水病证,如五苓散主治外感风寒,内停水饮所致的发热头痛,烦渴饮水,小便不利,蓄水等。从治疗水肿方面来说,桂枝更多用。

3. 治疗风湿痹痛:均可以治疗风湿痹痛,用麻黄者,如张仲景《金匮要略》的麻黄杏仁薏苡甘草汤,从临床来看,麻黄相对较少应用,一般以湿邪为重者可以选用。桂枝为治疗风湿痹痛的常用药物,尤以上肢肩臂疼痛为要药,且通行作用强,现代所云的颈椎病、肩周炎为其首选。根据中医理论"以枝走肢"的说法,对于上肢的疼痛、麻木、肿胀、活动不利,桂枝为常用之品。

【常用剂量】

生麻黄 3～6g,炙麻黄 6～10g。桂枝 6～10g。

【用药体会】

个人对于二药在解表方面的使用,一般不首选之,这可能与笔者所处江汉平原的地理位置有关。在具体应用中,将其同用者主要不是用其发汗,而是根据张仲景小青龙汤的用法,用麻黄、桂枝来治疗咳喘病证。①在治疗咳喘方面主要是以麻黄为主,具体使用时,一般不用生麻黄而用炙麻黄。蜜炙后治疗咳喘作用加强,且不耗气。炙麻黄的剂量控制在 10g 以内,笔者有一首治疗咳喘的验方,见 376 页,其中就配伍有炙麻黄。②在治疗风湿病证方面,也可以将二药配伍同用,但此时应以桂枝为主,麻黄辅之,这是因为桂枝温通作用好,能促进气血的运行,有利于风寒湿邪的消除,但由于桂枝容易动血,剂量控制在 12g 以内。笔者对于颈椎病、肩周病变常将其为首选。在治疗风湿疼痛方面,笔者有一首验方,命名为麻桂止痛液。组成:

麻黄 30g,桂枝 30g,细辛 20g,苏木 30g,延胡索 30g,刘寄奴 30g,威灵仙 30g,海桐皮 30g,艾叶 50g,黄精 30g,樟脑 10g,冰片 2g。

全方以止痛为要点。主治身体各个部位的疼痛,如跌打损伤,骨质增生等。使用方法是煎水热敷或浸泡(不去药渣)。每次半个小时。此药方的煎液,1 剂药可以连续应用 3～4 天。使用时若皮肤有破损,外泡时间不宜过久。

香薷　麻黄

【单药性能】

香薷:辛,微温。①化湿和中:用于暑月贪凉饮冷所致脘满纳差,恶心呕吐,腹泻,乃夏月解表之药。②利水消肿:用于水肿,脚气。香薷有热服致呕的弊端,且其性温,饮者惟宜冷服,则无拒格之患。

麻黄:见 1 页。

【主治病证】

1. 外感表证所致的发热、恶寒,头痛,身痛。

2. 感受风寒兼有水液代谢失常所致身体上部的水肿，即风水水肿。

【配伍应用】

1. 解表作用：均能解表，可以治疗外感表证，从发汗作用来看，麻黄作用强，称为发汗猛药，李时珍云："性热而轻扬"，"张仲景治伤寒无汗用麻黄（汤），有汗用桂枝（汤）"，李时珍认为二者的区别在于："盖香薷乃夏月解表之药，如冬月之用麻黄，气虚者尤不可多服，而今人不知暑伤元气，不拘有病无病，概用代茶，谓能辟暑，真痴人说梦也"（《本草纲目·卷15·麻黄》）。也就是说夏季解表可以选用香薷，但临床上却极少使用。

2. 治疗水肿：均为治疗阳水病证之药，麻黄多用，其原因：①传统多用，《神农本草经》即有记载，而香薷的使用稍晚。②方剂配伍中常用，如《伤寒论》用麻黄治疗水肿，且有行之有效的方剂组成，如麻黄连轺赤小豆汤、麻黄杏仁薏苡甘草汤、麻黄加术汤等，而用香薷治疗水肿的代表方剂少。③麻黄治疗水肿作用明显，尤其是既有外感表证又有水肿者效果确切，对于腰以上的水肿具有明显的作用。虽《本草衍义补遗》载：香薷"有彻上彻下之功，治水甚捷。肺得之，则清化行而热自下。又云：大叶香薷治伤暑，利小便。浓煎汁成膏，为丸服之，以治水胀病，效。"李时珍也说"其治水之功，果有奇效"。从临床来看，其所谓治水甚捷，值得商榷，香薷治水肿只限于有外感病证。④香薷的口感不好。

【常用剂量】

香薷 3～10g。生麻黄 3～6g，炙麻黄 6～10g。

【用药体会】

香薷虽曰芳香，其实香气不正，其味道并不好闻，所以临床用之并不多。主治阴暑证。故在暑天因乘凉饮冷所引起的怕冷、发热、无汗及呕吐、腹泻等证，可以选用。所谓阴暑证是暑天感受暑热邪气以后又贪凉饮冷导致疲倦、乏力、头昏、头痛等。临床用于祛暑解表时必须具备怕冷及无汗的症状。如属暑湿兼有热象者可以选用。至于暑热引起的大汗、大热、烦渴等证就不适合了。笔者个人在临床上更习用麻黄，主要与传统用药、习惯用药有关。

香薷　紫苏

【单药性能】

香薷：见 4 页。

紫苏：辛，温。①发散风寒：用于风寒表证兼气滞之恶寒发热，胸脘满闷等。本品性温散寒，解表之力较为缓和，轻证可单用。②行气宽中：用于中焦气机郁滞之胸闷不舒，恶心呕吐等，亦用于七情郁结，痰凝气滞之梅核气。因其行气又能安胎，治疗妊娠恶阻气滞而胎动不安之证。③解鱼蟹毒：用于进食鱼蟹中毒而致腹痛吐泻者。

【主治病证】

1. 外感表证所致的发热、恶寒，头痛，身痛。

2. 湿浊阻滞所致恶心，呕吐。

【配伍应用】

1. 解表作用:均可以治疗外感表证,在夏季若感受湿浊出现既有外感表证,又有湿浊内犯时可以选用之。从使用来看,紫苏乃是常用之品,其虽能发汗,但作用不强,较麻黄、桂枝作用平和,而香薷在解表方面多限于夏季使用。

2. 治疗呕吐:均可以治疗呕吐病证,香薷乃是治疗湿浊阻滞中焦导致升降功能失常出现的病证,重在祛除湿浊,非湿浊者一般不选用,而紫苏主要是通过行气,使脾胃的气机流畅,从而达到治疗的目的。从配伍的角度来看,紫苏在临床上常与黄连同用,如黄连苏叶汤,而紫苏与香薷同用时,只有在夏季因外感夹有湿邪者方同用。紫苏可以作为常用的止呕之品。

【常用剂量】

香薷 3～10g。紫苏 3～10g。

【用药体会】

两药均辛,温,且芳香,虽均可以用于风寒表证,但紫苏多用,发汗力强于香薷。李时珍认为夏季可以用香薷。紫苏虽云其行气宽中,但力量并不强。取其行气之功,如半夏厚朴汤中配伍有本品,原方虽用的是苏叶,笔者习惯上喜用紫苏梗。

紫苏　生姜

【单药性能】

紫苏:见 6 页。

生姜:辛,温。①发散风寒:用于外感风寒所致发热恶寒,咳嗽等证。治外感轻证,可单用其煎汤或加红糖调服。还可作预防感冒之用,亦可作为发汗解表剂中的辅助药。本品作用温和,一般不作解表主要药物。②温胃止呕:用于胃寒呕吐,单用即有效。为"呕家圣药"。③解毒:用于过食鱼蟹所致呕吐,腹痛等,烹调鱼蟹时,加用生姜以解毒。若误服半夏、天南星中毒,见喉舌麻痹者,可用生姜煎汤饮服。

【主治病证】

1. 外感风寒所致恶寒发热,头痛身痛。

2. 鱼蟹中毒所致恶心呕吐,腹痛等。

【配伍应用】

1. 解表:均为比较平和的解表药,但生姜作用更平和,若突遇风寒、淋雨,也可以单用生姜泡水饮服。在常用方剂中,如参苏饮就是将二药配伍同用的。由于生姜不容易保管,所以药房中一般是不备此物的,而紫苏乃作为常用之药。

2. 解毒:均能解因吃鱼蟹后引起的如呕吐,腹痛,腹泻,身体不适的病证,传统多用紫苏,如《金匮要略·禽兽鱼虫禁忌》载:"食蟹中毒治之方:紫苏:煮汁饮之三升。紫苏子捣汁饮之,亦良。"紫苏、生姜也作为食物应用,一则可辟腥调味;二则芳香醒脾开胃;三则可解其毒,即防治食入这类食物引起的恶心呕吐,腹痛腹泻,皮疹等,这些症状的出现有的是轻微中毒表现,但更多是食物过敏反应引起的。

生姜在家庭中烹调菜肴时更多应用解除鱼腥

味,同时可以解除半夏、天南星的毒性。历代的本草书中均如此认为。若误食生半夏引起中毒者,主要表现为口腔及咽喉部黏膜的烧灼感和麻辣味,胃部不适、恶心及胸前压迫感,急用生姜汁内服,或用生姜煎水服。《本草纲目·卷48·鹧鸪》记载一例用生姜解半夏之毒的案例:"杨立之通判广州,归楚州。因多食鹧鸪,遂病咽喉间生痈,溃而脓血不止,寝食俱废。医者束手。适杨吉老赴郡,邀诊之,曰:但先啖生姜一斤,乃可投药。初食觉甘香,至半斤觉稍宽,尽一斤始觉辛辣,粥食入口,了无滞碍。此鸟好啖半夏,久而毒发耳,故以姜制之也。"这是讲鹧鸪喜食半夏,而杨立之又喜食鹧鸪,导致其间接中毒,以致咽喉间生痈,而生姜长于解半夏之毒,故而达到治疗效果。这种间接致病,又间接用药的方法是很有特点的。《本草纲目·卷48·竹鸡》中还记载:"崔魏公暴亡。太医梁新诊之,曰:中食毒也。仆曰:好食竹鸡。新曰:竹鸡多食半夏苗,盖其毒也。命捣姜汁折齿灌之,遂苏。则吴廷绍、杨吉老之治鹧毒,盖祖乎此。"所以生姜向来为解半夏之毒的要药。

3. 止呕:均具有止呕的作用,但从临床应用来看,生姜作用强,《本草纲目》引用孙思邈的话说其为"呕家圣药",生姜对于各种呕吐均可以使用,包括寒热虚实,内伤外感,而紫苏多用于气滞所致的呕吐病证。

【常用剂量】

紫苏 3～10g。生姜 5～15g。

【用药体会】

紫苏乃临床常用解表之品,其作用平和,用于治疗风寒感冒所致恶寒发热,咳嗽,气喘等病。民间有"身有小寒,喝点苏汤"的说法。当偶感风寒时,就摘几片紫苏叶煮水加红糖喝下去,再躺下发点汗,感冒的症状就会减轻或消失。也可以配伍生姜同用来治疗感冒。紫苏、生姜治疗感冒有协同作用,若外感出现呕吐者,作用更好。紫苏止呕作用弱,现中药书籍均不载其止呕。笔者认为紫苏具有直接的止呕作用。

荆芥 防风

【单药性能】

荆芥:辛,微温。①发散风寒:用于风寒表证,如头痛,身痛。本品药性平和,微温不燥,芳香轻扬,长于疏散风邪,亦用于风热感冒。②止痒:用于皮肤瘙痒,因能祛风,其止痒效果好。③透散疹毒:用于麻疹透发不畅,可直接促使疹毒外透,其祛风解表之效,亦有助于透疹。④止血:用于吐衄、便血、崩漏等。止血须炒炭应用。此外,还可促使疮肿消散,用于疮肿初起而有表证者。荆芥茎穗同用而称荆芥,散全身之风邪,而荆芥穗则散头面部风邪。

防风:辛、甘,微温。①发散风寒:用于风寒表证,如头痛,身痛,亦可用于风热表证。因其发散作用温和,亦用于肌表不固,汗出者。②止痒:用于风邪闭郁肌表而致皮肤瘙痒。③胜湿止痛:用于风湿寒痹,肢节疼痛、筋脉挛急者。防风善祛全身风寒湿邪,但作用较平和。④祛风止痉:用于破伤风及内风所致项背强急,口噤,手足痉挛,角弓反张,四肢抽搐。本品祛风作用好。此外,炒炭又能止泻,用治腹痛、泄泻等证。总之,其辛而微温,甘缓不峻不燥,质松而润,祛风之力较强,为"风药之润剂"、"治风之通用药"。

【主治病证】

1. 风寒感冒,恶寒发热、头痛无汗。亦治风热感冒。

2. 风疹瘙痒。

3. 面部扁平疣、蝴蝶斑、痤疮、雀斑。

4. 便血。

【配伍应用】

1. 解表:均能治疗外感表证,常同用,如荆防败毒散以及防风通圣散。若外感风邪导致的头痛也常配伍同用,如川芎茶调散。风热表证也可以使用,如宣毒发表汤。二药发散力量较麻黄、桂枝平和。但在解表方面,一般认为,荆芥宣散而疏风部位较防风更为表浅,如肌肤畏寒就可以选用之,故止嗽散中用了荆芥。所以有荆芥祛肌表之风的说法,而防风治疗的病变部位较荆芥要深一些,有防风祛肌肉之风的说法,也就是说当感冒导致肌肉酸痛者应用防风作用好。古代医家强调"用以防风之必兼用荆芥者,以其能入肌肤宣散故耳"(见《本草求真·卷3》)。《本草备要·草部·荆芥》云:"荆芥,功本治风,又兼治血者,以其入风木之脏,即是藏血之地也。李士材曰,风在皮里膜外,荆芥主之,非若防风能入骨肉也。"按照古代医家认识,就是说治疗感冒,用荆芥可以用防风,但应用防风则多要同时应用荆芥。治疗感冒,有如麻黄配桂枝以发汗解表,也是取其相须为伍。但荆、防发散之力不如麻、桂,作用较为缓和。若属外感证,用麻黄、桂枝嫌热、嫌猛;用银花、连翘嫌寒、嫌凉时,荆、防用之最宜。荆芥与防风相配有达腠理、发汗散邪之效,二者相辅相成。荆芥、防风微温而不燥,对于风寒、风热表证均宜。荆芥透疹,而不云防风透疹,但在实际的应用当中,常常将二药配伍一起使用,只是荆芥作用强。具有透疹作用的药物中,多为寒凉之药,但荆芥性偏温。荆芥质轻透散,更偏走上焦,发汗之力较防风强,有类似于紫苏的作用,所以在古代本草中以"假苏"为正名。荆芥祛肌表之风,防风祛肌肉之风。荆芥发汗作用强于防风。

2. 止痒:均能祛风止痒,用于皮肤瘙痒病证,同用可以加强作用,如消风散。荆防败毒散也具有止痒之功,但临床上对于荆芥则使用的更多一些。所以在有的中药书籍中,云荆芥止痒,而不云防风止痒。

3. 祛风:二药通过解表可以祛风,但一般认为荆芥祛外风,也祛血脉中风邪,而防风既治外风,也治内风,如取防风解痉作用用治破伤风、惊厥、抽搐等,所以有防风祛内外之风的说法。从祛风的角度来说,防风作用要广一些,无论外风,内风,风寒,风热,风湿病证经配伍后均可使用,但祛风作用不强。

4. 止血:根据古今医家对于二药的认识,且炒炭均能止血,以下部出血为宜。若不炒炭用,则不具备止血之功。应分别书写荆芥炭、防风炭。治疗后阴出血可以同用。

【常用剂量】

荆芥 3~10g。防风 3~10g。

【用药体会】

《本草汇言·卷1》云:"防风,辛温轻散,润泽不燥。能发邪从毛窍出,故外科痈疡肿毒、疮痍风癞诸证,亦必需也。"笔者认为荆芥、防风,对于痤疮、蝴蝶斑、扁平疣、雀斑有一定作用,临床可以用来治疗面色晦黯,从而达到美白靓肤的作用。笔者有一首治疗痤疮的验方,命名为薏苡仁消痤汤,其中就配伍有荆芥、防风,参见 175 页。

羌活　桂枝

【单药性能】

羌活:辛、苦,温。①发散风寒:用于外感风寒夹湿,症见恶寒发热,无汗,头痛项强,肢体酸痛较重者。本品辛燥,气味雄烈,长于止痛,外感表证以疼痛较重者常选用。②祛风胜湿:用于上半身风寒湿痹、肩臂肢节疼痛者。尤以除头项肩臂之痛见长,力量较强。因性质燥烈,不宜大量。

桂枝:横行肢臂,善祛肩臂手指疼痛。其温通的作用范围较广,除治疗痹证以外,还能治

疗胸痹,痛经,闭经,脘腹冷痛。又能温阳化气
(见1页)。

【主治病证】

1. 外感风寒表证发热恶寒,头痛,身痛。

2. 风湿痹痛,尤以上肢病变多用。

【配伍应用】

1. 解表:均用于风寒感冒,对于发热,恶寒重
的病证可以选用,也可以配伍使用,如再造散。羌
活的发汗作用应紧密的与其祛风止痛功效结合起
来,即在临床上用于风寒表证时,必须兼有头痛或
骨节疼痛等证才考虑使用,且退热作用好,如果无
疼痛征象者,一般不选用。张璐云羌活"乃却乱反
正之主帅。督脉为病脊强而厥者,非此不能
除……风能胜湿,故羌活能治水湿,与芎䓖同用,
治太阳,厥阴头痛,发汗散表,透关利节,非时感冒
之仙药也……昔人治劳力感寒,于补中益气汤中
用之,深得补中寓泻之意。"所以羌活治疗外风,为
"非时感冒之仙药"(《本经逢原·卷1·羌活》),
也就是说为治疗流行性感冒要药。若兼有湿邪
者,羌活配伍苍术后作用加强。在《伤寒论》中,张
仲景在论述桂枝汤时,有"桂枝(汤)本为解肌"之
说,后人在论述桂枝时一般也将桂枝的解表作用
说成是解肌。所谓解肌,就是解散肌表之邪。在
治疗表证方面,桂枝极少单独使用。

2. 祛除风湿:均能治疗上肢风湿痹痛,走行
人体上半身,作用较强,现代所云的颈椎病、肩周
炎就常选用此二药。具体使用方面,羌活侧重于

颈肩部位,桂枝入血分,善走上肢,横行肢节,尤以肩臂肢节、手指疼痛为宜,疗风湿痹痛为常用药。羌活重在温散,桂枝重在温通。

【常用剂量】

羌活 3～10g。桂枝 6～10g。

【用药体会】

羌活、桂枝均能解表散寒,走行人体上半身,作用较强。笔者常用此配伍威灵仙、姜黄同用,治疗颈肩病证,头项强痛,止痛作用增强。故治疗脊背以及肩背为常用之药。若皮肤中有蚁走感,加入羌活收效显著。若冬季感到手指发凉则使用桂枝较好,当归四逆汤就取桂枝的温通作用。治疗颈椎病变,笔者有一首验方,命名为颈椎舒筋汤。

组成:羌活 10g,姜黄 10g,威灵仙 15g,黄芪 30g,桑枝 30g 或桂枝 10g,赤芍 12g,当归 15g,延胡索 15g,鸡血藤 30g,葛根 15g,天麻 10g,三七 8g。本方具有通经活络,化瘀止痛的作用。主治颈肩关节部位疼痛。水煎服。或作丸散剂。

羌活　防风

【单药性能】

羌活:见 13 页。

防风:见 10 页。

【主治病证】

1. 外感表证发热恶寒,头痛,身痛。

2. 风湿痹痛。

3. 疮疡痈肿。

【配伍应用】

1. 祛除风湿：均能治疗风湿痹痛，可以同用，如九味羌活汤、羌活胜湿汤。从力度来说，羌活性燥烈，作用强，侧重于治疗上半身的病变，而防风作用平和，则全身病变均可以应用。李杲云："防风治一身尽痛，乃卒伍卑贱之职，随所引而至，乃风药中润剂也"（引自《本草纲目·卷13·防风》）。这里云防风为风药中润剂的说法，是指在祛风解痉方面，则力量较弱，如用治破伤风，多作为辅助药，不能独任其功。防风祛风不损阴，性微温而润，经临床随证配伍，可治多种风邪，故有风药中润剂的说法。

2. 解表：均有解表作用，也常同用，如再造散中配伍有二药。从临床使用来看，防风多用，并且多与荆芥配伍同用，既能祛风邪而解表，又能祛风湿而止痛。因其微温而不燥，药性缓和，故又可用于风热壅盛、目赤肿痛、咽喉不利等证。张元素甚至认为"疗风通用……除上焦风邪之仙药"（《医学启源·卷下·防风》）。防风既能发汗，又能止汗，张元素治四时外感，表实无汗用防风配羌活等（九味羌活汤），这是取其发汗的作用。而防风配黄芪、白术，即玉屏风散，具有良好的止汗作用，方中黄芪实卫，得防风则使邪去而外无所扰，得白术以培中固里，所谓"发在芪防收在术"，内外兼顾，诚固表止汗之良方也。对于防风的止汗作用，在《日华子本草》、《长沙药解》、《本草正》等书中均有记载。羌活在解表方面的特点正如张璐所云为"非时感冒之仙药"，也就是说为治疗流行性感冒要药。若兼有湿邪者,羌活配伍苍术后作用加强。
羌活的退热功效很好,用治风寒表证,而在临床上
也是可以用于风热表证的,而且一般在热退之后
无再度发热现象。羌活的发汗作用应紧密的与其
祛风止痛功效结合起来,即在临床上用于风寒表
证时,必须兼有头痛或骨节疼痛等证才考虑使用,
如果无疼痛征象者,一般不选用。

3. 治疗头痛:均能治疗头痛,从部位来说,羌
活多用治太阳经头痛,特点是善治整个头部疼痛,
有头痛如裂的严重程度,而防风善治整个头部的
病变,作用平和。

【常用剂量】

羌活 3～10g。防风 3～10g。

【用药体会】

根据笔者个人的体会,羌活治疗上半身的风
湿病证效果良好,配伍姜黄作用加强,现常用于治
疗颈肩部位的疾病(参看羌活、桂枝条)。防风治
疗风湿,虽有此作用,多只作辅助药物使用。笔者
更喜使用羌活治疗风湿痹痛。

羌活　藁本

【单药性能】

羌活:见 13 页。

藁本:辛,温。①发散风寒:用于风寒感冒轻
证。本品功用与羌活相似,发散力弱,药力逊于羌
活,常与羌活相须为用。长于达巅顶以发散风寒
湿邪,尤为治疗巅顶头痛要药。②祛风胜湿:用于

风湿肢节疼痛之证,作用弱于羌活。

【主治病证】

1. 外感风寒表证。

2. 头痛。

3. 风湿痹痛。

【配伍应用】

1. 解表散寒:均能治疗外感表证所致恶寒发热,无汗,头痛项强,肢体酸楚疼痛,可以配伍同用,如九味羌活汤,但羌活作用强,藁本用治外感表证较少应用。

2. 治疗头痛:二药治疗头痛方面,在部位上有区别,羌活主治太阳经头痛,一般认为其偏治头痛如裂,意思是说其疼痛的程度较重,而藁本偏治厥阴经疼痛,也就是巅顶部位的头痛。

3. 祛除风湿:均能治疗风湿痹痛,如羌活胜湿汤。羌活为常用之祛风湿药物,善治上半身风湿痹痛,作用强,常用。藁本相对而言较少使用。

【常用剂量】

羌活 3～10g。藁本 3～10g。

【用药体会】

笔者喜用羌活、藁本治疗上半身病变,体会是藁本作用不及羌活好。现代所说的颈椎病、肩周炎多选用羌活。

白芷 细辛

【单药性能】

白芷:辛,温。①发散风寒:用于外感风寒头痛或伴有鼻塞,流涕之证,其发散风寒之力较为温和。②祛风止痛:用于头痛,眉棱骨痛属风寒者单用有效。本品有"阳明引经药"之称,尤对于前额、眉棱骨疼痛以及牙龈肿痛者多用。③宣通鼻窍:用于鼻塞不通,浊涕不止,前额疼痛等,为治鼻渊要药。其芳香以通窍,为治头面诸疾常用药。④活血排脓:用于疮疡肿痛。其能促使痈疡消散或溃破。所谓未成脓者使之消散,已成脓者使之速溃。⑤燥湿止带:用于寒湿带下。如属湿热带下,可配清热之品同用。因本品芳香温燥,有除湿作用,但以寒湿带下多用。此外,还有解蛇毒或止痒的作用,可治毒蛇咬伤及皮肤风湿瘙痒证。

细辛:辛,温。有小毒。①发散风寒:用于外感风寒,头身疼痛较甚者,对于阳虚外感,表里俱寒,症见恶寒无汗、发热脉沉者,亦可以选用。本品性温而烈,辛散力较强。②祛风止痛:用于多种疼痛,如头痛,牙痛,风寒湿痹,尤以头痛连齿者作用好,为治疗牙痛的要药。③宣通鼻窍:用于鼻塞不通,鼻渊及头痛。其辛散温通,芳香透达,既能散风邪,又能通鼻窍及止头痛。为治鼻渊良药。④温肺化饮:用于外感风寒,痰饮内停,症见恶寒发热、无汗、喘咳、痰多清稀者,其特点是外散风寒,内化痰饮。

【主治病证】

1. 外感风寒之发热恶寒,身体疼痛。

2. 头痛。

3. 鼻渊,鼻塞不通,鼻涕不止。

4. 牙痛。

5. 风湿痹痛。

【配伍应用】

1. 治疗牙痛、头痛：均能治疗牙痛，头痛，风湿痹痛，如治偏正头痛之川芎茶调散，就配有二药。白芷最大的特点就是治疗前额头痛，俗谓乃是治疗阳明经头痛要药。从临床使用来看，白芷又并不限于前额疼痛，对于其他部位的头痛也是可以选用的。《本草求真·卷3》云白芷："气温力厚，通窍行表，为足阳明经祛风散湿主药。故能治阳明一切头面诸疾，如头目昏痛，眉棱骨痛，暨牙龈骨痛，面黑瘢疵者是也。"据王璆《百一选方》云：王定国病风头痛，至都梁求明医杨介治之。连进三丸，即时病失。恳求其方，则用香白芷一味，洗晒为末，炼蜜丸弹子大。每嚼一丸，以茶清或荆芥汤化下。遂命名都梁丸。细辛治疗头痛，尤以少阴疼痛作用好，若头痛连及牙齿疼痛效果好，这是因为细辛走肾经，而齿为骨之余，尤其对于下牙疼痛效果更好，又偏治夜间牙痛。从临床来看，白芷、细辛配伍同用作用加强。

2. 解表作用：均具有解表作用，用于感受风寒以后所致的病证，从临床使用来看，均不作解表的首选药物，大多是在兼有鼻塞、头痛明显时的情况下才选用之。由于白芷具有芳香的特点，所以对于表证有湿邪者常常选用，如藿香正气散中就配伍有白芷。而细辛的辛味突出，兼能走肾，若外感表证又有阳虚者可以选用，细辛配伍附子能祛沉寒,故麻黄附子细辛汤用之。

3. 祛除风湿:均能够治疗风湿疼痛,如独活寄生汤中应用细辛祛除沉寒而止痛,九味羌活汤中用白芷。临床方面,细辛稍多用。

4. 治疗鼻病:均能治疗鼻病,如鼻塞,流涕,并且同用时效果会更好。可以将其研粉吹鼻使用,如可以用白芷、细辛、石膏、乳香(去油)、没药(去油)各等分使用(见《医学从众录·卷4》)。细辛辛散芳烈,通鼻窍作用强于白芷。

【常用剂量】

白芷 3～10g。细辛 1.5～3g,散剂每次服 0.5～1g。

【用药体会】

白芷、细辛在治疗表证方面,一般以兼有疼痛较甚者选用。笔者认为白芷美容的作用较好,这在古代本草书中即有记载。细辛可以研末吹鼻,用于猝然昏迷,口噤不开,如通关散,据此也可以用治胃部痉挛疼痛。对于口舌生疮,腹泻,可单用一味细辛研末调成糊状,敷于脐部。对于牙痛,笔者有一验方,其中就选用了细辛、白芷,参见 75 页之牙痛漱口液。

羌活　白芷

【单药性能】

羌活:见 13 页。

白芷:见 18 页。

【主治病证】

1. 外感风寒表证。

2. 头痛。

【配伍应用】

1. 解表：均具有解除表证的作用，治疗风寒表证，可以配伍同用，如九味羌活汤治疗外感风寒湿邪所导致的肌表无汗，四肢酸痛的病证，羌活解表作用较好。白芷具有芳香气味，而据此可以化湿，故化湿要方藿香正气散中配有本品。从应用来看，白芷能散风邪，这也是其作为解表药的依据。

2. 止痛：均具有良好的治疗头痛的作用，在部位上二者有所区别。羌活主治太阳经头痛，其疼痛性质较重，有云治疗头痛如裂的说法，白芷主治阳明经头痛，即前额疼痛，但又并不限于前额疼痛，对于其他部位的头痛也是可以选用的。

【常用剂量】

羌活 3～10g。白芷 3～10g。

【用药体会】

二药经过临床配伍同用，其治疗头痛作用加强，笔者体会，在兼有湿邪为患者作用明显。

细辛　麻黄

【单药性能】

细辛：见 19 页。

麻黄：见 1 页。

【主治病证】

1. 外感风寒表证。

2. 咳喘。

【配伍应用】

1. 解表：均能发散风寒，用治风寒感冒，可同用，如麻黄附子细辛汤。此方用麻黄以解太阳之寒，用细辛、附子以解少阴之寒，为治疗表里俱寒之名方，临床以麻黄多用。麻黄以风湿在表又有水湿为患者多用，如麻杏薏甘汤，而细辛则以痹证日久多用，如独活寄生汤。

2. 治疗咳喘：均能治疗咳喘，常同用，如小青龙汤。小青龙汤主治外寒内饮证之恶寒发热，头身疼痛，无汗，痰涎清稀而量多，胸痞，痰饮喘咳，不得平卧，或身体疼重，头面四肢浮肿。《张氏医通》之冷哮丸中也配伍有此二药。麻黄平喘作用好，细辛化饮作用佳。张仲景治疗痰饮病证常选用细辛，如苓甘五味姜辛汤、小青龙汤均取"病痰饮者，当以温药和之"之意。

【常用剂量】

细辛 1.5～3g，散剂每次服 0.5～1g。生麻黄 3～6g，炙麻黄 6～10g。

【用药体会】

细辛的剂量，《本草纲目》引《本草别说》曰细辛："若单用末，不可过一钱。"《得配本草·卷2·细辛》曰："其性极辛烈。气血两虚者，但用一二分，亦能见效。多则三四分而止。如用至七八分以及一钱，真气散，虚气上壅，一时闷绝。"《本草求真·卷3·细辛》曰:"所用止宜数分,过则气塞命倾。"以上本草所载细辛用量标准不超过一钱,均是指以根部入药者。所谓"细辛不过钱,过钱命相连",但古人用细辛是将其研末服,现代多用其入煎剂,而入煎剂其有效成分并不一定全部溶于水中,而且溶于水中的有效成分不一定全部被人体吸收,所以细辛的剂量是可以稍大一点的,只是服法方面有所不同而已。细辛单用末时,其挥发油成分破坏极少,用小量即能麻痹呼吸中枢,引起窒息死亡。而入汤剂时,挥发油成分极少溶于水,且能随水蒸气蒸发,因此细辛挥发油在煎液中含量极低,即使大量使用也少有副作用。细辛用量的多寡及毒副作用,关键在于正确的辨证。笔者使用细辛时剂量一般较书上记载的要大。

白芷　辛夷

【单药性能】

　　白芷:见18页。

　　辛夷:辛,温。①发散风寒:用于外感兼有鼻塞,流涕等证者。治外感风寒,肺窍郁闭,恶寒发热,鼻塞头痛。风热感冒而鼻塞头痛者,于疏散风热药中,酌加本品,以增强通鼻窍及散表邪之力。但解表力弱。②宣通鼻窍:用于鼻渊,鼻塞流涕,不闻香臭。其芳香通窍,性善上达,为治多种鼻病,头痛的要药。

【主治病证】

　　1.鼻渊,鼻塞流涕。

2. 外感表证。

【配伍应用】

1. 治疗鼻病:均宣通鼻窍,用于鼻渊,鼻塞不通,鼻流清涕或浊涕,为治疗鼻渊要药,常同用,如苍耳子散、《御药院方》卷 5 之辛夷汤。辛夷乃是治疗鼻病的专药。

2. 发散风寒:二药解表力量较弱,外感表证极少使用。白芷解表力稍强于辛夷,为阳明经头痛主药。一般情况下,若外感表证兼有鼻部病证明显者才选用。

【常用剂量】

白芷 3～10g。辛夷 3～10g。

【用药体会】

白芷主治前额痛。其在治疗疮疡方面,特点是脓未成者可以使之消散,已成者可以使之溃破,促使肌肉生长,为外科要药。笔者认为白芷具有活血化瘀的作用,如《神农本草经·中品》谓主"血闭",《药性论》谓主"心腹血刺痛。"《日华子本草》谓其"破宿血"(均引自《本草纲目·卷 14·白芷》),如仙方活命饮就配伍此药。白芷具有芳香气味,而麝香药源少,价格贵,所以有认为可以用白芷来代替麝香(见《医林改错评注》,人民卫生出版社,1976:75)。此说可以作为临床选用的参考。

葱白　生姜

【单药性能】

葱白:辛,温。①发散风寒:用于风寒感冒,恶寒发热之轻证。其辛温不燥烈,发汗不峻猛,药力较弱。②散寒通阳:用于阴盛格阳,脉微欲绝,面赤,下利,腹痛。亦可单用捣烂,外敷脐部,再施温熨,治阴寒腹痛及寒凝气阻,膀胱气化不行的小便不通。此外,葱白外敷有通络下乳,可治乳汁郁滞不下,乳房胀痛,以及疮痈肿毒。

生姜:见 7 页。

【主治病证】

外感风寒病证。

【配伍应用】

解表:均用于外感风寒病证,作用较弱,可以配伍使用,如葱白七味饮。此二药药肆不备。在家庭中常用生姜配伍葱白来治疗轻微的感冒,或作预防使用,一般用开水冲泡即可。

【常用剂量】

葱白 3~10g。生姜 5~15g。

【用药体会】

一般在家庭中使用,如被雨水淋后,可以葱白、生姜煎水内服有治疗和预防的作用。临床所用之葱白指的是小葱的白色部分。也有用大葱者。小葱的医疗作用要好一些。

葱白　桂枝

【单药性能】

葱白:见 25 页。

桂枝:见 1 页。

【主治病证】

外感表证。

【配伍应用】

1. 解表：二药辛温，均用于外感表证，桂枝作用强，取葱白解表多在家庭中选用，葱白解表力量很弱。

2. 通阳：均具有通阳作用，但适应病证并不相同。桂枝通阳作用范围广，可以用于胸阳不振之胸痹心痛，阳气不行，水湿内停所致的痰饮、蓄水，亦能温阳而流畅气血。葱白通阳，主治阴阳格拒，上热下寒之厥逆，下利之戴阳，格阳证，常配资助阳气之附子、干姜等同用。

【常用剂量】

葱白 3～10g。桂枝 6～10g。

【用药体会】

葱白在治疗感冒方面，因作用弱，多只作辅助药物使用。

苍耳子　辛夷

【单药性能】

苍耳子：辛、苦，温。有毒。①发散风寒：用于外感风寒之头身疼痛，鼻塞流涕者。其发散风寒力弱，一般风寒感冒病证不多用，但因长于通鼻窍，兼能止痛。若感冒兼有鼻病者为宜。②宣通鼻窍：用于鼻塞不通，浊涕不止，难辨香臭，前额昏痛之证。③祛风除湿：用于风湿痹痛，关节疼痛，四肢拘挛等。亦用于风疹瘙痒。

辛夷:见 24 页。

【主治病证】

1. 外感风寒头痛,鼻塞。

2. 各种鼻病导致的鼻塞不通,浊涕不止,不闻香臭。

【配伍应用】

1. 通窍:二药对于多种鼻病均可以选用,善通鼻窍以除鼻塞,止浊涕,为治鼻塞不通,鼻渊要药,可以配伍使用,如苍耳子散。单用力量较弱。苍耳子、辛夷配伍白芷、细辛、鹅不食草后,其宣肺通窍,散风止痛加强。此五药为常用之宣通鼻窍药,对鼻渊之证见头痛鼻塞,不闻香臭,常流浊涕者效果好。

2. 散风寒:均能发散风寒,因其作用不强,临床极少将其作为解表药物使用,在使用过程中也只有当感冒出现鼻塞流涕,或者头昏痛才选用,主要是用来改善鼻部的临床症状。

【常用剂量】

苍耳子 3～10g。辛夷 3～10g。

【用药体会】

笔者认为苍耳子走窜之力较辛夷强,通鼻窍的作用亦强,但因苍耳子有毒,所以一般认为辛夷乃是治疗鼻病的专药。笔者治疗鼻病有一首验方,命名为辛夷通鼻汤。

组成:辛夷 10g,细辛 3g,白芷 10g,藿香 12g,黄芩 10g,芦根 30g,鱼腥草 15g,乌梅 10g,防风 10g,僵蚕 12g,仙鹤草 15g,枳壳 10g,天花粉 15g。

本方具有祛风散寒,宣通鼻窍的作用。主治各种鼻病,如过敏性鼻炎所致鼻塞、流涕、头痛等;感冒引起的鼻塞等。结合西医学的认知,鼻炎有过敏性一说,抗过敏一般选用乌梅、仙鹤草、防风、僵蚕。若鼻炎鼻塞加鹅不食草 15g,苍耳子 10g;若身体虚弱加黄芪 30g,肺气不宣加用桔梗 10g。

葱白　苍耳子

【单药性能】

葱白:见 25 页。

苍耳子:见 27 页。

【主治病证】

外感表证。

【配伍应用】

解表:均能发散风寒,其发散力弱,用于风寒感冒轻证。均不作常用之解表药使用,但通窍作用好,若感冒又有鼻塞不通者可以选用。葱白为治格阳良药。苍耳子宣通鼻窍,为治鼻疾要药。

【常用剂量】

葱白 3~10g。苍耳子 3~10g。

【用药体会】

苍耳子乃宣通鼻窍的要药,用于鼻渊头痛,不闻香臭,时流浊涕,笔者认为其通鼻窍作用良好。临床上也可以将苍耳子、鹅不食草、冰片、白芷、辛夷、薄荷各适量,研末,吹鼻,治疗鼻塞,流涕。

薄荷　牛蒡子　蝉蜕

【单药性能】

薄荷:辛,凉。①疏散风热:用于风热表证或温病初起,邪在卫分,发热,微恶风寒,头痛等证。其辛散之性较强,芳香透邪,具有较强的发汗作用。②清利头目:用于风热上攻所致的头痛,目赤多泪,咽喉肿痛。其芳香通窍,轻扬升浮,疏散上焦风热,清头目而利咽喉。③透疹止痒:用于麻疹透发不畅。治皮肤瘙痒可以其煎水外洗。④疏肝解郁:用于肝郁气滞所致胸闷,胁痛,月经不调等证。此外,本品芳香,兼能化湿和中,可用治夏令感受暑湿秽浊之气,脘腹胀痛,呕吐泄泻。

牛蒡子:辛、苦,寒。①疏散风热:用于风热表证,或温病初起,发热,咽喉肿痛等证;亦治风热咳嗽,痰多不畅者。②透疹止痒:用于热毒内盛而致麻疹不透或透而复隐者。也用于皮肤瘙痒。③利咽散结:用于风热或热毒所致咽喉肿痛。④清热解毒:用于头面部热毒病证,如疮疡肿痛,痄腮。⑤润肠通便:用于火毒内结所致大便不通,可与清热、泻下通便药同用。因其富含油脂,能濡润大肠,通导大便。

蝉蜕:甘,寒。①疏散风热:用于外感风热,发热咳嗽以及温病初起病证。其疏散作用较弱,一般作解表药用之较少。②透疹止痒:用于麻疹未透,风疹瘙痒。③祛风解痉:用于肝风内动证,如小儿惊风及破伤风、小儿夜啼等,单用即可。其既可祛外风,又能息内风。④退翳明目:用于肝经风热所致目赤肿痛,眼生翳障。⑤利咽开音:用于风热或肺热所致的声音嘶哑,咽喉肿痛。

【主治病证】

1. 外感风热病证。

2. 麻疹透发不畅。

3. 风疹瘙痒。

4. 咽喉肿痛。

【配伍应用】

1. 解表:均能疏散风热,用于外感风热所致发热恶寒,头痛身痛,可以配伍同用,如竹叶柳蒡汤(《先醒斋医学广笔记·卷3》)。银翘散中也配伍有薄荷、牛蒡子。从作用来看,薄荷力量强,牛蒡子次之,蝉蜕力量弱,临床以牛蒡子多用,主要与其具有清热解毒有关,而蝉蜕作用弱。薄荷为香气浓郁之药,且轻清走上,善治人体上部湿浊病证,如甘露消毒丹就配伍有本品。牛蒡子辛苦而寒,主要有透发与清泄两种功效,其透发的力量较弱,并无明显的发汗作用,故在用于外感风热或透发麻疹时,须与薄荷等同用,始能收到透发之效。三者的区别,薄荷以解表为主,牛蒡子以解毒为主,蝉蜕以解痉为主。

2. 透疹:均具有透疹作用,用于痧疹初起,伴随鼻塞流涕,咽喉肿痛等,并且多同时使用,如竹叶柳蒡汤。同样以薄荷作用强,牛蒡子次之,蝉蜕作用弱。《本草经疏·卷9·恶实》认为牛蒡子"为散风,除热,解毒之要药。""用以治瘾疹,痘疮,尤获奇验。"

3. 止痒：产生痒感的原因有多种，而三药止痒的机制主要是治疗外有风邪的病证，可以配伍同用。《医学衷中参西录·药物·蝉蜕》曰："蝉蜕，无气味，性微凉。能发汗，善解外感风热，为温病初得之要药。又善托隐疹外出，有皮以达皮之力，故又为治隐疹要药。与蛇蜕并用，善治周身癫癣瘙痒。"张锡纯认为蝉蜕乃是治疗瘾疹、瘙痒的要药，机制是以皮达皮，此说是有道理的。薄荷、牛蒡子善治因风邪引起的瘙痒病证。

【常用剂量】

薄荷 3～6g，入汤剂不宜久煎，薄荷叶长于发汗解表，薄荷梗偏于行气和中。牛蒡子 3～10g。蝉蜕 3～10g，治破伤风用量宜大，常用至15～30g。

【用药体会】

解表药中，温性发汗药以麻黄为甚，而寒凉性发汗药以薄荷为甚，其发汗作用远胜于桑叶、菊花。故外感风热、发热无汗者可以选用，若发汗过甚，易伤正气，因此笔者体会，在使用薄荷时剂量不能过大，且用药时间也不宜太长。笔者在应用薄荷时，根据先师熊魁梧的用药经验，一般限制在6g 以内。牛蒡子的清热解毒作用较显著，尤其是头面部热毒病证更多用，其有升散作用，根据头面部热毒证取火郁发之之意，凡痄腮肿痛，疮痈肿毒，咽喉肿痛等，均可以选用牛蒡子。笔者治疗痤疮、扁平疣等面部疾患将其作为常用之品。蝉蜕为治疗声音嘶哑的要药,个人体会,若配伍石菖蒲后作用更好,这是因为石菖蒲具有开九窍的作用。由于蝉蜕能开音,所以亦为治疗咽喉肿痛之品。

薄荷　荆芥

【单药性能】

薄荷:见 30 页。

荆芥:见 10 页。

【主治病证】

1. 外感表证恶寒发热。

2. 麻疹透发不畅,风疹瘙痒。

3. 头痛。

【配伍应用】

1. 解表:均具有解表作用,常同用于外感表证,如银翘散以及防风通圣散。二药芳香升浮,轻扬疏散,上行头面。薄荷发汗力强,荆芥虽然没有"风药中润剂"的称呼,其性质也是平和不燥的。一般认为荆芥性偏温,实际上当为平性略偏温之品。同时二药也能疏风止痛,可以治疗偏正头痛,巅顶头痛,如川芎茶调散。薄荷疏散作用强。

2. 透疹:均能治疗麻疹透发不畅的病证,常配伍同用,如竹叶柳蒡汤。透疹作用薄荷力量强。一般而言,透疹之品以寒凉之性药物为多,如薄荷、牛蒡子、蝉蜕、升麻、葛根、紫草等,而只有荆芥、胡荽偏温。

【常用剂量】

薄荷 3～6g。荆芥 3～10g。

【用药体会】

从使用来看,薄荷是走气分的药物,而荆芥因为炒炭可以止血,故也是可以走血分的。笔者体会用薄荷无论是取其何种功效,剂量应予以限制,而荆芥则可以适当放大剂量。笔者认为薄荷具有良好的芳香化湿的作用,可以治疗暑热、吐泻的病证,如鸡苏散,但现在的中药书籍多不载此功效。

桑叶　菊花

【单药性能】

桑叶:苦、甘,寒。①疏散风热:用于外感风热或温邪犯肺所致发热,咳嗽,咽痒等证。亦用于肺热及燥热伤肺之咳嗽,咳血。本品疏散风热作用较为缓和。②清肝明目:用于风热或肝火上炎所致之目赤肿痛,视物昏花,视力减退。③平抑肝阳:用于肝阳上亢所致眩晕,头痛,烦躁易怒等。本品清肝兼能平肝,作用不强。④凉血止血:作用很弱。

菊花:甘、苦、辛,微寒。①疏散风热:用于外感风热或温邪犯肺发热,咳嗽,善治头面部疾患,作用缓和。②清肝明目:用于风热或肝火上炎所致的目赤肿痛,视物昏花;若系肝阴不足,眼目昏花,以白菊花入药为佳。其善清肝热,为明目要药。③平抑肝阳:用于肝阳上亢所致的眩晕,头痛,烦躁易怒。亦用于肝火上攻以及肝经热盛、热极动风者。④清热解毒:用于热毒痈肿。内服与外敷均宜,作用较弱。以夏季热病多用。亦可单用泡水饮,预防痱子。

【主治病证】

1. 外感风热表证,咳嗽。

2. 肝阳上亢所致眩晕,头痛,烦躁易怒。

3. 风热或肝火上炎所致之目赤肿痛,视物昏花,视力减退。

【配伍应用】

1. 解表:均能治疗外感风热表证,或温病初起所致发热、微恶风寒、咳嗽,头痛,咽喉肿痛,常同用,如桑菊饮。桑叶质轻,治疗风热感冒作用并不强,为临床常用之品。对于燥热伤肺,咳嗽咽干之证,也可选用,如清燥救肺汤。由于能治疗感冒,故认为能发汗。此作用桑叶较菊花强。

2. 平肝:均用于肝阳上亢型所致头晕目眩,肝肾不足所致视物昏花。对老年患者头晕耳鸣,肢体麻木有效。亦用于体虚致眩晕者。此作用以菊花强。

3. 清肝明目:二药均用于风热上攻或肝火上炎所致的目赤肿痛,以及肝肾精血不足,目暗昏花等证。菊花历来有眼疾要药之称,芳香不燥烈,多用以主治头风头眩,眼睛疲劳,目赤泪出,视物昏花,头痛,耳鸣,咽喉肿痛,疮毒等病证。诸风掉眩,皆属肝木,凡是祛风药先入肝,肝开窍于目,故眼睛疾病将菊花作为首选。在临床中,将菊花单独泡水服即有一定的效果。

【常用剂量】

桑叶 6～12g。菊花 6～15g。

【用药体会】

笔者认为二药具有美容的作用,可以治疗面部的痤疮,黄褐斑。笔者有一验方其中就配伍有此二药,参看本书薏苡仁消痤汤(见 175 页)。

蔓荆子　藁本

【单药性能】

蔓荆子:蔓荆子:苦、辛,微寒。①疏散风热:用于风热表证,症见头昏,头痛轻证者。本品解表之力较弱,多只作辅助药。②清利头目:用于风热上攻,目赤肿痛,目昏多泪者;亦治疗中气不足,清阳不升,耳鸣耳聋。本品性善走上,俗有"诸子皆降,唯蔓荆子独升"之说。此外,还可用治风湿痹痛。

藁本:见 17 页。

【主治病证】

1. 外感表证。

2. 头痛。

3. 风湿痹痛。

【配伍应用】

1. 解表:均可以治疗外感表证,但性质上有区别。藁本性温,以治疗风寒表证,但少用,其解表作用不强。蔓荆子性寒,用于风热表证,作用平和,如《医学心悟》之加味香苏散配伍本品取其治疗四时感冒。通过祛风,均可以治疗风湿痹痛,但作用均弱。

2. 治疗头痛:二药可以治疗头痛病证,藁本擅长于治疗巅顶头痛,而蔓荆子擅长于治疗太阳穴头痛。如菊花茶调散配伍薄荷、菊花等,既取其疏散风热,又取其治疗头痛,不过作用较平和。

【常用剂量】

蔓荆子 3～10g。藁本 3～10g。

【用药体会】

蔓荆子治疗头痛,一般单用效果并不明显,根据古代经验,配伍沙参以后止痛作用加强。一般种子类药材多主沉降,而蔓荆子因质轻上行,偏治上部头沉昏闷疾患。

柴胡 薄荷

【单药性能】

柴胡:苦、微辛,微寒。①解表退热:用于外感表证发热,无论风热、风寒,皆可使用。亦治伤寒邪在少阳,寒热往来,胸胁苦满,口苦咽干,目眩,用之尤宜,常与黄芩同用。本品性升散而疏泄,有较好的退热作用,乃治少阳病证之要药。②升举阳气:用于气虚下陷所致内脏下垂,如胃下垂,脱肛,子宫下垂以及久泻等证。本品升提作用好。③疏肝解郁:用于肝气郁滞致胸胁或少腹胀痛,情志抑郁,妇女月经失调,痛经等证。此外,还可退热截疟,治疗疟疾。

薄荷:见 30 页。

【主治病证】

1. 外感风热表证。

2. 肝气郁结之胁肋胀痛,情志抑郁。

【配伍应用】

1. 疏肝解郁:均具有疏肝解郁的作用,用于肝气郁结,不得疏泄,气郁导致血滞,胁肋疼痛。在治疗肝气郁结方面常同用,如逍遥散。根据古代经验,柴胡一般要同时配伍白芍同用,如四逆散、柴胡疏肝散。若取柴胡疏肝时,剂量不能太大。薄荷的疏肝作用很好。《医学衷中参西录》云:"薄荷味辛,气清郁香窜,性平。""其力能内透筋骨,外达肌表,宣通脏腑,贯串经络,服之能透发凉汗,为温病宜汗解者之要药。若少用之,亦善调和内伤,治肝气胆火郁结作痛,或肝风内动,忽然痫痉瘛疭,头疼、目疼、鼻渊、鼻塞、齿疼、咽喉肿疼,肢体拘挛作疼,一切风火郁热之疾,皆能治之。"临床将薄荷作为疏肝要药,从应用来看,与柴胡配伍以后作用加强。《本草新编·卷3》云:"薄荷,不特善解风邪,尤善解忧郁,用香附以解郁,不若用薄荷解郁之更神也。""薄荷入肝胆之经,善解半表半里之邪,较柴胡更为轻清。"这是认为薄荷疏肝解郁较之柴胡更佳,不过使用薄荷剂量不能太大,因具有发汗作用,以免伤阴。从临床来看,取疏肝解郁作用,柴胡较薄荷还是要多用一些。

2. 解表退热:均能解表,可以治疗外感表证。柴胡退热作用好,既可以用于表证发热,又可以用于邪在少阳发热,即寒热往来。薄荷退热主要是通过发汗使邪气从外而解,发汗作用强。以风热表证多用。薄荷发散作用优于柴胡。

【常用剂量】

　　柴胡 3～10g。解表退热宜生用,疏肝解郁宜醋炙,升阳可生用或酒炙用。薄荷 3～6g。

【用药体会】

　　对于柴胡的使用,有认为将其重用之则不发汗而消面唇肿,笔者以为此说不妥。若颜面部肿多属热邪,柴胡升提作用尤强,取火郁发之不宜用柴胡,而应用升麻、牛蒡子具有清热解毒之品,此二药也不能量大。即使治疗其他疾病,对柴胡的量也应把握好,尤其是肝阳上亢更不可妄用。根据考证,张司农《治暑全书》有柴胡劫肝阴之说,清代温病学家也有此认识,对此医家有不同的看法,认为柴胡并非劫肝阴之药,柴胡功擅发表退热,对于外感发热有良好的效果,并且用量大。还有一种观点,就是北柴胡不劫肝阴,而南柴胡劫肝阴,通常处方中书"柴胡",药房付给的是北柴胡,故云柴胡不劫肝阴。南柴胡偏于疏肝解郁,北柴胡偏于解表退热,升阳。笔者在临床中亦喜用柴胡治疗多种肝病,未见有伤阴之害,不可囿于柴胡劫肝阴而不敢使用。

柴 胡　升 麻

【单药性能】

　　柴胡:见 37 页。

　　升麻:辛、微甘,微寒。①疏散风热:用于外感表证。因具有升散特性,且发表力弱,解表方中不作主药。②透发疹毒:用治麻疹初起,外有风热,内有热毒,疹点透发不畅者。③升举阳气:用于中气不足,气虚下陷,症见脘腹重坠作胀,久泻脱肛,胃下垂,子宫下垂,肾下垂等脏器脱垂。本品升提作用好,能引脾胃清阳之气上升。④清热解毒:用于热毒所致齿痛口疮,咽喉肿毒,温毒发斑。本品尤善清解阳明热毒,凡头面部热毒疾患为首选。

【主治病证】

1. 外感表证。

2. 中气下陷之内脏下垂。

【配伍应用】

1. 解表:虽均有解表作用,可以用于外感风热的病证,但实际上升麻用之很少。柴胡因退热作用好,乃是常用之品,对于风寒病证也可以配伍使用。

2. 升提作用:均具有良好的升举阳气的作用,升麻作用更强,同用以增强作用,多配伍益气之品,如补中益气汤,可以治疗内脏下垂。现代临床上使用补中益气汤时,多同时配伍枳实,其升提力量会更强,取欲升先降的特点。

【常用剂量】

柴胡 3～10g。升麻 3～6g。

【用药体会】

升麻因为升提作用强,在临床上一般剂量不能太大,尤其是阳亢患者,使用时应小心谨慎。所以古代本草书中就有告诫痰壅气上有汗者勿用。笔者一般用 6g 左右,但对于气虚下陷的病证则又可稍大剂量。在取升麻治疗面部疮疡时,剂量不能太大,否则会引起症状加重,笔者体会,若少佐沉降药物,有相反相成之妙。

升麻 葛根

【单药性能】

升麻:见 39 页。

葛根:甘、辛,凉。①疏散风热:用于外感表证发热,无论风寒、风热,均可选用。外感表证,症见项背强痛者,更为适宜。②生津止渴:用于热病口渴,或阴液不足以及气阴两虚之口渴等。③透发麻疹:用于麻疹初期,透发不畅,尤以兼有津伤口渴者为宜。④升阳止泻:用于脾虚泄泻、湿热痢疾。本品可鼓舞脾胃清阳之气上升,以治疗泻痢。

【主治病证】

1. 外感表证。

2. 气虚下陷病证。

3. 麻疹透发不畅。

【配伍应用】

1. 透疹:均具有透发麻疹的作用,常同用,如升麻葛根汤、宣毒发表汤。从透疹作用来看,升麻作用强,而葛根却多用,主要是因为麻疹容易伤阴、伤津,而葛根具有生津止渴之故。

2. 解表:均能解表,用于风热感冒、发热、头痛,其退热作用不作为首选。升麻退热作用较差,在发表解热剂中,仅作辅助药物使用。葛根在解表方面可以治疗风热或风寒病证,如葛根汤。凡能透散肌表之邪,解除因肌表闭郁而致肌热,无汗或者有汗者,可以称为解肌。葛根为解表药,用于风热表证。在《伤寒论》中由于葛根汤主治风寒伤及太阳经腧病证,也可以治疗风寒表证,因此寒热表证均可以治疗,能祛肌肉之邪,开发腠理而出汗。古云葛根能解肌,实际上就是解表的意思。

3. 升举阳气:升麻升阳力强,多用治气虚下陷,食少便溏、久泻脱肛、胃下垂、肾下垂、子宫脱垂等脏器脱垂,如补中益气汤。葛根升阳,主治泻痢。又有云葛根鼓舞胃气上行,升阳止泻的说法。胃气以下降为顺,指的是降胃中的浊气,葛根具有升举胃中阳气上升的作用,要注意的是,此处所谓胃阳指的是胃中的清阳,这也是与柴胡升阳的一个重要区别点。升清可以降浊,这就是《神农本草经》所云主"呕吐"的机制。

【常用剂量】

升麻 3~10g。葛根 6~15g,解表退热、透疹、生津宜生用,升阳止泻宜煨用。

【用药体会】

升麻在清热解毒方面主要是治疗上部病变,取火郁发之之义。因此有认为可用其代犀角使用。宋代朱肱《类证活人书》载"犀角地黄汤。治伤寒及温病,应发汗而不发汗,内有瘀血,鼻衄吐衄,面黄,大便黑,此方主消化瘀血,兼治疮疹出得太盛,以此解之。芍药三分,生地黄半斤,牡丹去心,一两,犀角一两屑,如无,以升麻代之"(卷18·犀角地黄汤)。这里谈到用犀角时,可用升麻代之,此说可供临床参考用药。

笔者体会升麻退热作用不强,但升举阳气作用强,所以对于阳升风动者禁止使用。升麻虽可以治疗热毒病证,一般多用治头面部疾患,使用的剂量不能太大,否则会使面部热毒证在短期内加重(参看本书薏苡仁消痤汤。见 175 页)。葛根主要作用部位在项部,根据张仲景的用法,葛根善治项强头痛。按照现代的用法,其对于脑血管疾病有很好的作用,可以扩张血管,降低血压,故对颈椎病加葛根效果好,并有较强的缓解肌肉痉挛的作用。

浮萍　麻黄

【单药性能】

浮萍:辛,寒。①疏散风热:用于风热感冒,发热无汗等证。若风寒感冒,恶寒无汗,也可应用。本品质轻上浮,发汗力量较强。②透发麻疹:用于麻疹初起,疹出不畅。③祛风止痒:用于风邪郁闭肌表,风疹瘙痒以及其他皮肤瘙痒。④利尿消肿:用于水肿尿少兼风热表证者为宜。其上可开宣肺气而发汗透邪,下可通调水道而利尿消肿。

麻黄:见 1 页。

【主治病证】

1. 外感表证。

2. 水肿,小便不利。

【配伍应用】

1. **解表**:二药在治疗外感表证方面均为作用强的解表药,只是麻黄性质偏温,浮萍性质偏寒。

也可以同用于感冒病证。临床以麻黄多用。

2. 治疗水肿：均可以利水消肿，由于具有发散作用，主要是用于人体上半身的病变，又因为《伤寒论》中使用麻黄频繁，所以后世多用麻黄，而用浮萍则较少。《本草求真·卷4·浮萍》云："古人谓其发汗胜于麻黄，下水捷于通草，一语括尽浮萍治功。"

【常用剂量】

浮萍3～10g。生麻黄3～6g，炙麻黄6～10g。

【用药体会】

笔者认同古代医家关于对浮萍的认识，其具有较强的解表作用，类似于麻黄的发汗特点，其上可宣肺气而发汗透邪，下可通调水道而利尿消肿，临床可以代麻黄使用，只是要注意药性的不同。

浮萍　薄荷

【单药性能】

浮萍：见43页。

薄荷：见30页。

【主治病证】

1. 外感风热表证。

2. 麻疹透发不畅，风疹瘙痒。

【配伍应用】

1. 解表：均能疏散风热，用于外感风热所致发热，头痛鼻塞，发汗力量均较强，薄荷发汗作用更强，且薄荷多用，如银翘散、桑菊饮中均配伍有薄荷。

2. 止痒:均能透疹止痒,用于风疹瘙痒,麻疹初起,疹出透发不畅。除作为内服药使用外,也可以煎水外洗、外泡。

【常用剂量】

浮萍 3~10g。薄荷 3~6g。

【用药体会】

由于浮萍利水作用较好,现常用其治疗肾炎水肿。浮萍作为内服药使用主要是利水消肿,而外用治疗瘙痒一般是将其煎水外洗,比内服效果更好一些。

木贼 菊花

【单药性能】

木贼草:甘、苦,平。①疏散风热:用于风热上攻于目所致目赤肿痛,多泪。本品较少用于风热感冒,力量不强。②退翳明目:用于肝热视物昏花,目生翳障。此外兼有止血作用,但药力薄弱,较少单独使用。

菊花:见 34 页。

【主治病证】

1. 外感风热表证。

2. 视物昏花,迎风流泪。

【配伍应用】

1. 治疗感冒:均具有疏散风热的作用,其发汗的作用较平和,可以治疗外感风热的感冒病证。菊花清热作用不强,但因为具有甘味,口感好,乃是治疗外感表证的常用药物,而木贼在临床上极少用于外感表证。

2. 明目:均能清肝明目,从临床应用来看,菊花乃是明目要药,而木贼作用也很佳,如《本草求真·卷4·木贼》云:"为去翳明目要剂",所以对于眼科疾患也为常用之品,配伍同用作用加强。

【常用剂量】

木贼 3～10g。菊花 6～15g。

【用药体会】

菊花既作药用,也作饮料当茶饮,还可泡酒饮,在夏季用菊花泡水当茶饮,具有清热解暑作用,可防治痱子,疮疡。梁·吴均撰《续齐谐记》载:"汝南桓景随费长房游学累年,长房谓曰:'九月九日,汝家中当有灾。宜急去,令家人各作绛囊,盛茱萸,以系臂,登高饮菊花酒,此祸可除。'景如言,齐家登山。夕还,见鸡犬牛羊一时暴死。长房闻之曰:'此可代也。'今世人九月登高饮酒,妇人带茱萸囊,盖始于此。"在我国民间风俗里,每逢九月初九(重阳节)这天,人们要身带茱萸,登高饮菊花酒。此习俗一直沿袭至今。《本草纲目·卷25·酒》载一首酒剂:"菊花酒,治头风,明耳目,去痿痹,消百病。用甘菊花煎汁,同曲,米酿酒。或加地黄,当归,枸杞诸药亦佳。"所以当患有头痛时可以用菊花泡酒应用。木贼在治疗头面部疾患尤其是痤疮、扁平疣配伍薏苡仁等后作用好,参看薏苡仁消痤汤(见 175 页)。

二、清热药类

石膏 知母

【单药性能】

石膏:辛、甘,大寒。①清热泻火:用于温热病热入气分的实热证,症见高热,汗出,心烦,口渴,脉洪大有力等。本品性大寒,泻火力强,乃治疗热病高热之要药,为清解之品。②清肺胃热:用于肺热壅盛之气急喘促,喘咳痰稠者;若胃火上炎,牙龈红肿疼痛,或牙龈出血,或口疮,头痛者亦常使用。

知母:苦、甘,寒。①清热泻火:用于温热病热入气分的实热证,症见高热、汗出、心烦、口渴、脉洪大等。②清肺胃热:用于肺热咳嗽,痰黄黏稠。胃热牙龈肿痛。③滋阴润燥:用于肾阴不足,阴虚火旺所致骨蒸潮热,盗汗,遗精,心烦等。其善于退虚热,泻肾火以达到坚阴之目的。

【主治病证】

1. 温热病气分实热证,如大热,大渴,大汗,脉洪大。

2. 肺热咳喘。

3. 胃热牙龈红肿疼痛,牙龈出血,口疮。

【配伍应用】

1. 泻火:二药泻火作用强,配伍以后其退热作用更强,用于温热病气分热盛之高热,烦渴,大汗及肺热咳嗽、喘息,胃热病证,相须为用,以增强清解里热的作用,如白虎汤、清瘟败毒饮、化斑汤。石膏泻火力强于知母,配伍使用作用增强,有"石膏无知母不寒"之说,所以从张仲景所创立白虎汤应用二药之后,后来的退热方中多是将此同用的。知母配伍石膏为较典型的相须配伍增强作用的对药,临床上若石膏配伍诸如天花粉则不及配知母作用强。临床中单用石膏或知母作用不及二者配伍作用好。有的书籍记载石膏的清热作用也说成解肌,一是可以用来缓解肌肉拘急,治疗四肢肌肉麻木,甚至风动抽搐,《金匮要略》风引汤中所用石膏应是此作用。二是用来解除热邪,实际上就是退热作用。在中药学教材中多云桂枝、葛根解肌,实际上这是解表作用,与石膏的解肌概念是不同的。《本草经疏·卷4·石膏》对此有解释,石膏的解肌实际是清阳明经之热。

2. 清肺热:二药在清肺热方面,主治病证并不相同。石膏侧重于治疗肺热喘息,如"发汗后,不可更行桂枝汤,汗出而喘,无大热者,可与麻黄杏仁甘草石膏汤"(《伤寒论·63条》)。知母侧重于治疗肺热咳嗽,以阴虚燥咳为宜,尤常与贝母同用,如二母丸,也可以配伍沙参,麦冬等养阴润肺之品同用,虽然说知母用于阴虚病证,但实际上养阴作用不佳。

3. 清胃热:均可以治疗胃热盛之牙龈肿痛,牙宣,也常同用,如玉女煎。知母较多用。通过清泄胃热,也用于牙龈出血。

【常用剂量】

石膏 15～60g。知母 5～15g。

【用药体会】

现代出版的中药书籍多记载石膏应先煎,考张仲景的白虎汤、白虎加人参汤、白虎加桂枝汤方中所用石膏均是不先煎的。笔者认为石膏不必强调先煎。因为根据张仲景的用法只是需要将其打碎,而现代临床上多是将石膏打成粉状者,有效成分已能溶解出来,同时也有认为若温度升高,溶解度反而变小,故可以不先煎。

石膏 麻黄

【单药性能】

麻黄:见 1 页。

石膏:见 47 页。

【主治病证】

外感风寒,发热恶寒,寒热俱重,不汗出而烦躁。

【配伍应用】

二药药性不同,同用可以发汗解表,清热除烦,治疗外感风寒病证,如大青龙汤。麻黄性温,石膏性寒,这是一种特殊的配伍方法,即去性存用法。即用石膏的寒性抑制麻黄的温性,而只取麻黄的发汗、平喘作用。也同用于风水水肿,如越婢汤,取麻黄的利水消肿作用,而以石膏牵制麻黄的温散之性。

【常用剂量】

石膏 15～60g。生麻黄 3～6g,炙麻黄 6～10g。另外二药配伍后的剂量要灵活掌握,需根据寒热的多少决定其二者的剂量。

【用药体会】

此麻黄与石膏的应用比较特殊,因药性不同之故,临床若嫌麻黄发散力过强,可以石膏抑制之,应灵活把握二药的剂量。

芦根 天花粉

【单药性能】

芦根:甘,寒。①清热生津:用于气分热证所致发热,汗出,烦渴。若温热毒邪壅于肺胃之小儿痘疹,透发不畅者,可用芦根清肺胃,生津液,促使痘疹透发。本品入气分,作用缓和,无恋邪之弊,多作辅助药。②清泻肺热:用于肺热、痰热咳嗽,咳痰黄稠,以及风热感冒咳嗽。③清胃止呕:用于胃热伤津之口渴多饮,或胃热上逆之呕逆。④祛痰排脓:用于肺痈咳吐脓血,胸痛,痰涎腥臭等。⑤清热利尿:用于湿热淋证及湿热水肿,多与其他利尿通淋药或利水退肿药同用。本品性走下,作用较平和。

天花粉:甘、微苦,微寒。①清热生津:用于温热病气分热盛伤津口渴者。若胃热口渴,消渴,可单用。②清泻肺热:用于燥热伤肺,干咳或痰少而黏,或痰中带血等证。③活血排脓:用于热毒炽盛,瘀血阻滞之疮疡红肿热痛者,内服、外敷均可。本品可促使脓液排出，未成脓者可使之消散，已成脓者可使之排脓。亦用于跌打损伤肿痛。

【主治病证】

1. 热病津伤口渴。
2. 肺热、燥热咳嗽。
3. 痈疡。

【配伍应用】

1. 生津：均具有清热生津止渴的作用，可以治疗胃热口干口渴，如润燥止渴的玉液汤中选用了天花粉。天花粉可以治疗各种口渴病证，《本草汇言·卷6》云其"退五脏郁热，如心火盛而舌干口燥，肺火盛而咽肿喉痹，脾火盛而口舌齿肿，痰火盛而咳嗽不宁。若肝火之胁胀走注，肾火之骨蒸烦热，或痈疽已溃未溃，而热毒不散，或五疸身目俱黄，而小水若淋若涩，是皆火热郁结所致，惟此剂能开郁结，降痰火，并能治之。""其性甘寒，善能治渴，从补药而治虚渴，从凉药而治火渴，从气药而治郁渴，从血药而治烦渴，乃治渴之要药也。"若据此而言，天花粉可以治疗多个部位的热邪病证。芦根性寒不伤胃，味甘不腻膈，生津不恋邪，甘淡而力缓，利尿不伤阴，多作为辅助药物使用。凡温病热恋卫、气，或热病后如有伤津口渴的证候，都可应用。因是一味作用平和之品，所以在使用时剂量可以适当大些。清代医家吴鞠通创立了"五汁饮"（梨汁、荸荠汁、鲜苇根汁、麦冬汁、藕汁），专治热病伤津、口干心烦，其中就含有芦根。

该方用药省,无论煎汤还是沸水泡饮,对夏令汗多、头晕、咽干、烦闷、便秘等都有良好的防治作用。现用麦冬、芦根为主方,用于放射治疗后口干、食欲不振、大便不畅的肿瘤病人,能明显减轻癌症放疗后的副作用。

2. 清肺热:二药在清肺热方面治疗肺热咳嗽、痰稠、口干之证。芦根作用并不强,一般多作辅助药物,可以大剂量使用,对于风热咳嗽也可以选用,如桑菊饮中就含有芦根。在清热方面,其上清肺热,中清胃热,下清膀胱之热,虽然此 3 个脏腑居于人体上中下三焦,但一般不说芦根清三焦之热,这主要是要与栀子的清三焦热进行区别。天花粉在清肺热方面,因为有润燥作用,所以有云可以化痰,可以治疗燥痰咳嗽。天花粉清热力弱于芦根,生津力胜于芦根,沙参麦冬汤即配有本品。

3. 消痈:从消痈来说,芦根主要是治疗肺痈,属于内痈的范畴,如治肺痈吐脓痰的苇茎汤(注:古方所用苇茎,现临床多改用芦根)。天花粉主要是治疗痈肿疮疖,作用较好,如仙方活命饮。其有促进排脓作用。谚语云"打在地下滚,要用天花粉",是谓天花粉能治跌打损伤。凡疮疡肿毒,乳痈发背,痔疮、跌打损伤均可用。芦根消内痈。天花粉消外痈,特点是未成脓者使之消散,已成脓者使之溃破。

【常用剂量】

芦根 15～30g,鲜品 30～60g;或捣取汁服。天花粉 10～15g。

【用药体会】

笔者认为天花粉有美容的作用,这在古代的本草书中有记载,如《新修本草·卷8》载栝楼根(天花粉)能"悦泽人面","作粉如作葛根法,洁白美好"。笔者体验,如面部晦黯,皮肤颜色不白,或者面部长有痘疮,脓包者,可用天花粉研末后用鸡蛋清调和后擦于面上约30分钟,如觉得皮肤太紧可缩短为10～15分钟,之后用温水清洗。此方具有清热消肿的作用,适用于暗疮红肿或经常面部长疮疖者。作内服药可以配伍冬瓜仁、薏苡仁等同用。天花粉用的是瓜蒌的根,为什么将根又称为粉呢?因为在唐宋时代多将其加水研磨为粉后入药,故名。从目前的使用来看,一般是不将其研磨的,云瓜蒌根则更为准确些。现代所说的糖尿病可以重用天花粉,能缓解三多(饮多、食多、尿多)的症状。

芦根　知母

【单药性能】

芦根:见50页。

知母:见47页。

【主治病证】

肺胃实热病证。

【配伍应用】

清热:均能清肺胃热,用于肺胃津伤病证,如咳嗽,口渴。知母清热作用强于芦根。知母滋阴,芦根生津并不能养阴。知母治实证以泻火,治虚证以滋阴,为泻火要药,实火、虚火皆宜。

【常用剂量】

芦根 15～30g,鲜品 30～60g。知母 5～15g。

【用药体会】

芦根是一味性质比较平和的药物,其特点是清热作用偏于肺胃之热,笔者使用此药,一般是大剂量使用,量小作用不显,其虽治疗肺、胃、膀胱病变,但以治疗肺的病变为主。

天花粉 知母

【单药性能】

天花粉:见 50 页。

知母:见 47 页。

【主治病证】

1. 肺热咳嗽。

2. 津伤口渴。

【配伍应用】

1. 生津:均具有清热生津止渴作用,常同用,如玉液汤治疗胃燥,口渴引饮。知母因味苦,较天花粉在生津方面要少用。

2. 治疗肺热咳嗽:均用于肺热咳嗽,尤以津伤者为好,知母清热力强,在治疗咳嗽方面更多应用。

【常用剂量】

天花粉 10～15g。知母 5～15g。

【用药体会】

均能生津,治疗诸如口干、口渴、消渴、而具有养阴作用者也能治疗此证。笔者认为生津并不同于养阴,生津指的是治疗气分病证病变,而养阴则是治疗阴分病证,云知母可以生津,但不能云天花粉养阴,所以治疗津伤口渴者均可以选用,而治疗阴伤病证则选用知母。类似的葛根也是生津不能养阴的。

夏枯草　决明子

【单药性能】

　　夏枯草:苦、辛,寒。①清肝明目:用于肝火上炎,症见目赤肿痛,畏光流泪,头痛眩晕等证,可单用。治肝虚目珠疼痛,入夜加剧者,可与滋养肝阴、肝血之品同用。②散结消肿:用于肝郁化火,灼津为痰,痰火郁结而致瘰疬,瘿瘤,乳癖等,多与消痰散结药配伍。以单味煎汤熬膏,内服外敷均可。无论瘰疬已溃或未溃,都可使用。

　　决明子:苦、甘,微寒。①清肝明目:用于风热目疾、肝虚目疾、肝火目疾等证。亦可用于肝阳上亢所致头晕目眩等证。其善于清肝热,乃治目疾要药。②润肠通便:用于肠燥便秘,习惯性便秘等。目赤肿痛而兼有便秘者用之尤为适宜。其富含油脂,润燥滑肠,尤宜于老年人肠燥便秘。

【主治病证】

　　1. 肝热之目赤肿痛。

　　2. 肝阳上亢之头晕目眩,烦躁易怒。

3. 肝阴不足之视物昏花。

【配伍应用】

明目:均具有明目作用,尤其是决明子,其名称就是因为善治目疾而命名。从明目来说,决明子的作用更好,为目疾要药,常用于目赤肿痛,畏光多泪,头晕目眩,视物昏花,青盲内障,角膜溃疡。夏枯草主要是清除肝经热邪而达到明目之功,其清肝热作用强于决明子,对于肝阳上亢所致头昏,头痛,简单的方法是将夏枯草煮水后饮服或以开水泡之代茶饮,治疗眼睛疾患主要是善治目珠疼痛而尤以夜甚者为佳。

【常用剂量】

夏枯草 10～15g,可单用熬膏长期服用。决明子 10～15g。

【用药体会】

笔者认为决明子具有良好的减肥瘦身作用,可以将决明子泡水服,这是因为决明子有很好的通便作用,但通便并不损伤正气,根据此特点,故有减肥作用,在治疗肥胖病方面一定要保证大小便通畅,而决明子通便,正符合此特点。并有降血脂的作用。若需要减肥瘦身,将决明子微炒后用,这样便于有效成分被煎煮或泡出来,若久煎后,通便作用减弱,故提倡微炒后用。临床还可以将决明子作枕头,既明目,又治头风。同时有降血压作用,作用缓慢,但比较稳定。

夏枯草　菊花

【单药性能】

夏枯草:见 55 页。

菊花:见 34 页。

【主治病证】

肝热目赤肿痛,迎风流泪。

【配伍应用】

清肝热:均为清肝热的常用药物,用于肝热目赤肿痛,视物昏花,迎风流泪,可以同用。清肝热作用以夏枯草强,但明目方面菊花作用强,菊花乃是清肝明目的要药。二药区别的要点是,夏枯草以眼珠疼痛为常用,菊花以视物昏花为常用。

【常用剂量】

夏枯草 10～15g。菊花 6～15g。

【用药体会】

取菊花清肝明目可以单用其一药泡水饮服即具有良好的效果。

菊花　决明子

【单药性能】

菊花:见 34 页。

决明子:见 55 页。

【主治病证】

目赤肿痛,视物昏花。

【配伍应用】

明目:均能清肝明目,用于肝热所致目赤肿痛,视物昏花,迎风流泪等,可以同用,如石斛夜光丸。菊花更多用。

【常用剂量】

菊花 6～15g。决明子 10～15g。

【用药体会】

取二药明目作用,可以将其泡水饮服,也可以用其作为枕头使用。笔者对于目疾病证,常将二药配伍同用作用较单用效果好。

密蒙花　青葙子

【单药性能】

密蒙花:甘,微寒。①清泻肝热:用于目赤肿痛、畏光多泪。本品清肝热作用较平和。②退翳明目:用于肝虚有热兼有肝血不足所致目暗干涩、视物昏花,翳膜遮睛。本品既能清肝,又能养肝。

青葙子:苦,微寒。①清泻肝火:用于肝火上炎所致头痛,目赤肿痛,眩晕,烦躁不寐。其清肝热作用较强。②退翳明目:用于肝火上炎所致眼生翳膜,视物昏花,其专清泻肝经实火以明目。

【主治病证】

1. 肝热目赤肿痛、畏光多泪。

2. 肝虚视物昏花,眼生翳膜。

【配伍应用】

治疗目疾:均具有明目作用,从使用方面来说,密蒙花与菊花作用也相似,但菊花多用。青葙子清肝热作用强于密蒙花,密蒙花多用,主要是因为青葙子有扩瞳作用。石斛夜光丸中配伍有青葙子。

【常用剂量】

密蒙花 10～15g。青葙子 10～15g。

【用药体会】

古代本草认为密蒙花有微弱的补血作用,尤其是虚损程度不是很重的情况下,若肝血虚,视物昏花,可以选用,所以笔者个人喜用密蒙花,而少用青葙子。密蒙花消肿祛翳为甚,又略养肝血,对肝经实热、虚火皆宜。青葙子清肝火力强,专泻肝经实火,只清无补。

青葙子　决明子

【单药性能】

青葙子:见 58 页。

决明子:见 55 页。

【主治病证】

1. 头痛、目赤肿痛。

2. 眼生翳膜,视物昏花。

【配伍应用】

1. 清肝明目:均能通过清肝明目而治疗视物昏花,且常用,决明子更多应用,为要药。青葙子的清肝作用强于决明子。

2. 治疗头痛:二药可以治疗因为肝热所导致的头痛,目赤肿痛,此作用决明子多用,且效果良好。

【常用剂量】

青葙子 10～15g。决明子 10～15g。

【用药体会】

现认为青葙子有扩瞳作用,所以对于瞳孔散大者一般不使用此药。根据张山雷的《本草正义》所述,青葙子乃鸡冠花同类,而鸡冠花乃是治疗妇人疾病之药,鸡冠花子主治人体下部疾病,但传统认为青葙子是治疗上部疾病。青葙子在《神农本草经·下品》中云"子名草决明",李时珍解释"其子明目,与草决明同功,故有草决明之名。"现在临床上青葙子和草决明(决明子)是两种不同的药材,虽均有明目作用,但决明子作用好。

青葙子　夏枯草

【单药性能】

青葙子:见 58 页。

夏枯草:见 55 页。

【主治病证】

1. 头脑胀痛。

2. 目赤肿痛,视物昏花。

【配伍应用】

清热:均能清泻肝火,用于肝火上炎以及肝阳上亢所致目赤肿痛,视物昏花,头脑胀痛等。夏枯草乃是治疗肝热目赤肿痛的要药,古今方中对其评价甚高,而青葙子相对来说,用之较少。

【常用剂量】

青葙子 10～15g。夏枯草 10～15g。

【用药体会】

笔者使用夏枯草,认为其清肝明目作用不强,但清肝热的作用却较好,所以对于肝热阳亢者多用。

谷精草　木贼

【单药性能】

谷精草:辛、甘、平。①疏散风热:用于风热上攻所致头风头痛,目赤,畏光多泪。其轻浮升散,可疏散头面风热。②退翳明目:用于肝热或风热所致翳膜遮睛,视物昏花等。

木贼:见 45 页。

【主治病证】

1. 肝热或风热所致翳膜遮睛,视物昏花等。

2. 风热上攻所致头风头痛,目赤,畏光多泪。

3. 风热感冒。

【配伍应用】

1. 治疗肝热:均用于肝热病证,可以同用。李时珍指出,谷精草"凡治目中诸病,加而用之,甚良。明目退翳之功,似在菊花之上也"(《本草纲目·卷 16·谷精草》)。临床主要是治疗眼科疾患,从临床来看,谷精草并不及菊花多用。古代本草也用谷精草煎水外洗治疗眼睛疾患者。可以作为菊花的代用品。木贼草亦称木贼,在明目方面较谷精草少用。

2. 治疗感冒:均可以治疗感冒病证,但由于作用较弱,一般不作为解表药使用。木贼的作用与菊花很相似,二者均能疏散风热,退翳明目,为治疗眼睛疾病的常用药物,但菊花作用好。《本草纲目·卷15》云木贼:"与麻黄同形同性,故亦能发汗解肌,升散火郁风湿,治眼目诸血疾也。"应该是木贼与麻黄同形而不同性。

【常用剂量】

谷精草5～10g。木贼3～10g。

【用药体会】

古代本草认为木贼能治疗汗斑,粉渣,即是说具有美容作用。笔者尤其喜用其治疗面部疾患。通过多年的临床实践,笔者认为木贼的确能美容,从现代的应用来看,木贼对于面部疾患如扁平疣、痤疮、蝴蝶斑、眼眶发黑有较好作用,其配伍香附、板蓝根、薏苡仁能治疗面部的扁平疣、痤疮。参见薏苡仁消痤汤(见175页)。

竹叶 淡竹叶

【单药性能】

竹叶:甘、淡,寒。①清热除烦:用于热病伤津,烦热口渴以及热病后期,余热未清,气津两伤之证。②利尿通淋:用于心火上炎之口舌生疮,或心热下移之小便短赤涩痛。其上清心火,下利小便。

淡竹叶:甘、淡,寒。①清心除烦:用于热病心胸烦热,舌尖红赤,口舌生疮;亦用于气分实热之高热、汗出、烦渴等证。对胃热津伤所致的口渴,牙龈肿痛亦可使用。也用于外感风热,或热病余热未尽者。其清热作用缓和,轻证多用。②清热利尿:用于心火亢盛,热邪下移所致小便赤涩、尿道灼痛等证。

【主治病证】

1. 心火上炎之口舌生疮。

2. 心热下移之小便短赤涩痛。

【配伍应用】

清热:均能清热利尿,清心除烦,可以互相代用。竹叶长于清心胃热,用于心火亢盛之口舌生疮,舌尖红赤,小便黄赤,尿道涩痛等,如导赤散。兼能凉上焦风热,用于温病初起或热伤气阴所致胃热烦渴,如银翘散、竹叶石膏汤。淡竹叶长于通淋,用于湿热淋证等,如小蓟饮子。竹叶偏于清心除烦,淡竹叶偏于利尿通淋。

【常用剂量】

竹叶 6～15g;鲜品 15～30g。淡竹叶 5～15g。

【用药体会】

竹叶、淡竹叶为二物,应予鉴别。淡竹叶为禾本科一种矮小的草本植物"淡竹叶"的带茎的叶,竹叶为禾本科常绿苞木类(木本)植物苦竹或淡竹(非淡竹叶)的叶,亦即竹茹、竹沥同一植物的叶。由于竹叶、淡竹叶功效基本相同,可互相代用。淡竹叶始载于《本草纲目》。两者来源不同。明代以前的处方中所载竹叶或淡竹叶,均系竹叶。现临床一般不细分竹叶、淡竹叶。

竹叶 芦根

【单药性能】

竹叶:见 62 页。

芦根：见 50 页。

【主治病证】

1. 小便不利,水肿。

2. 热病口渴。

【配伍应用】

1. 治疗口渴:二药清凉走上,可以同用治疗温病初起的病证,如银翘散。由于能清热,均能治疗热病口干口渴,但具体使用时并不相同。芦根具有直接的生津止渴作用,可以治疗津伤口渴病证,而竹叶主要是通过清除热邪使热邪不损伤津液达到止渴作用。从清热来看,竹叶主要是清心热,芦根主要是清肺胃热。

2. 利尿:均能清热利尿,用于湿热小便不利。从利尿作用来看,竹叶作用强于芦根,所以导赤散中配伍有竹叶。

【常用剂量】

竹叶 6～15g。芦根 15～30g,鲜品 30～60g。

【用药体会】

临床上竹叶以清心热为优,但主要是利尿作用较多用,治疗小便不利,根据临床来看,多用于心经热邪病证又有小便不利者。

黄芩 黄连 黄柏

【单药性能】

黄芩:苦,寒。①清热燥湿:用于湿温,暑湿,淋证,泻痢,黄疸等多种湿热病证。如湿热蕴结,湿热郁阻气分,身热不扬、胸脘痞闷、恶心呕吐,舌苔黄腻等。②泻火解毒:用于痈肿疮毒,热病高热,亦用于热毒壅盛咽喉肿痛。本品解毒作用好。③清泻肺热:用于肺热壅遏,咳嗽痰黄等证,单用有效。其尤善清肺火。④清热止血:用于热盛迫血妄行所致的吐血,衄血,便血,尿血及崩漏等。取其止血需炒炭。⑤清热安胎:用于妊娠热盛,迫血妄行,或热伤胎气而胎漏下血,胎动不安,呕吐者。

黄连:苦,寒。①清热燥湿:用于湿热泻痢,湿疹,湿疮,尤以治痢之功显著,为治痢要药。本品苦寒之性重,尤长于祛中焦湿热。②泻火解毒:用于火毒上攻痈肿疮毒、咽喉肿痛及口舌生疮等,温热病之高热心烦、神昏谵语等。亦用于火盛迫血妄行之吐血,衄血等。③清胃止呕:用于胃火炽盛所致呕吐,牙龈红肿,出血等。亦用于肝火横逆犯胃之呕吐吞酸。④清心除烦:用于心火亢盛之烦躁不眠。

黄柏:苦,寒。①清热燥湿:用于黄疸,痢疾,淋证,带下,湿疹,湿疮等。其以清除下焦湿热见长。②泻火解毒:用于痈肿疮毒。亦用于热病高热,神昏谵语等。③清退虚热:用于肾阴不足,虚火上炎,五心烦热,潮热盗汗,遗精等证。本品走下焦,其长于泻肾火,降火以坚阴。

【主治病证】

1. 湿热泻痢,腹痛,里急后重。
2. 热毒疮疡。
3. 热病高热,神昏谵语。

4. 热邪损伤血络导致的出血病证。

5. 湿热阻滞脘腹痞满,恶心呕吐。

【配伍应用】

1. 泻火解毒:均能治疗热毒疮疡,取其清热解毒之功,并常同用以增强作用,如黄连解毒汤,此作用以黄连作用强,黄连、黄芩更多用,如普济消毒饮、清瘟败毒饮。通过泻火,可以达到止汗的作用,如当归六黄丸配伍有三药。黄芩善清泻肺热,只要应用得当,有药到病除之效。李时珍之父李言闻单用一味黄芩"泻肺经气分之火"治愈了李时珍肺热病证,李时珍由此对于本草产生了浓厚的兴趣,才著成《本草纲目》这样闻名世界的科学巨著。古方中将黄芩一味单用命名为清金散。金元医家张元素对于黄芩的功效总结为"其用有九:泻肺经热,一也;夏月须用,二也;去诸热,三也;上焦及皮肤风热风湿,四也;妇人产后,养阴(笔者注:此说欠妥)退阳,五也;利胸中气,六也;消膈上痰,七也;除上焦及脾诸湿,八也;安胎,九也"(《医学启源·卷下·药类法象·黄芩》)。这就对黄芩的功用进行了很好的总结。黄连主要作用的部位是心胃,所以又云其具有清心除烦,清胃止呕的作用,其清热作用强于黄芩,但苦味也强于黄芩。黄柏主要作用的部位在下焦,然历代本草书中记载治疗多种脏腑热证,如《神农本草经·上品·檗木》云:"主五脏肠胃中结热,黄疸,肠痔,治泄痢,女子漏下赤白,阴阳蚀创。"若其他脏腑有热也是可以灵活选用的。在清热方面,黄连作用强,黄芩次之,黄柏又次。通常认为黄芩主治上焦病证,力次于黄连。黄连主治中焦病证,力最强。黄柏清泻肾火,退热除蒸,主治下焦病证,力次于黄芩。

2. 清热燥湿:所谓燥湿是指用苦味药来治疗湿邪为患的病证,三药均苦寒,故能清热燥湿,治疗实火、湿热病证,如当归龙荟丸。可以治疗多种湿热病证,如肠胃湿热之泄泻、痢疾等;肝胆湿热之黄疸、胁痛、口苦等;下焦湿热之小便淋沥涩痛、带下黄稠等;湿热流注关节、肌肤之关节肿痛、湿疹、痈肿疮毒等。燥湿作用以黄连作用强。

3. 治疗痢疾:均能治疗湿热痢疾,如葛根芩连汤(芩、连)、枳实导滞丸(芩、连)、白头翁汤、木香槟榔丸(连、柏),但以黄连作用好。刘完素云:"古方以黄连为治痢之最,盖治痢惟宜辛苦寒药,辛能发散,开通郁结,苦能燥湿,寒能胜热,使气宣平而已。诸苦寒药多泄,惟黄连、黄柏性冷而燥,能降火去湿,而止泄痢,故治痢以之为君"(引自《中药大辞典》)。《本草纲目》云:"黄连治目及痢为要药。"对于湿热痢疾黄连一般为首选,并多与木香同用,如香连丸,取黄连治痢,木香调气则后重自除之目的。黄柏治痢多协同黄连同用。

4. 苦燥伤阴:黄连苦,常将其作为苦味药的代名词,所谓哑巴吃黄连,有苦说不出。《本草蒙筌·卷2·草部中》云黄连:"久服之,反从火化,愈觉发热,不知有寒。故其功效惟初病气实热盛者,服之最良,而久病气虚发热,服之又反助其火也。"这是说黄连虽然可以清热,但当久用之,或量大,反而有伤阴之虑,因此黄连在使用方面不能量大。而小剂量又为苦味健胃药,内服引起唾液、胃液分泌,增进食欲。黄芩、黄柏同样如此,当剂量过大也会导致伤阴弊端。

5. 止血的作用机制:均可以治疗热邪导致的出血病证,但并非直接入血分,而是通过清除气分之热,使热邪不过盛而达到止血作用的,故有黄芩止血之说,实际上这是一种间接作用。其实黄连、黄柏也具有此特点。血热妄行是指血分有热,直接损伤血络,导致血液不循常道而溢于肌肤,出现体内外的出血,对于此种出血应该选用凉血止血药物进行治疗。另有一种迫血妄行,指的是气分热邪过盛,影响到血分,导致热邪耗伤血络,血液不循常道而出血,对于此种出血应该选用清气分热邪的方法进行治疗。黄芩乃是走气分之药,通过清除气分热达到止血的目的。为什么说黄芩是走气分之药呢,李时珍说得非常清楚,"病骨蒸发热,肤如火燎……气分热也,宜一味黄芩汤,以泻肺经气分之火。"这足以说明黄芩并不走血分凉血。凉血止血与清热止血是不同的,清热止血针对的是气分热邪过盛,即所谓迫血妄行,而凉血止血针对的是血分有热,即所谓血热妄行,二者作用机制不一样。正因为能清气分热邪,所以黄连、黄柏同样可以治疗出血病证。

【常用剂量】

黄芩 5～15g。黄连 2～10g。黄柏 6～10g,外用适量。生用清热燥湿,泻火解毒;盐水炙清泻肾火,清退虚热。

【用药体会】

通常认为黄连止呕作用好,笔者认为,黄芩的止呕作用亦很佳,主要是治疗胆热呕吐病证,小柴胡汤中就取其清除少阳之热而能止呕吐。现代出版的一些中药书籍多无此记载,而临床上凡胆热呕吐宜首选黄芩。黄连主治胃热呕吐。临床不用黄柏止呕。

黄连大苦大寒,不能久用,否则必伤元气,病家也不太愿意接受。《本草蒙筌》对此阐述清楚。黄连虽然可以清热,但当久用之或量大,反而有伤阴之虑,李时珍举例说:"我明荆端王素多火病,医令服金花丸,乃芩、连、栀、檗四味,饵至数年,其火愈炽,遂至内障丧明。观此则寒苦之药,不但使人不能长生,久则气增偏胜,速夭之由矣。当以《素问》之言为法"(《本草纲目·卷13·黄连》)。笔者使用黄连一般不超过5g。

黄芩　柴胡

【单药性能】

黄芩:见 64 页。

柴胡:见 37 页。

【主治病证】

1. 少阳病之寒热往来,口苦,咽干,目眩,胸胁苦满,心烦喜呕等。

2. 胁肋疼痛。

3. 湿温病证。

4. 疟疾。

【配伍应用】

1. 治疗少阳病证：少阳病是邪气既不在表，又不在里所表现的一种特殊的发热形式，即所谓寒热往来，柴胡清表热，黄芩清里热，以达到清除半表半里的邪气，当同用才具有此作用，即小柴胡汤的配伍应用。此方寒热并用，升降协调，外可驱邪，内可运转枢机，而达到和解少阳之功，若单用其中之一，则不具备和解作用。柴胡配伍黄芩同用，清里热，有将此作用说成是"和解少阳"或"和解退热"，这是配伍以后所产生的作用。小柴胡汤主治"寒热往来，胸胁苦满，心烦喜呕"，少阳为三阳之枢，一旦邪犯少阳，枢机不利，疏泄失调而症见寒热往来，胸胁苦满，不欲饮食，心烦喜呕，口苦，咽干，目眩。柴胡辛散苦泄，芳香升散，疏泄透表，长于疏解半表半里之邪，为治疗少阳病之要药。《药品化义》云："所谓内热用黄芩，外热用柴胡，为和解要剂"（引自《中药大辞典》）。大柴胡汤亦将二药配伍同用。柴胡退少阳热的特点，故用于疟疾发热。二药同用再同时配伍散寒之品也用于风寒感冒，如柴葛解肌汤。

2. 治疗疟疾：根据柴胡、黄芩的配伍特点，也治疗胸膈痞满，疟疾，口苦嗌干，以达到透达膜原，泄热清脾，如柴胡达原饮、清脾饮均将二药配伍同用。

【常用剂量】

黄芩 5～15g。柴胡 3～10g。

【用药体会】

根据小柴胡汤主治心烦喜呕的特点,笔者认为黄芩清胆热作用好,具有良好的止呕作用,主要是治疗肝胆疾病所致病证。其与黄连止呕的区别,黄连则主要是治疗胃热呕吐。但现在的中药书籍并不载黄芩止呕之功,笔者在临床中见到属于肝胆疾患时则选用黄芩而不用黄连。

<h2 style="text-align:center">黄连　细辛</h2>

【单药性能】

黄连:见 65 页。

细辛:见 19 页。

【主治病证】

1. 牙痛,齿龈肿痛。

2. 口舌生疮。

【配伍应用】

配伍特点:二药的药性相反,但配伍应用,有相反相成之妙,可以治疗口舌生疮,牙龈肿痛。李时珍对此有独特见解。《本草纲目·卷 13·黄连》中记载:"治口疮,用黄连、细辛。皆是一冷一热,一阴一阳,寒因热用,热因寒用,君臣相佐,阴阳相济,最得制方之妙,所以有成功而无偏胜之害也。"《本草纲目·卷 13·细辛·附方》载"口舌生疮:细辛、黄连等分,为末掺之,漱涎甚效,名兼金散。"这是取细辛升散走上,祛风止痛,取黄连清热解毒,清泻心胃之火,同时引黄连直达病所,达到泻火解毒,止痛之功。

【常用剂量】

黄连 2～10g。细辛 1.5～3g。

【用药体会】

此二药在用量上比较特殊,由于黄连大苦,而细辛有用量不过钱的说法,所以当牙痛止住之后即应停药。若将细辛与其他药物配伍于方剂中可以适当加大剂量。

黄连 芦根

【单药性能】

黄连:见 65 页。

芦根:见 50 页。

【主治病证】

胃热呕吐。

【配伍应用】

止呕:均能清热泻火,用于火热病证,黄连用于热盛毒盛的病证,芦根泻火作用不及黄连强。也均能清胃止呕,用于热病呕吐。黄连作用强,乃是止呕常药,芦根多作为辅助药物使用。

【常用剂量】

黄连 2～10g。芦根 15～30g,鲜品 30～60g。

【用药体会】

在止呕方面,芦根虽作用不强,但因为乃是甘味药物,病家容易接受,所以笔者喜用此药,而黄连作用虽好,但实在是太苦,若非湿热重者多不选用。

黄柏 知母

【单药性能】

黄柏:见 65 页。

知母:见 47 页。

【主治病证】

1. 肾经虚火上炎,五心烦热,潮热盗汗,遗精等证。

2. 实热所致高热不退,烦躁。

【配伍应用】

1. 坚阴与泻肾火:所谓坚阴,指的是清泻肾中虚火,使虚火不伤阴,阴液得以保存,亦即泻火存阴,所以二药具有泻肾火的作用。因此在治疗肾经虚火时常同用,如滋肾丸、知柏地黄丸、大补阴丸、虎潜丸。李时珍云:"古书言知母佐黄柏,滋阴降火,有金水相生之义"(《本草纲目·卷35·檗木》)。"肾苦燥,宜食辛以润之;肺苦逆,宜食苦以泻之。知母之辛苦寒凉,下则润肾燥而滋阴,上则清肺金而泻火,乃二经气分药也。黄柏则是肾经血分药,故二药必相须而行,昔人譬之虾与水母,必相依附"(《本草纲目·卷 12·知母》)。古代本草形容为黄柏无知母,犹水母之无虾,二者对于肾经虚火,同用相得益彰。黄柏、知母大苦大寒,泻火以存阴,达到补肾与膀胱,使阴气行而阳自化,小便自通。二者配伍以后作用加强。李杲云:"知母,其用有四:泻无根之肾火,疗有汗之骨蒸,止虚劳之热,滋化源之阴。仲景用此入白虎汤治不得眠者,烦躁也。烦出于肺,躁出于肾,君以石膏,佐以知母之苦寒,以清肾之源,缓以甘草,粳米,使不速下也。又凡病小便闭塞而渴者,热在上焦气分,肺中伏热,不能生水,膀胱绝其化源,宜用气薄味薄淡渗之药,以泻肺火,清肺金而滋水之化源"(引自《中药大辞典》)。知母的作用主要是滋润脏腑,上清肺热,中清胃热,下能泻肾火。现代出版的中药书籍均不直接云其泻肾火。

2. 泻实火:均能治疗实热病证,知母常与石膏配伍使用以加强作用,如白虎汤。黄柏常与黄连、黄芩同用,如黄连解毒汤。知母能泻能滋阴,泻不伤阴,清热又能降火,侧重肺胃肾之实热与虚热。黄柏取以泻为补之意,使火去不复伤阴,非有滋阴补肾之功,其泻火作用强,又能解毒,侧重于除下焦实热和湿热。

【常用剂量】

黄柏 6~10g。知母 5~15g。

【用药体会】

笔者认为黄柏是治疗痿证的要药,从临床来看,主要是治疗湿热痿证,并且常与苍术配伍同用,若非湿热者,不用黄柏。临床将黄柏配伍紫苏有效。因紫苏能治诸痿厥,腰膝无力,在使用时,黄柏的量要重,紫苏的量要轻。

龙胆　黄柏

【单药性能】

龙胆:苦,寒。①清热燥湿:用于黄疸,带下,阴痒阴肿,淋证等肝胆或下焦湿热病证,还可煎汤外洗。也用于湿热所致的胁痛、耳肿流脓等。②清泻肝胆:用于肝火上炎的头痛,头晕,目赤,耳肿,或肝火内盛的胁痛、口苦等证。

黄柏:见 65 页。

【主治病证】

湿热黄疸,带下,阴痒阴肿,淋证。

【配伍应用】

清热燥湿:均能治疗湿热病证,如湿热黄疸,带下,阴囊肿痛,阴痒以及小便淋浊,也用于肝经热盛,热邪不退,抽搐,可以同用,如当归龙荟丸。龙胆亦用于肝经湿热郁火所致目赤肿痛,耳聋耳肿等证,如龙胆泻肝汤。将龙胆外用,因其燥湿,也有很好的止痒作用。龙胆药性沉降,虽为清利下焦及肝胆湿热之要药,然因其味甚苦,过量则易败胃,不可过量或久服。黄柏清热燥湿以下焦湿热所致带下,下痢,足膝肿痛,黄疸多用,如治带下之易黄汤,治足膝肿痛之二妙散。

【常用剂量】

龙胆 2~6g。黄柏 6~10g。

【用药体会】

龙胆清热作用,对于火热病证可以选用。笔者认为其止牙痛的效果也很好。笔者有一首验方,命名为牙痛漱口液。

组成:细辛、防风、白芷、龙胆各等量。

本方具有祛风止痛,泻火消肿的作用。主治各种原因所导致的牙痛,如虫牙疼痛,风火牙痛。上述四药,泡水漱口,也可以含后吞下,但因为较苦,多含漱。亦可代茶饮。使用时剂量不宜太大,一般每次泡用各 1～3g 即可。根据临床情况,可以加徐长卿,因此药也具有祛风止痛之效。

龙胆　夏枯草

【单药性能】

龙胆:见 74 页。

夏枯草:见 55 页。

【主治病证】

肝热目赤肿痛。

【配伍应用】

清肝热:二药为清肝热的常用药物,用于肝热目赤肿痛,头痛,口苦。龙胆因苦寒之性重,清热作用更强,如龙胆泻肝汤。龙胆主要用于实证,夏枯草也可以用于虚证,因古代有认为夏枯草具补血的作用,如《本草衍义补遗》载夏枯草"有补养血脉之功。"《本草通玄·卷上》云夏枯草"补养厥阴血脉",虽一般不将夏枯草作为补血药使用,但却可以治疗虚证。

【常用剂量】

龙胆 2～6g。夏枯草 10～15g。

【用药体会】

龙胆虽清热作用强,但由于大苦大寒,容易败胃,所以临床使用剂量不能太大,否则损阳,若下部瘙痒病证,也可以外用。

秦皮　黄柏

【单药性能】

　　秦皮:苦、涩,寒。①燥湿止痢:用于湿热泻痢,里急后重。本品略具收涩之性。②清热明目:用于肝经郁火所致目赤肿痛、目生翳膜,作用不强。也可单用煎水洗眼。

　　黄柏:见 65 页。

【主治病证】

　　湿热痢疾。

【配伍应用】

　　治痢:均能清热燥湿,用于湿热痢疾,里急后重,下痢脓血,常同用,如白头翁汤。黄柏作用强。二药亦可用治湿热带下。

【常用剂量】

　　秦皮 6～12g。黄柏 6～10g。

【用药体会】

　　秦皮具有涩味,通常治疗湿热痢疾是不应该使用涩味药物的,这是因为涩味的秦皮略有涩肠之功,但因为白头翁汤中同时配伍有白头翁、黄连、黄柏苦寒燥湿之品,抑制了其涩味,所以在临床上可选用之,但实际上较少使用。

苦参　白鲜皮

【单药性能】

　　苦参:苦,寒。①清热燥湿:用于湿热蕴结之黄疸,带下,湿疹,湿疮,内服与外用皆宜。对湿热下注所致的痔疮疼痛,大便下血,小便不利,阴囊湿肿等,亦多选用。②杀虫止痒:用于疥癣,皮肤瘙痒,湿疹,脓疱疮及阴部瘙痒证,可单用,一般是外用,可煎汤外洗。③清热利尿:用于湿热蕴结之小便淋涩热痛等。

白鲜皮:苦,寒。①清热燥湿:用于湿热蕴蒸之黄疸,尿赤,湿热疮毒,肌肤溃烂,黄水淋漓者,可煎汤内服、外洗。②祛风解毒:用于风湿热痹,关节红肿热痛,湿疹,疥癣,可外用煎水洗。

【主治病证】

1. 湿热黄疸,带下。
2. 湿疹,湿疮,疥癣,皮肤瘙痒。

【配伍应用】

1. 治疗湿疹:均能清热燥湿,主治湿热病证,尤以皮肤疾病多用。可以治疗湿疹、白癜风、扁平疣、疥疮、脓疱疮、寻常痤疮、手癣、足癣、体癣、股癣、皮肤瘙痒、荨麻疹等。在治疗湿疹方面效果好,湿疹的病因及发病机制相当复杂,涉及体内外多种因素。其临床症状以皮疹损害处具有渗出潮湿、瘙痒不已为主要表现。此病"湿"是主要因素,其常呈反复发作,奇痒难忍,引起红肿糜烂渗血,夜间增剧,二药配合以后能增强燥湿作用,常同用。

2. 治疗黄疸:均能治疗湿热黄疸,可以同用。白鲜皮治疗黄疸效果尤佳。《本草纲目》记载,认为白鲜皮为"为诸黄风痹要药,世医止施之疮科,浅矣。"李时珍批评人们只知道用白鲜皮治疗疮疡,而不知道用其治疗黄疸病证。

【常用剂量】

苦参 3～6g。白鲜皮 5～10g。

【用药体会】

笔者认为在治疗黄疸方面,白鲜皮应为首选,尤其是对于黄疸久久不退者效果极佳,若配伍秦艽后作用更好,笔者就常将二药同用于黄疸病证。目前用白鲜皮治疗黄疸,应大力提倡。

苦参、白鲜皮的止痒作用很好,如治疗皮肤瘙痒,湿热带下、阴肿阴痒、湿疹湿疮、疥癣等,将其煎水外洗能很快达到止痒之功。尤其是治疗阴道滴虫效果好。通过多年的临床,笔者总结一首治疗癣疮、瘙痒的验方,命名为苦参止痒汤。

组成:苦参、百部、白鲜皮、地肤子、蛇床子各30g,花椒 20g,芒硝 50g,樟脑 10g,冰片 2g。

此方具有杀虫止痒,软化皮肤的作用。主治多种皮肤瘙痒,如湿疹、湿毒、疮疡,阴道滴虫瘙痒。使用方法是煎水外洗、外泡、外敷。禁内服。若皮肤破损者不宜应用。

金银花　连翘

【单药性能】

金银花:甘,寒。①清热解毒:用于热毒证,如疮疖,疔毒,痈肿等。为治疗疮痈要药。②疏散风热:用于外感风热或温病初起,头痛,发热,口渴,咽痛。也用于外感温热病的各个阶段。本品善走表,其气味芳香,轻宣疏散,乃治疗风热表证要药。亦用于温热病卫、气、营、血各个阶段的多种证候。

③凉血止痢：用于热毒痢疾，大便脓血者，可单用本品浓煎频服。④清解暑热：用于暑热烦热口渴，以及小儿热疖，痱子等病证。本品多经蒸馏制成金银花露使用。

连翘：苦、微辛，寒。①清热解毒：用于疮痈红肿热痛，脓出不畅，以及热邪内陷心包，高热，烦躁，神昏等证。本品长于清泻心火，有"疮家圣药"之称。②疏散风热：用于外感风热或温病初起所致头痛发热，口渴，咽痛。本品功用与金银花相似。③消肿散结：用于痰火郁结所致瘰疬，痰核。④清热利尿：用于湿热壅滞所致之小便不利或淋沥涩痛。

【主治病证】

1. 外感风热病证。

2. 温病初起，又有里热病证者。

3. 热毒疮疡痈肿。

【配伍应用】

1. 解表：均能疏散风热而解表，用于外感风热或温病初起所致发热，口干咽痛，常同用以加强作用，如银翘散。也同用于暑温病证，如新加香薷饮。从解表来说，金银花因为口感好，尤其是小儿容易接受，则更为多用。

2. 清热解毒：均具有很好的清热解毒作用，其一用于热毒痈肿，疮疡肿疖，丹毒，为疮家要药；其二用于热入气分、营分、血分所致高热，神昏，发斑，心烦等，如清营汤、神犀丹。尤其是在治疗热毒疮疡方面具有很好的作用。临床上金银花更多用。在所有清热解毒药中,金银花由于作用强,口感好,带有清香气味,倍受人们的喜爱。二药对于热在卫分者可表散,热在气分者可透热达表,热在营血分者可透营转气。凡温热病邪气在卫气营血各个阶段者均可以选用。

【常用剂量】

金银花 10～15g。连翘 10～15g。

【用药体会】

笔者认为此二药对于面部痤疮效果好,可以同用,参见薏苡仁消痤汤(见 175 页)。对于金银花凉血作用,许多中药书籍不予记载。笔者认为金银花有直接的入血分的作用,用治血热病证,如清营汤即配伍有本品。无论炒炭或不炒炭均有此作用。由于走血分,金银花止血并不限于大便下血,也用于其他部位出血,但多炒炭用。临床使用金银花一般剂量要大,量小则力单,难以发挥作用,根据临床验证,大剂量才能展示其作用。

金银花　菊花

【单药性能】

金银花:见 79 页。

菊花:见 34 页。

【主治病证】

1. 外感风热表证。

2. 热毒疮疡。

【配伍应用】

1. 解表:均用于外感风热表证所致发热,头痛,口燥咽干等,可以同用。菊花作用略强于金银花,但因为金银花能入血分,所以其所治疗的部位要深一些。在解表方面,分别有桑菊饮、银翘散中配伍应用。

2. 解毒:均可以用于热毒病证,金银花解毒作用强于菊花,金银花解毒作用范围广泛,既用于热毒病证,也用于卫气营血因热邪过盛所致诸证,所以金银花在临床上更多用,如五味消毒饮、四妙勇安汤等,而菊花多只作辅助药物使用。

【常用剂量】

金银花 10～15g。菊花 6～15g。

【用药体会】

临床上若取二药的共同作用,可以将其泡水饮服,治疗暑热外感,热毒疮疡病证,二药口感佳,尤其是夏季常同用。

蒲公英 紫花地丁

【单药性能】

蒲公英:苦、甘,寒。①清热解毒:用于热毒壅盛所致疮疡肿毒,是为要药。亦用治咽喉肿痛。②消痈散结:用于乳痈初起,红肿坚硬,脓尚未成者,有显著疗效。既可单用内服,亦可鲜品捣汁内服,渣敷患处。亦治内痈,如肠痈、肺痈。本品善消痈,尤为治乳痈要药。③清利湿热:用于湿热黄疸,热淋涩痛。

紫花地丁:苦、辛,寒。①清热解毒:用于热毒炽盛兼血热壅滞所致疮痈肿毒,可单用鲜品捣汁内服，以渣外敷。其解毒作用类似于蒲公英。
②消肿散结：用于血热壅滞所致疔毒，可单用内服或用鲜品捣汁内服，渣敷患处；亦治内痈，如肠痈、肺痈。也用于咽喉肿痛，痢疾，肝热目赤肿痛，毒蛇咬伤等。本品尤为治疗疮要药。

【主治病证】

1. 热毒疮疡。

2. 内痈、外痈。

【配伍应用】

1. 清热解毒：均具有良好的清热解毒作用，常同用，如五味消毒饮。《本草新编·卷4》云蒲公英"至贱而有大功"，"或问，蒲公英与金银花，同是消痈化疡之物，二物毕竟孰胜？夫蒲公英止入阳明，太阴二经，而金银花则无经不入，蒲公英不可与金银花同论功用也。然金银花得蒲公英而其功更大。"据此可以认为蒲公英的作用范围不及金银花广，但二者配伍可以加强作用。鲜紫花地丁既可以捣汁内服，也可以捣烂外敷，还可以用治药物中毒。若毒蛇咬伤，亦可配雄黄少许，捣烂外敷。

2. 消痈治疗：均能治疗体内外痈肿，蒲公英尤善治乳痈。乳痈一证，多在哺乳期易于罹患，系情怀不适，胃热熏蒸，乳汁排泄不畅，郁结而成，而蒲公英消肿散结作用好，使用蒲公英治乳痈，宜辅以理气散结之品，可以提高疗效。亦可将其鲜品捣烂外敷。李时珍认为紫花地丁"主治一切痈疽发背，疔肿瘰疬，无名肿毒恶疮。"也就是说本品在治疗疔毒方面尤为突出。

【常用剂量】

蒲公英 10 ~ 30g；鲜品加倍。紫花地丁
15~30g。

【用药体会】

笔者认为取二药治疗疮痈肿毒应大剂量使用
方效果明显。个人常喜用蒲公英配伍香附、橘叶、
青皮等以治乳房红肿热痛。在用法方面既可以作
为内服药使用，亦可将其鲜品捣烂外敷。蒲公英
因可祛湿，能治疗面部痤疮，雀斑，色素沉着。在
治疗痤疮方面，可以与连翘，木贼同用。若皮肤老
化，可以取蒲公英洗净后捣烂与适量的白开水，蜂
蜜混匀在脸上抹。也可以配伍其他药内服。现有
认为蒲公英可以杀幽门螺杆菌，其实使用此药，也
必须进行辨证论治。

蒲公英　菊花

【单药性能】

蒲公英：见 82 页。

菊花：见 34 页。

【主治病证】

热毒疮疡。

【配伍应用】

解毒：均用于各种热毒疮疡病证。尤其是均
可以治疗眼目疾患，清热解毒作用蒲公英强。蒲
公英善治多种热毒病证。尤为消痈要药，对于乳
痈效果尤佳，兼能清利湿热，用于湿热小便淋涩。

菊花在解毒方面,一般只作辅助药物使用。

【常用剂量】

    蒲公英 10～30g。菊花 6～15g。

【用药体会】

    《本草拾遗》记载菊花可"作枕明目",头痛眩晕,目赤肿痛等属肝阳上亢者可使用菊花做药枕,具有缓解头痛的作用。菊花药枕可以选用桑叶 250g、菊花 500g、决明子 500g、密蒙花 250g、谷精草 250g。本方具有清肝明目的作用。主治头昏目眩,头脑胀痛。使用方法是先将菊花密闭放在蒸笼蒸 2 个小时,以蒸死可能带有的虫卵,晾干,与其他药物一起装入枕头用。方中药物均具有清肝明目之效,主治肝热、阴亏所致的视物昏花,流泪,头痛,脑涨。

大青叶　板蓝根　青黛

【单药性能】

    大青叶:苦,大寒。①清热解毒:用于温热病各个阶段病证及风热表证。治温病初起,邪在卫分或外感风热之发热头痛,口渴咽痛等,可与金银花等同用,亦用于热毒病证,如痄腮,丹毒,口疮,咽痛,常与清热凉血、泻火解毒之品同用。本品解毒作用强。②凉血消斑:用于温病热入营血,或气血两燔,高热,神昏,发斑,发疹,常配清热凉血药。治瘟毒上攻,痄腮,喉痹,可与清热解毒之金银花、大黄等配伍同用。

    板蓝根:苦,寒。①清热解毒:用于温热病各个阶段病证以及风热表证。对于发热、咽痛较甚者尤为适宜。亦用于丹毒，痄腮，大头瘟疫。②凉血利咽：用于心胃火毒炽盛之咽喉肿痛，口舌生疮等。

青黛：苦、咸，寒。①凉血消斑：用于温热病温毒发斑。亦治血热妄行之吐血、衄血等。其作用与大青叶、板蓝根相似，但解热作用较逊。②清热解毒：用于痄腮肿痛，可单用以醋调涂患处。③清肝泻火：用于肝火犯肺，咳嗽胸痛，咯血或痰中带血等证。亦用于小儿惊风抽搐。

【主治病证】

1. 温毒发斑，血热出血。

2. 咽喉肿痛，丹毒。

【配伍应用】

作用：三者大体同出一源，功效亦相近，既走气分，又入血分，用于热入气分之高热烦渴，神昏及热邪内陷血分之热毒发斑。亦用于热毒亢盛所致的咽喉肿痛，口疮，丹毒，疮疡痈疖肿痛等。大青叶较偏于散，主清心胃毒热，凉血作用强于板蓝根。板蓝根对各个部位的热毒证均有良好的解毒作用，现常用于感冒、肝病引起的各种不适，尤善治咽喉肿痛，较偏于降，为咽痛要药。青黛偏清泻肝火，用于肝火犯肺，痰中带血的咳血证，如黛蛤散。

【常用剂量】

大青叶 10～15g。鲜品 30～60g。板蓝根 10～15g。青黛内服 1.5～3g，其难溶于水，不宜入汤剂，一般作散剂冲服，或入丸剂服用。

【用药体会】

上述三药,临床以板蓝根多用。根据临床应用来看,板蓝根乃是治疗咽喉肿痛的要药,其配伍玄参、土牛膝作用更好。治疗咽喉肿痛,一般要选用清热解毒之品,对于因虚火上炎者可以用滋阴药适当配伍肉桂内服。板蓝根的苦寒特点弱于大青叶,而现代有认为具有抗病毒作用,所以临床上多用于肝病、感冒。

白蚤休　拳参

【单药性能】

白蚤休:苦,微寒。有小毒。①清热解毒:用于痈肿疔毒,咽喉肿痛,疖腮,喉痹,毒蛇咬伤。本品为治疗毒蛇咬伤的常用药。②凉肝定惊:用于小儿热极生风,手足抽搐等均有良效。③活血止痛:用于外伤出血,跌打损伤,瘀血肿痛,可单用研末冲服。

拳参:苦、涩,微寒。①清热解毒:用于疮痈肿痛、瘰疬、痔疮、水火烫伤、毒蛇咬伤等证,可以本品捣烂敷于患处,或煎汤外洗。此作用类似于白蚤休。②祛风止痉:用于热病高热神昏,惊痫抽搐以及破伤风等。③凉血止痢:用于赤痢脓血,湿热泄泻。④凉血止血:用于血热妄行所致的吐血、衄血、崩漏等出血证。此外,本品还能利湿,也可用于水肿,小便不利等证。

【主治病证】

1. 痈肿疮毒,瘰疬,毒蛇咬伤。

2. 惊痫抽搐。

3. 癌肿。

【配伍应用】

治疗疮疡:二药均为治疗疮疡的药物,取清热解毒之功,白蚤休解毒作用强于拳参。《本草纲目》记载"七叶一枝花,深山是我家,痈疽若遇者,一似手拈拿",即形象地说明了白蚤休的作用,唐代《新修本草》载将其"摩醋,傅痈肿蛇毒,甚有效"。在解毒方面,被视为要药,现亦常用其治疗神经性皮炎、慢性气管炎、蛇虫咬伤等。拳参作用不及白蚤休强。

【常用剂量】

白蚤休 3~10g。外用适量,捣敷或研末调涂患处。拳参 5~10g。

【用药体会】

笔者认为白蚤休具有美白作用,尤其是对于痤疮引起的皮肤黯而无光泽常选用之,而拳参则无此作用。

鱼腥草 芦根

【单药性能】

鱼腥草:辛,微寒。①消痈排脓:用于肺痈咳吐脓血,肺热咳嗽,痰黄黏稠。乃治疗肺痈要药。②清热解毒:用于热毒疮痈,红肿热痛或热盛脓成,可单用本品内服,亦可用鲜品捣烂外敷。③利尿通淋:用于热淋小便涩痛;湿热所致的带下,泻痢,黄疸等。

芦根:见 50 页。

【主治病证】

1. 肺痈,咳唾脓痰。

2. 肺热咳嗽。

3. 小便不利。

【配伍应用】

1. 治疗肺痈:均能消痈排脓,尤以治疗肺痈作用佳,可以同用。肺痈表现为咳唾浓痰,痰中带血,血呈铁锈色。鱼腥草为治疗肺痈的要药。由于肺痈目前临床上较少见,现常用治肺热咳嗽。芦根作用较平和,外感咳嗽也使用,如桑菊饮。

2. 解毒:二药均具有解毒作用,鱼腥草治疗热毒疮疡,痈肿,可单味煎汤内服,也可用鲜草捣烂外敷。古代本草书中记载芦根能解毒,如唐代《备急千金要方·卷24·解食毒》载:"锉芦根,春取汁,多饮良,并治蟹毒。亦可取芦苇茸汁饮之,愈。"古代用其解河豚毒、鱼蟹毒、酒毒、狗肉毒等,从临床使用来看,作用并不强,多只作辅助药物使用,在解鱼蟹毒方面,民间常用。若突然食物中毒,可用新鲜芦根汁饮服。现时的中药书籍多不记载芦根解毒的功效。

3. 利尿:均可以利尿,治疗小便不利,湿热淋证,作用不强,临床不作为首选药物,芦根较鱼腥草多用。

4. 食用:二药也可以作为食物食用。芦根的嫩芽为芦苇笋。鱼腥草又名蕺菜,其食用部分为肉质的根状茎和嫩茎叶,可凉拌、炒食,烹饪成多种菜肴,腥香脆嫩,风味独特。蕺菜气腥味劣,但其阴干后,不但没有腥气,而且微有芳香,在加水煎汁时,则挥发出一种类似肉桂的香气,芳香而稍有涩味,毫无苦味,且无腥味。若要除掉鱼腥草的腥味,可以将其洗干净,入食盐腌渍 30 分钟左右,再淘干水分,腥味便没有了。因此当患有肺部疾病时,可以食用芦苇笋、蕺菜。

【常用剂量】

鱼腥草 15～30g,鲜品 60～100g。芦根 15～30g,鲜品 30～60g。

【用药体会】

笔者使用芦根,一般多大剂量使用,量小达不到清热作用,在清热方面,上清肺热,中清胃热,下清膀胱之热,笔者认为主要是清肺热。在利尿方面,利尿不伤阴,所以即使津伤者也可以使用。

败酱草　大血藤

【单药性能】

败酱草:苦、辛,微寒。①清热解毒,消痈排脓:用于肠痈,肺痈,外痈。本品为治肠痈要药,兼治肺痈,皮肤疮痈。②祛瘀止痛:用于瘀血阻滞所致的妇女月经不调,痛经,产后腹痛等证,可单用本品煎服。

大血藤:苦、辛,微寒。①清热解毒:用于肠痈初起,热毒瘀滞,腹痛胀满者。本品为治肠痈之要药。其清热解毒之力虽不及败酱草,但活血作用较败酱草强。②活血止痛:用于瘀血阻滞跌打损伤,经行腹痛,风湿痹痛。③祛风通络:用于风湿所致疼痛,关节不利。

【主治病证】

1. 体内痈肿,肠痈,肺痈。

2. 热毒病证。

3. 瘀血病证,月经不调,痛经。

【配伍应用】

1. 消痈:均能消痈,为治疗肠痈的要药,临床上常同用加强作用,张仲景治肠痈,有薏苡附子败酱散。临床上治疗肠痈,也可以配伍薏苡仁、桃仁、牡丹皮、大黄等,若治疗肺痈可以配伍鱼腥草、桔梗、薏苡仁、冬瓜仁、芦根等。用治疮痈肿毒,与金银花、连翘等配伍,亦可用鲜品捣烂外敷。

2. 活血解毒:均能活血,但作用不强,因为肠痈的形成,与瘀滞有关,所以主要用治肠痈。在活血方面可以治疗妇科疾患,如痛经,经闭等,但并不作为主药。由于大血藤的药材色红入心,所以取其活血作用现代也用治胸痹心痛病证。而据现代的认识来看,大血藤可以扩张冠状动脉,增加冠脉流量,提高耐缺氧能力,防止血栓形成。

【常用剂量】

败酱草 10～15g。大血藤 10～15g,大剂量15～30g。

【用药体会】

藤类药物能祛除风湿。笔者认为藤类药物除雷公藤作用猛烈外,其余药性多较平和,治疗风湿病证适当选用藤类药物有利于通经活络。

鱼腥草　蒲公英

【单药性能】

鱼腥草:见 88 页。

蒲公英:见 82 页。

【主治病证】

1. 热毒疮痈,红肿热痛。

2. 热淋小便涩,湿热泻痢,黄疸。

【配伍应用】

1. 解毒:均能清热解毒,用于热毒疮疡痈肿,蒲公英作用强,如五味消毒饮,其善治乳痈。鱼腥草乃是治疗肺痈要药,偏治内痈。

2. 利湿:均能清利湿热,用于湿热小便不利,黄疸。蒲公英为治疗黄疸常用药,鱼腥草利湿作用较弱。

【常用剂量】

鱼腥草 15～30g,鲜品 60～100g。蒲公英 10～30g。

【用药体会】

近年来有关用蒲公英治疗胃病的报道不少,认为具有治疗幽门螺杆菌的作用。笔者认为,治疗胃病仍然要按照中医的辨证论治投药,因蒲公英性寒,对于寒证是不宜选用的。笔者曾治疗一胃炎患者,前医套用蒲公英杀幽门螺杆菌而连用 3 月,导致患者胃阳受损,诸证加重,险酿大病,不可不慎。有认为用蒲公英治疗胃病长服久服而无碍,其实这是不对的,故不可囿于“杀菌”说。

白花蛇舌草　半枝莲

【单药性能】

　　白花蛇舌草:微苦、甘,寒。①清热解毒:用于疮痈肿毒,咽喉肿痛。尚能解蛇毒,用治毒蛇咬伤,可单用鲜品捣烂绞汁内服或水煎服,渣敷伤口。本品为治外痈、内痈之常用品。②利湿通淋:用于膀胱湿热所致小便不利,湿热淋证,小便淋沥涩痛。亦用于癌症而见热毒内盛者。

　　半枝莲:辛、微苦,凉。①清热解毒:用于疔疮肿毒,咽喉疼痛,肺痈,癌肿,毒蛇咬伤。②利湿通淋:用于水肿,血淋,黄疸。③活血化瘀:用于跌打损伤等。④凉血止血:用于血热妄行之吐血,衄血。

【主治病证】

　　1. 疮痈肿毒,咽喉肿痛。

　　2. 多种癌肿。

　　3. 湿热所致小便不利,湿热淋证,小便淋沥涩痛。

【配伍应用】

　　1. 解毒:均能清热解毒,用于热毒疮痈肿毒,咽喉肿痛,毒蛇咬伤。白花蛇舌草更多用。半枝莲亦名韩信草,解毒作用较白花蛇舌草少用。

　　2. 通淋:均能利湿通淋,用于热淋涩痛,但作用不强,多作辅助药物使用。

　　3. 抗癌:均可以治多种癌肿。白花蛇舌草作用强于半枝莲。临床较多用。二药配伍后作用加强。

【常用剂量】

白花蛇舌草 15～60g。半枝莲 15～30g,鲜品加倍。

【用药体会】

白花蛇舌草具有抗癌作用,根据现代的使用情况来看,可以治疗多种癌症,如肺癌、肝癌、食道癌、胃癌、膀胱癌、淋巴肉瘤等,而配伍半枝莲后作用加强,所以现在套用一个西医名称,也称白花蛇舌草、半枝莲为"广谱抗癌药"。笔者喜用二药治疗癌肿病证,一般在使用时剂量要偏大。

射干　马勃　山豆根

【单药性能】

射干:苦,寒。①解毒利咽:用于热毒壅盛之咽喉肿痛,尤宜于热毒或肺热兼见痰浊阻滞者。《本草纲目》称之为"治喉痹咽痛为要药"。②清热祛痰:用于痰壅咳喘,痰稠色黄。

山豆根:苦,寒。有毒。①解毒利咽:用于热毒蕴结,咽喉肿痛,轻者可单味煎服或含漱,或磨醋含咽,重者可配解毒利咽之品同用。②清热消肿:用于胃火炽盛,牙龈肿痛,可单用煎汤漱口。此外,本品还可用治湿热黄疸,肺热咳嗽,痈肿疮毒等。

马勃:辛,平。①清热利咽:用于风热及肺火所致咽喉肿痛,咳嗽,失音。②止血:用于上部出血病证,如吐血、衄血等,可单用。亦用治外伤出血,可用马勃粉撒敷伤口。

【主治病证】

1. 咽喉肿痛。

2. 牙龈肿痛。

【配伍应用】

利咽:三药通过清热解毒,达到利咽消肿,可以同用治疗咽喉肿痛。射干利咽作用极好,为治疗咽喉肿痛的要药。《本草纲目》谓"射干能降火,故古方治喉痹咽痛为要药。"山豆根的解毒作用强于射干,但味道非常的苦,远不及射干多用,虽能治疗咽喉肿痛,但因为病人不太愿意接受,同时由于寒性太重,又容易伤脾胃,故并不常用。马勃在利咽方面善治风热所致之咽喉肿痛,质轻而宣散,因为其药材为粉末状,不便于服用,也少用。现代所用山豆根为豆科植物越南槐的根及根茎,有豆腥味,也称广豆根,中药书中未记载有毒,但一次性的用量也不宜太大。而北豆根有毒,过量服用会致中毒,还对肝脏有不同损害,故北豆根不宜多用。

【常用剂量】

射干 6～10g。山豆根 3～6g。马勃 1.5～6g,布包煎。

【用药体会】

在治疗咽喉肿痛方面,笔者更喜用射干而少用山豆根、马勃,主要是病人难以接受此药材。因山豆根极苦,容易伤脾胃,而马勃不便于应用。现代认为山豆根具有抗癌作用,可以治疗癌症。

射干　麻黄

【单药性能】

射干:见 94 页。

麻黄:见 1 页。

【主治病证】

咳喘。

【配伍应用】

治疗咳喘:均能治疗咳喘病证,可以配伍使用,如射干麻黄汤,作用机制不同。麻黄宣肺以止咳喘,主要用于外感风寒,肺气不宣之咳喘。射干消痰以止咳喘,主要用于痰涎壅盛之咳喘病证。二药宣降配伍,正好与肺的特点相合,故可以治疗咳喘病证。

【常用剂量】

射干 6~10g。生麻黄 3~6g,炙麻黄 6~10g。

【用药体会】

麻黄汤主治"头痛……骨节疼痛,恶风,无汗而喘者"(见《伤寒论》35 条),射干麻黄汤主治"咳而上气,喉中水鸡声",射干、麻黄配伍应用可以加强平喘作用。笔者在应用麻黄平喘时,一般用炙麻黄。

射干　牛蒡子

【单药性能】

射干:见 94 页。

牛蒡子:见 30 页。

【主治病证】

咽喉肿痛,喉痹。

【配伍应用】

利咽:均能治疗咽喉肿痛,取其清热解毒之功,可以同用。牛蒡子能宣能降,能清能透,以风热袭于咽喉肿痛为宜。射干专于降泄,善于消痰,以痰热壅盛咽喉肿痛为宜。

【常用剂量】

射干 6～10g。牛蒡子 3～10g。

【用药体会】

笔者在临床上治疗咽喉肿痛,更喜用牛蒡子,因为苦寒之性较射干要弱,病家也更容易接受,现用于急慢性咽喉炎。

白头翁　马齿苋

【单药性能】

白头翁:苦,寒。①凉血止痢:用于湿热痢疾和热毒血痢。本品为治痢之良药。②清热解毒:用于疮痈肿毒、痔疮肿痛等热毒证,内服或捣敷局部均有效。

马齿苋:酸,寒。①凉血止痢:用于热毒血痢,下利脓血,里急后重。亦可治疗大肠湿热,腹痛泄泻,以及崩漏,便血证。本品为治痢疾的常用药物,单用水煎服即效。②清热解毒:用于血热毒盛,痈肿疮疡,丹毒肿痛,可单用本品煎汤内服并外洗,亦可以鲜品捣烂外敷,或与其他清热解毒药配伍使用。此外,还可用于湿热淋证、带下等。

【主治病证】

1. 湿热痢疾,热毒血痢。
2. 热毒疮疡。

【配伍应用】

1. 治痢:均能治疗痢疾,用于湿热痢疾和热毒血痢,下利脓血,里急后重。为治痢疾的常用药物,单用水煎服即效。白头翁为治疗多种痢疾的要药,《伤寒论》中就用其治疗热痢下重,以其配合黄连、黄柏、秦皮,如白头翁汤。亦为治疗休息痢的要药,单用较大剂量即有效果。现在临床上既可用治阿米巴痢疾,也可用治菌痢。西医学所云阿米巴痢疾类似于中医所说的慢性痢疾,据此认为白头翁治疗阿米巴肝脓肿也是有效的。马齿苋的主要作用是治疗痢疾,以赤白痢疾为好。对于湿热痢疾应该选用清热解毒燥湿之品,而马齿苋非燥湿药,具有酸味,从中医理论来分析,湿热痢疾,热毒血痢是不宜选用酸味药物的。因酸味具有能收能涩的特点,但马齿苋虽具有酸味,并无收涩作用,这是药性理论中的特殊性。

2. 解毒:二药均具有清热解毒作用,用于治疗热毒疮疡,白头翁的此作用不强,临床上也少有将其用来治疗痈肿者。马齿苋的作用好,对于痈肿疮毒可捣烂外敷,能达到消肿止痛的作用。若暑令疖肿,乳痈,丹毒,黄水疮,臁疮,湿疹,各种蚊虫叮咬所致局部肿痛,可用马齿苋外敷或取汁外涂,亦可将其内服。宋代苏颂《图经本草·菜部·

卷17》记载:李绛《兵部手集》载,当年武元衡相国,"武在西川,自苦胫疮痌痒不可堪,百医无效。及到京城,呼供奉石蒙等数人,疗治无益,有厅吏上此方(指马齿苋方),用之便差"。马齿苋虽可以用于痈肿疔疮、丹毒,但力量较弱。

【常用剂量】

白头翁 6～15g。马齿苋 10～15g,鲜品30～60g。

【用药体会】

药肆的马齿苋是干品,治疗痢疾,可单用本品煎服,在家庭中,用新鲜的马齿苋与粳米同煮后食用,治疗血痢就有良好效果。

鸦胆子　白头翁

【单药性能】

鸦胆子:苦,寒。有毒。①清热解毒,止痢:用于热毒血痢,便下脓血,里急后重等证。也用于冷积久痢,疗效较佳。若用治久痢久泻,迁延不愈者,可与收涩药同用。本品尤善清大肠蕴热而止痢。②截疟:对各种类型的疟疾均可应用,尤以间日疟及三日疟效果较好,对恶性疟疾也有效。③腐蚀赘疣:用治鸡眼、寻常疣等,可取鸦胆子仁捣烂涂敷患处,或用鸦胆子油局部涂敷。本品外用有腐蚀作用。

白头翁:见97页。

【主治病证】

热毒血痢。

【配伍应用】

治痢：均可以治疗多种痢疾，白头翁乃是治痢的要药，而鸦胆子更多用于久痢，其味尤苦，多将其用胶囊包裹以后应用。尤其是休作有时，时发时止者为宜。据此可以用于治疗阿米巴痢疾，其他阿米巴性疾病。

【常用剂量】

鸦胆子内服，0.5～2g，以干龙眼肉或大枣肉包裹，或装入胶囊吞服，不宜入煎剂。白头翁6～15g。

【用药体会】

鸦胆子作为内服药物并不多用，主要是因为太苦，对胃刺激性太大，若使用时将其用胶囊装后吞服。对于赘疣、鸡眼，将鸦胆子捣烂后敷于病变部位，可使其脱落，外用是安全的。

菊花 野菊花

【单药性能】

菊花：见 34 页。

野菊花：苦，寒。①清热解毒：用于疮痈疔肿，咽喉肿痛证。本品善解毒，清热解毒之力强于菊花，为治热毒疮痈之良药。②清泻肝火：用于目赤肿痛，头痛眩晕证。

【主治病证】

1. 热毒疮疡。

2. 目赤肿痛，头痛眩晕。

【配伍应用】

1. 清热解毒:均能清热解毒,用于各种热毒病证,如疮疡,咽喉肿痛。野菊花又名苦薏,长于解毒消痈,用于热毒疮痈疔毒肿痛,为外科痈肿要药,如五味消毒饮,作用强于菊花,治疗热毒病证也较多用。有"真菊延龄,野菊泄人"的说法,意思是说,菊花可以延年益寿,而野菊花则偏于治疗实热之证。

2. 清泻肝热:均用于肝热目赤肿痛,头痛眩晕。菊花对于实证、虚证均可以使用,尤宜于视物昏花病证,而野菊花因泻火作用强,主要用于实证。菊花入药者主要分为2种,即白菊花、黄菊花,白菊花偏于治疗肝热目赤,清肝作用好。通常所云菊花指的是白菊花,但也可以用黄菊花代用。在治疗眼睛疾病方面,野菊花既可以作为内服药物使用,也可以将其煎水后外洗,若眼睛因热毒引起疼痛,可用鲜野菊花及叶 30～60g,水煎频服,并用其花及叶 30～60g,水煎,外洗或捣烂外敷患处。

【常用剂量】

菊花 6～15g。野菊花 10～15g。

【用药体会】

笔者在临床上尤其喜将二药配伍同用治疗面部痤疮、扁平疣,若面部热毒重,同用作用加强。

土茯苓　白鲜皮

【单药性能】

土茯苓:甘、淡、微寒。①清热解毒:用于痈疮红肿溃烂,将其研细末,好醋调敷。又能通利关节、解汞毒,对梅毒或因梅毒服汞剂中毒而致肢体拘挛者,功效尤佳,可单味大剂量水煎服,也可配伍清热解毒药以增强疗效。本品为治梅毒要药。②利湿:用于湿热所致的淋证,湿热带下,湿疹瘙痒。

白鲜皮:见 78 页。

【主治病证】

1. 湿疹,湿疮,皮肤瘙痒。
2. 痈肿疮毒。
3. 淋浊带下。

【配伍应用】

解毒:二药可以解湿毒,尤其是治疗皮肤瘙痒方面作用较好,又能治疗淋浊带下,可以内服与煎水外用。因土茯苓为治梅毒之专药,而梅毒又有瘙痒的表现,所以尤其是下部病变多用。

【常用剂量】

土茯苓 15~30g。白鲜皮 5~10g。

【用药体会】

临床使用土茯苓,笔者认为需要大剂量方能取效,因其作用较为平和,利湿作用不强,解毒作用也不强,量小则达不到祛邪作用。

生地黄 玄参

【单药性能】

生地黄:甘、苦,寒。①清热凉血:用于温热病热入营血之身热夜甚,口干,神昏舌绛,吐衄便血,斑疹紫黯。亦治热病后期,余热未清,阴分已伤,夜热早凉者。本品为清热凉血要药。②养阴生津:用于热病伤津,烦渴多饮。亦治内热消渴,热伤津液,大便秘结。本品退虚热,生津作用很好。③止血:治血热吐血、衄血、便血、崩漏。

玄参:甘、苦、咸,寒。①清热凉血:用于温热病热入营血,身热口干、神昏舌绛;亦用治热入心包,神昏谵语证。②养阴生津:用于阴虚劳嗽咳血,阴虚发热,骨蒸劳热,内热消渴,津伤便秘。③泻火解毒:用于热毒壅盛,咽喉肿痛,虚火上炎者或热毒疮疡。④软坚散结:用于痰火郁结之瘰疬等。

【主治病证】

1. 津伤口渴,消渴病证。

2. 营血分热邪导致的身热,神昏,舌绛。

3. 肠燥便秘。

【配伍应用】

1. 凉血:均能清热凉血,用于温热病热入营血,耗伤阴液之身热口干,烦热,斑疹隐隐,吐血,衄血,以及阴虚内热,口渴多饮,手足心热,盗汗,咽喉肿痛,潮热。常同用,如清营汤、神犀丹。在诸多凉血药中,以生地黄最常用,这是因为血热病证容易伤阴,而生地黄具有良好的养阴作用,所以为凉血要药,如犀角地黄汤。玄参凉血作用不及生地黄强,因此有认为玄参不入血分,并不具备凉血作用,主要还是清气分之热,但根据临床使用情况来看,玄参是可以用治血热证的。只是相对于生地黄而言,治病部位要浅。化斑汤治疗斑疹,就是因为热邪损伤气血,从而导致迫血妄行、血热妄行而现斑疹,故以石膏、知母清气分之热,玄参清血分之热,以达到气血两清之功。也就是说化斑汤就取玄参清热凉血。此外清宫汤也取清营血分热邪的作用。玄参清热作用强于生地黄,而凉血作用生地黄强于玄参。

2. 养阴:均能养阴生津,也常同用,如增液汤。由于生地黄养阴作用好,而临床上若因用激素以后,出现一些不良反应,重用生地黄有较好作用,也有配合知母用于治疗因激素所带来的体内功能紊乱的病证。这主要是因为应用激素以后,患者多表现为亢奋状态,用生地黄清热则可抑制亢奋,所以现代临床上应用激素后常加用生地黄。玄参养阴作用不及生地黄强,养阴即壮水,以制浮游无根之火,故咽喉肿痛常用玄参,而地黄壮水以制阳光,显然地黄的作用更佳。

3. 润肠通便:均具有养阴生津的作用,所以也可以用于阴液亏虚肠燥便秘,如增液汤、增液承气汤、新加黄龙汤就具有润肠通便之功。单纯从通便来说,生地黄作用强于玄参。

【常用剂量】

生地黄 10～15g。玄参 10～15g。

【用药体会】

笔者认为在养阴生津方面,二药同用效果更好,生地黄滋腻,玄参的滋腻之性要弱一些,若阴虚病证较重,应为首选。

生地黄 知母

【单药性能】

生地黄：见 102 页。

知母：见 47 页。

【主治病证】

阴虚内热病证，如五心烦热，骨蒸劳热，盗汗。

【配伍应用】

退热：均能清退热邪，滋阴润燥，特点是既治实热，也治虚热，但更多是治疗虚热，同用加强作用，如青蒿鳖甲汤。生地黄主入血分，凉血作用好，偏治虚热。知母专入气分，清热作用好，偏治实热。

【常用剂量】

生地黄 10～15g。知母 5～15g。

【用药体会】

二药从清热方面来说，各有特点，但由于生地黄乃是甘药，口感佳，所以在清退虚热方面常用，又由于其滋腻，使用时剂量不能太大，以免腻膈。

玄参 牛蒡子

【单药性能】

玄参：见 103 页。

牛蒡子：见 30 页。

【主治病证】

1. 咽喉肿痛。

2. 热毒疮疡。

3. 肠燥便秘。

【配伍应用】

1. 解毒:均可以治疗热毒疮疡病证,玄参作用强,乃是治疗热毒病证的要药,如四妙勇安汤。牛蒡子多用于头面部的热毒病证。

2. 通便:均能治疗肠燥便秘,在机制方面有所不同,牛蒡子富含油脂,濡润大肠,通导大便。玄参因能滋阴而通便,如增液汤,多用。

3. 利咽:均为治疗咽喉肿痛的要药,同用加强作用,但临床玄参更多用,如玄麦甘桔汤。

【常用剂量】

玄参 10~15g。牛蒡子 3~10g。

【用药体会】

笔者个人喜用玄参、牛蒡子配伍应用以治疗咽喉肿痛,取玄参滋阴降火,牛蒡子利咽散结的作用。现用于急慢性咽喉炎。

玄参　连翘

【单药性能】

玄参:见 103 页。

连翘:见 80 页。

【主治病证】

1. 热毒疮疡。

2. 瘰疬、痰核。

【配伍应用】

1. 解毒:均能清热解毒,用于热毒疮疡肿痛。由于诸痛痒疮,皆属于心,连翘善于清心热,故为解毒要药,有疮家圣药之谓,治疗热毒病证较玄参多用。玄参善解气分、血分之毒,如四妙勇安汤中配伍有本品。

2. 散结:均用于瘰疬、痰核、瘿瘤。连翘主治心经病变,玄参因具有咸味而能软坚散结,为治疗瘰疬要药,如消瘰丸。

【常用剂量】

玄参 10～15g。连翘 10～15g。

【用药体会】

玄参治疗瘰疬、痰核、瘿瘤等证,古今本草及临床上均是如此之用,但对玄参的这一治疗作用,古今医家有不同看法,有认为取其散火,如李时珍说"其消瘰疬亦是散火"(《本草纲目·卷 12·玄参》)。有认为是解毒散结,如《中华临床中药学》云:"玄参苦咸微寒,清解毒,化痰散结,用治痰火郁结之瘰疬痰核,多与牡蛎、贝母同用,如《医学心悟》消瘰丸。"有认为是软坚散结,如汪昂《本草备要·卷 1》玄参条下云治"瘰疬结核"是因其"寒散火,咸软坚"。笔者体会,玄参所以治疗瘰疬等,是因为具有软坚散结的特点,这也是与连翘、夏枯草等药的主要区别点。李时珍曰:"肾水受伤,真阴失守,孤阳无根,发为火病,法宜壮水以制火,故玄参与地黄同功。"这是讲玄参主要治疗肾的病变,而口咽干燥证与肾的关系密切,玄参在这方面作用较好,前代医家甚至认为无根之火,以玄参为圣药。但也有医家认为玄参主要还是治肺的病变,如《玉楸药解·卷 1》云:"玄参清金补水……清肺与陈皮、杏仁同服,利水合茯苓、泽泻同服。"《医学衷中参西录·药物》云:"玄参色黑。味甘微苦,性凉多液,原为清补肾经之药……故又能入肺以清肺家燥热,解毒消火,最宜于肺病结核,肺热咳嗽。"从临床来看,玄参多用治肺的病变,如百合固金汤。玄参一般不作长服的滋补之剂。地黄则功专补肾养阴,可作为久用的滋阴药品。按照上述诸家的认识,玄参到底是以治肾病为主还是以治肺病为主,就有争议了,笔者认为玄参当以治肺为主。

玄参 山豆根

【单药性能】

玄参:见 103 页。

山豆根:见 94 页。

【主治病证】

热毒咽喉肿痛。

【配伍应用】

解毒:均能清热解毒,利咽消肿,为喉证要药,可同用,治疗咽喉红肿热痛,咽下困难,临床可用二药配伍清利咽喉之品,如牛蒡子、板蓝根、射干等。因山豆根苦寒之性较重,不及玄参多用。玄参亦治热毒疮疡。

【常用剂量】

玄参 10～15g。山豆根 3～6g。

【用药体会】

山豆根苦寒太甚,容易败胃,使用时剂量不能太大,笔者对于此药的应用向来谨慎。通常所以山豆根乃是广豆根,另有一种北豆根,作用与山豆根相似,但有毒,取抗癌作用时多用北豆根。

牡丹皮　赤芍

【单药性能】

牡丹皮:苦、辛,微寒。①清热凉血:用于热入血分,斑疹吐衄。若治血热妄行之吐血、衄血等证,则与凉血止血药同用。本品入血分,凉血不留瘀,活血不妄行,为治温热病热入血分证的常用药。②活血化瘀:用于瘀滞经闭,痛经,月经不调,癥瘕积聚,跌打损伤等多种瘀血证,因性寒,对血瘀血热者最宜。③清退虚热:用于温热病后期,余热未尽,阴液已伤,夜热早凉,骨蒸无汗,或低热不退等。④消散痈肿:用于肠痈腹痛,疮疡。

赤芍:苦,微寒。①清热凉血:用于温热病热入血分证。赤芍清热凉血之功与牡丹皮相似,常相须为用治温热病热入血分证和气血两燔证。②活血化瘀:用于血瘀经闭、痛经,癥瘕腹痛,跌打损伤,瘀滞肿痛,热毒疮痈。③清泻肝火:用于肝热目赤肿痛,畏光多眵,或目生翳障。

【主治病证】

1. 瘀血病证,如痛经、闭经,跌打损伤。

2. 血热病证,如斑疹隐隐,吐衄。

【配伍应用】

1. 活血化瘀:均能治疗血瘀病证,用于血瘀经闭,痛经,跌打损伤,常配伍应用,如温经汤、桂枝茯苓丸、《医林改错》之膈下逐瘀汤。在活血方面，对于跌打损伤所致疼痛具有良好的止痛效果，历代将二药作为治疗瘀血病证的要药。相比较而言，赤芍作用强。

2. 清热凉血：均用于热入营血之吐血，衄血，斑疹，常同用，如犀角地黄汤。在凉血方面，主要用治血分有热。牡丹皮也用于血热妄行而致出血病证。在凉血方面，牡丹皮作用强。

【常用剂量】

牡丹皮 6～12g。清热凉血宜生用；活血散瘀宜酒炙用。赤芍 6～15g。

【用药体会】

笔者体会，如果痤疮（青春痘）愈后会留下色素沉着，在后期的治疗过程中，加用活血药会加速痘印消失，笔者则喜用牡丹皮、赤芍。参见薏苡仁消痤汤（见 175 页）。

牡丹皮　桂枝

【单药性能】

牡丹皮：见 109 页。

桂枝：见 1 页。

【主治病证】

经闭腹痛。

【配伍应用】

通经：均能通行血脉瘀滞，常同用于妇科经闭腹痛，如桂枝茯苓丸。牡丹皮性寒，善祛血脉中之结热，桂枝温通，善通血脉中之寒滞，二药配伍具有相反相成的作用特点。

【常用剂量】

牡丹皮 6～12g。桂枝 6～10g。

【用药体会】

桂枝能直接到达血分,治疗血分病证。所以当使用桂枝不当或剂量过大会导致鼻出血等。若肩臂疼痛,桂枝常作为首选,效果极佳,取以枝走肢之故。笔者个人常将其与羌活、威灵仙、姜黄同用,治疗颈肩臂病证。从临床来看,对于寒证选用桂枝,而热证则选用桑枝。桑枝可以大剂量使用,而桂枝则不能大剂量使用,这是因为桂枝辛温入血分,容易伤血耗血,导致人体上部出血。

牡丹皮　败酱草

【单药性能】

牡丹皮:见 109 页。

败酱草:见 90 页。

【主治病证】

1. 肠痈。

2. 痛经、经闭腹痛。

【配伍应用】

活血:均能治疗瘀血所致的肠痈,已成脓或未成脓均可使用,如薏苡附子败酱散,大黄牡丹汤。临床上也可以同用,牡丹皮活血的作用强于败酱草,若瘀滞较重则牡丹皮更多用。同时也用于瘀血阻滞的月经不调,痛经,产后腹痛,也以牡丹皮多用。

【常用剂量】

牡丹皮 6～12g。败酱草 10～15g。

【用药体会】

取二药活血作用,现有用治肝病导致的病证,可以同用。

牡丹皮　生地黄

【单药性能】

牡丹皮:见 109 页。

生地黄:见 102 页。

【主治病证】

1. 虚热病证,如骨蒸劳热,潮热盗汗。

2. 血热病证,如出血,斑疹紫黑。

【配伍应用】

1. 凉血:均具有良好的清热凉血作用,可以配伍使用,如清热地黄汤(犀角地黄汤)。从凉血作用来看,生地黄作用更好。

2. 退虚热:均为清退虚热的要药,用于阴虚发热,如骨蒸潮热,盗汗,五心烦热,常同用,如青蒿鳖甲汤。生地黄滋阴,侧重于补,使阴液生而热退。牡丹皮侧重于透,使热退而阴生,达到退虚热之功。

【常用剂量】

牡丹皮 6～12g。生地黄 10～15g。

【用药体会】

二药在清热凉血方面常常配伍同用,以加强

作用,笔者认为牡丹皮通过活血可以祛除皮肤色素沉着。

紫草　牛蒡子

【单药性能】

紫草:甘、咸,寒。①凉血解毒:用于温热病血热毒盛,身发斑疹、色紫黑而不红活,②活血透疹:用于水火烫伤,麻疹不透,湿疹。若疮痈久溃不收口,常与活血生肌敛疮之品当归、血竭等同用,如生肌玉红膏。本品可治多种体表病变。

牛蒡子:见 30 页。

【主治病证】

1. 麻疹。

2. 大便秘结。

【配伍应用】

1. 透疹:均能治疗麻疹透发不畅,牛蒡子透散作用强于紫草。紫草常与赤芍、蝉蜕等同用,如紫草快斑汤。紫草入血分,以凉血为功。牛蒡子入气分,以疏散为用。

2. 通便:均能通导大便,牛蒡子因种子含有油脂,故能通导大便,治疗肠燥便秘。紫草有滑肠作用,可以用治大便秘结。

【常用剂量】

紫草 3～10g。牛蒡子 3～10g。

【用药体会】

紫草由于有凉血作用,因能消斑疹,笔者认为其消除面部色素沉着有一定疗效。

青蒿　地骨皮

【单药性能】

青蒿：苦、辛，寒。①凉血除蒸：用于肝肾阴虚，虚火内扰所致的骨蒸潮热，五心烦热，盗汗等。亦用于热病后期，余热未清，邪伏阴分所致的夜热早凉，热退无汗或低热不退等。本品辛香透散，乃退虚热要药。长于清透阴分伏热。②解暑：用于暑天外感，发热烦渴、头痛头昏；亦用于外感暑湿所致之寒热起伏、恶心脘闷等。③截疟：用于缓解疟疾发作时的寒战壮热。临证时，可用大量鲜青蒿绞汁服用。本品乃治疗疟疾要药。

地骨皮：甘、微苦，寒。①凉血除蒸：用于阴虚发热，骨蒸盗汗，低热不退，小儿疳积发热等。亦用于血热妄行所致之吐血、衄血、尿血等。本品入血分，尤善退虚热，疗骨蒸。②清泄肺热：用于邪热袭肺，肺气失降，肺络损伤之咳嗽气喘、痰中带血等。本品尤善除肺中伏火。此外，又可泻肾经浮火，治虚火牙痛。

【主治病证】

阴虚骨蒸潮热，五心烦热，盗汗等。

【配伍应用】

1. 退虚热：均具有良好的清退虚热的作用，常同用，如清骨散，配伍应用作用加强。青蒿有退虚热要药之谓。《本草新编·卷3》谓："青蒿最宜沙参、地骨皮共用，则泻阴火更捷，青蒿能引骨中之火，行于皮肤，而沙参、地骨皮只能凉骨中之火，而不能外泄也。"其辛香透散,善使阴分伏热透达外散,故为阴虚发热要药,如青蒿鳖甲汤。《图经本草·卷8)》云青蒿"治骨蒸劳热为最,古方多单用者"。临床使用方面,地骨皮偏于清肝肾虚热,肺中伏火,青蒿偏于清肝胆虚热,温热羁留,寒热交作。

2. 治疗有汗骨蒸与无汗骨蒸:骨蒸发热分有汗与无汗,地骨皮退虚热主要治疗有汗的骨蒸劳热,而青蒿则多用于无汗的骨蒸劳热。《药品化义》云:"牡丹皮能去血中热,地骨皮能去气中之热,宜别而用。""青蒿之退阴火,退骨中之火也,然不独退骨中之火,即肌肤之火,未尝不其泻之也,故阴虚而又感邪者,最宜用耳。又青蒿最宜沙参、地骨皮共享,则泻阴火更捷,青蒿能引骨中之火,行于肌表,而沙参、地骨皮只能凉骨中之火,而不能外泄也"(引自《中药大辞典》)。这是说青蒿退骨节间热,也用于肌表之热,地骨皮偏治气分病证,据此认为地骨皮用于肺热病证。

《本草纲目·卷36·枸杞地骨皮》记载:"世人但知用黄芩、黄连苦寒以治上焦之火,黄柏、知母苦寒以治下焦阴火,谓之补阴降火,久服致伤元气,而不知枸杞、地骨,甘寒平补,使精气充而邪火自退之妙,惜哉!予尝以青蒿佐地骨退热,屡有殊功,人所未喻者。"在这里李时珍就认为枸杞子、地骨皮通过平补,达到精气充沛,从而邪火自退。根据李时珍的经验,地骨皮配伍青蒿以后退热作用好,为退虚热要药。

【常用剂量】

青蒿 6～12g。不宜久煎。鲜品加倍,可绞汁服。地骨皮 6～15g。

【用药体会】

有书籍记载,认为地骨皮具有生津止渴作用,笔者认为地骨皮并不能生津止渴,而是通过清除血热而使热不伤阴达到治疗作用的。地骨皮煮水饮用,对高血糖有明显平抑作用,而又不致发生低血糖。地骨皮是降血糖的良药,所以适用于控制高血糖。

青蒿　薄荷

【单药性能】

青蒿:见 114 页。

薄荷:见 30 页。

【主治病证】

1. 暑天外感,发热烦渴、头痛头昏。

2. 暑湿所致之寒热起伏、恶心脘闷。

【配伍应用】

解暑与化湿:均为香气浓郁之药,且轻清走上,能清解暑热,辟除秽气,用于暑热外感诸证。善于治疗人体上部湿浊病证。薄荷走气分,治表热,卫分病证,散风热于外,《医学衷中参西录》云薄荷:"一切霍乱痧证,亦为要药。"青蒿入血分,治温热病变为主,透内部伏热出内,乃清退虚热要药。

【常用剂量】

青蒿 6～12g。薄荷 3～6g。

【用药体会】

二药因为芳香,透散作用好,治疗暑湿病证可以同用,笔者认为薄荷的透散作用更好,所以头面部疾患用之更多。

青蒿　柴胡

【单药性能】

青蒿:见 114 页。

柴胡:见 37 页。

【主治病证】

1. 疟疾。

2. 少阳热邪病证。

3. 虚热。

【配伍应用】

截疟:二药善于清少阳之热,主治寒热往来,据此可以治疗疟疾发热。柴胡治疗少阳之热,多同时配伍黄芩同用。青蒿主治寒轻热重,乃是治疗疟疾要药,亦常配伍黄芩同用,如蒿芩清胆汤。

【常用剂量】

青蒿 6~12g。柴胡 3~10g。

【用药体会】

柴胡现代主要用治实热病证,但在古代也用于虚热病证,需要经过鳖血制后应用,而现代临床上并不这样炮制,笔者认为治疗虚热一般不用大剂量。

地骨皮　黄芩

【单药性能】

地骨皮:见 114 页。

黄芩：见 64 页。

【主治病证】

1. 肺热病证。

2. 咳血。

【配伍应用】

清肺热：均能清泻肺热，用于肺热咳嗽，以及衄血、咳血，吐血等证。二药在治疗出血方面其机制不一样，黄芩通过祛除气分热邪，使热邪不扰乱血液运行，不耗血动血而达到止血作用，即治疗所谓迫血妄行之出血病证，而地骨皮具有直入血分，清除血热达到止血作用。黄芩清泻肺火，解毒力量强。地骨皮入血分，凉血作用好，使热邪不浮扰血液而达到止血目的，退虚热作用好。

【常用剂量】

地骨皮 6～15g。黄芩 5～15g。

【用药体会】

笔者认为二药在止血方面机制并不一样，地骨皮有直入血分之效，故云凉血，而黄芩因入气分，其所以止血，乃是通过泻火的作用，所以热邪过盛致出血病证宜选用黄芩。

地骨皮　牡丹皮

【单药性能】

地骨皮：见 114 页。

牡丹皮：见 109 页。

【主治病证】

1. 阴虚发热，骨蒸盗汗，低热不退。

2. 血热妄行所致之吐血、衄血、尿血等。

【配伍应用】

1. 退虚热：均能清热凉血，用于阴虚发热，骨蒸潮热，盗汗。牡丹皮治疗无汗之骨蒸，地骨皮治疗有汗之骨蒸，这是因为牡丹皮味辛，具有行散之故，地骨皮味甘，具有和缓之故。

2. 止血：均具有凉血兼止血作用，可用于血热妄行之出血，但应用方面又有不同，牡丹皮止血需要炒炭使用，可治血瘀出血、血热出血，而地骨皮通过凉血而止血。一般中药书籍多不直接云牡丹皮止血，而地骨皮则有直接的止血作用。

【常用剂量】

地骨皮 6～15g。牡丹皮 6～12g。

【用药体会】

二药在凉血方面所主治的病证稍有不同，虽说均可以凉血，但地骨皮主要是治疗因血分虚热所致病证，而牡丹皮则主要是治疗血分实热所致病证，所以诸如犀角地黄汤、清瘟败毒饮等用的是牡丹皮。笔者在临床上喜用牡丹皮治疗血热病证。

白薇　白蔹

【单药性能】

白薇：苦、咸，寒。①清热凉血：用于热病后期，余邪未尽，夜热早凉，或阴虚发热，骨蒸潮热。亦治产后血虚发热，低热不退及昏厥等证。既能退虚热，又能清实热。还可清泄肺热而透邪，清退虚热而用于阴虚外感,发热咽干、口渴心烦等证。②利尿通淋:用于膀胱湿热,血淋涩痛。③解毒疗疮:用于血热毒盛的疮痈肿毒、毒蛇咬伤。也用于咽喉红肿疼痛。

白蔹:苦、辛,微寒。①清热解毒:用于热毒壅聚,痈疮初起,红肿硬痛者。外用可促使其溃破排脓。②敛疮生肌:用于水火烫伤,可单用本品研末外敷,还可用于手足皲裂。③收敛止血:用于血热之咯血、吐血。

【主治病证】

1. 疮疡肿毒。
2. 咽喉肿痛。

【配伍应用】

解毒:二药在解毒方面可以治疗疮疡肿毒,但作用并不强,一般作为辅助药物使用。白蔹的特点是疮痈肿毒,未成脓可消,已成脓可拔,脓已尽可敛,既可内服,亦可外用。总以清解心胃二经火毒为功。

【常用剂量】

白薇 5～10g。白蔹 5～10g。

【用药体会】

笔者认为白薇是清退虚热的良药,对热入营血,身热不退以及产后虚热烦乱不安,阴虚内热皆可选用,具透解之性,特别对某些原因不明的低热有效。

白薇 青蒿

【单药性能】

青蒿:见 114 页。

白薇:见 119 页。

【主治病证】

虚热病证。

【配伍应用】

退虚热:二药均为清血热,退虚热之要药,在清解之中,尚有透达之性,故外感发热亦多用之。青蒿以治暑季外感为长,治疗湿热与虚热。白薇以治阴虚外感为主。在退虚热方面尤以退产后虚热以及不明原因所致虚热最为常用。

【常用剂量】

白薇 5~10g。青蒿 6~12g。

【用药体会】

根据本草书籍记载,白薇尤善治妇科虚热病证,而临床上有些虚热病证从辨证的角度来看,有时并不能很准确地辨析清楚,这时选用白薇就比较好。

银柴胡　胡黄连

【单药性能】

银柴胡:甘、微苦,微寒。①清退虚热:用于骨蒸劳热,潮热盗汗。②清热除疳:用于小儿疳积发热,腹大消瘦,毛发焦枯。

胡黄连:苦,寒。①清退虚热:用于阴虚内热,骨蒸潮热。本品退虚热作用与银柴胡相似。②清除疳热:用于小儿疳积,消瘦腹胀,低热不退。③清热燥湿:用于湿热泻痢,痔疮肿痛。本品尤善除胃肠湿热。

【主治病证】

1. 骨蒸劳热,潮热盗汗。

2. 小儿疳积发热,腹大消瘦,毛发焦枯。

【配伍应用】

1. 退虚热:均具有清退虚热的作用,常同用,如清骨散。作用不及青蒿好,但可以配伍青蒿同用。胡黄连在退虚热方面较银柴胡较少使用,主要原因是胡黄连为苦寒之品,容易伤阴,病人不太容易接受。

2. 清疳热:疳积发热是指小儿以面黄肌瘦、毛发焦枯、肚大筋露、纳差、发热为主要表现的病证。其发热程度不高,由于二药能退虚热,所以也用于疳积发热。

【常用剂量】

银柴胡 3～10g。胡黄连 3～10g。

【用药体会】

清·张秉成认为:"银柴胡,从来注《本草》者,皆言其能治小儿疳热,大人痨热,大抵有入肝胆凉血之功。性味与柴胡相似……其质坚,其色白,无解表之性"(《本草便读·草部·山草类》)。由于疳热多有四肢消瘦,腹大如鼓,嗜食异物等,所以在使用时一般要配伍消积、健脾药物同用。

柴胡　银柴胡

【单药性能】

柴胡:见 37 页。

银柴胡:见 121 页。

【主治病证】

发热病证。

【配伍应用】

退虚热:二药均寒凉,能清热,可以治疗发热病证,但途径不同。银柴胡为清退虚热常用之品,走血分。柴胡入气分,主要退实热,若同鳖血炒亦能退虚热,但现在临床少用。柴胡分为北柴胡、南柴胡,北柴胡偏于和解退热,南柴胡偏于疏肝解郁。处方上单写柴胡,即付给北柴胡。成药制品中的柴胡,也以北柴胡为主。银柴胡清退虚热,清除疳热,其凉血而无升散之性,退热而不苦泄,理阴而不升腾,为退虚热专药。

【常用剂量】

银柴胡 3~10g。柴胡 3~10g。

【用药体会】

柴胡主升,银柴胡主降,对于阳升阳亢病证是不能使用柴胡的,否则会加重病情,现代所说的高血压疾患,在使用柴胡时应持谨慎态度,而银柴胡则无此弊端。

黄连　胡黄连

【单药性能】

黄连:见 65 页。

胡黄连:见 121 页。

【主治病证】

1. 湿热泻痢。

2. 痈肿疮疡。

【配伍应用】

1. 治痢:均能清热燥湿,用于湿热痢疾之里急后重,下痢不爽以及泄泻等。善除胃肠湿热,同为治湿热泻痢之良药。黄连更多用。

2. 泻火:均能泻火,用于痈肿疮疡,黄连泻火力强,尤以清泻心胃之火见长,一是治热病高热神昏烦躁,汗出口渴,身热等,如安宫牛黄丸,所以又有清心除烦之说;二是治心火内炽,迫血妄行之衄血、吐血,如泻心汤;三是治胃火亢盛之牙宣以及胃热呕吐,多食善饥,如清胃散,所以又有清胃止呕之说;四是治热毒疮疡,如黄连解毒汤;五是治肝经火盛,暴发火眼等,外用煎水洗眼效好,故黄连为泻火解毒要药。胡黄连苦寒之性不及黄连强,泻火方面少用。

【常用剂量】

黄连 2～10g。胡黄连 3～10g。

【用药体会】

根据临床应用来看,治疗湿热病证均可以选用二药,黄连燥湿作用更强,所以黄连更多使用。

三、泻下药类

大黄　芒硝

【单药性能】

大黄:苦,寒。①泻下攻积:用于大便秘结,胃肠积滞,积滞泻痢,以热结便秘最为适宜。亦用于其他类型的大便秘结。其泻下通便,荡涤积滞作用强,为攻下导滞之要药。②清热解毒:用于多种里热病证,无论有无便秘,均可应用,如温热病之高热神昏,烦躁;脏腑火热证之目赤,咽喉肿痛,牙龈肿痛;热毒疮痈;水火烫伤等。③泻火凉血:用于血热妄行之吐血,衄血,咯血等上部出血病症。本品入血分,凉血又能导热下行。④活血祛瘀:用于瘀血阻滞引起的多种病症,治妇女产后瘀阻腹痛,恶露不尽者。⑤清泄湿热:用于湿热黄疸,淋证。

芒硝:咸、苦,寒。①泻下通便:用于胃肠实热积滞之证,为治里热大便燥结的要药。②软坚消肿:用于大便不通,燥结如羊矢,体内外痈肿。本品既有较强的通便泻热之功,又能软化坚硬燥结之大便,为"咸能软能下"的代表性药物。③清热解毒:用于咽痛,口疮,目赤及疮疡肿痛。此外,外用具有良好的止痒作用,用治皮肤瘙痒。

【主治病证】

1. 胃肠实热积滞之大便秘结,腹痛胀满。

2. 热毒疮疡病证。

3. 壮热，神昏，谵语。

【配伍应用】

1. 泻下：均能通便，作用强，同用则力量更强，用治胃肠实热积滞肠燥便秘，腹痛或因热结便秘所致壮热不退，神昏谵语等，起到荡涤胃肠积滞而清热的作用，常相须为伍，如大承气汤、调胃承气汤。大黄偏治大便热结，芒硝偏治大便燥结。大黄荡涤积滞，为治热结便秘之主药，但寒结便秘也是可以选用，需要配伍温性之品，如温脾汤。这是去性存用法，即取大黄通便作用，用附子、干姜抑制大黄的寒性。又由于其泻下作用强，作用峻快，特点是"定祸乱而致太平"。芒硝软坚润燥，善除燥屎坚结，为治里热大便燥结之要药，尤以大便干燥如羊屎者为宜。在临床中选用芒硝，关键是抓住一个"燥"，若大便虽然干结，但并不燥结一般不选用芒硝。若对于其他原因所致的大便虽也可使用，但剂量不宜过大。若阴亏便秘配伍养阴之品可以使燥屎下行，达到通便的作用，如增液承气汤。而大陷胸汤、大陷胸丸中配伍同用则可以治疗结胸病证。

2. 泻火解毒：均能治疗热毒疮疡，目赤口疮，亦均可外用，然使用方面又有区别。大黄以内服为主，芒硝以外用为主。

【常用剂量】

大黄 5～15g。生用泻下力强，久煎则泻下力减弱，故入汤剂应后下，或用开水泡服；酒炙大黄泻下力较弱,偏于活血;大黄炭偏于止血。芒硝10～15g,冲入药汁内或用开水溶化后服,不入煎剂。

【用药体会】

大黄的功效较多,一般中药书中对其功效归纳比较乱,且难以记忆,总结大黄的功效,笔者将其功效总结为两清(清热解毒,清利湿热)、两泻(泻下攻积、泻火凉血)一活血(活血化瘀)兼止血。大黄通便只是其中之一的作用,但通便又是其主要特点。

笔者认为,芒硝具有良好的止痒作用,现在通行的各种中药书籍多不记载此作用。芒硝在止痒方面主要是外用煎水洗。在古代医药书中载治疗漆疮,也是取其止痒的作用,而临床上芒硝为外治瘾疹之佳品。根据治疗接触性皮炎的作用,对多种原因所致瘙痒均有作用,所以笔者的一首验方苦参止痒汤中配伍有此药。见 79 页。

芒硝有不同的名称。①皮硝:天然矿物含水硫酸钠溶于热水中,滤过冷却后析出的结晶,多外用。②朴硝:含水硫酸钠加热后,沉于下层者,所谓"硫黄原是火中精,朴硝一见便相争",指的就是此药,其特点是如板状,杂质较多,多外用。③牙硝:也称马牙硝,是结于中间层者,呈柱状,十九味中所谓"牙硝难合京三棱"指的就是此药。④芒硝:将皮硝与萝卜片同煮,取上层液冷却后析出的结晶,其特点是针状如芒刺,内服多用此品。⑤玄明粉:也称元明粉。芒硝经风化后失去结晶水而成的白色粉末,芒硝较朴硝泻下略缓,玄明粉较芒硝略缓。玄明粉多外用于五官科疾患。古代将芒硝写作"芒消",这是因为古代认识"消"有遇水则消的意思,按照现代的解释就是具有水溶性,后来认识到药材为矿物药,就将"消"改成"硝"。

大黄　番泻叶

【单药性能】

　　大黄:见 125 页。

　　番泻叶:苦,寒。①泻热通便:用于实热积滞,大便秘结之证。其泻下作用较强。②利水消肿:用于腹水肿胀。

【主治病证】

　　大便热结便秘。

【配伍应用】

　　通便:均能泻热导滞,用治热结便秘,作用较强。番泻叶药效单一,在通导大便方面,以其沸水泡服即可,只宜暂用,不宜久服,这是因为番泻叶的通导大便作用很强,在使用时不宜用于习惯性便秘,因为番泻叶通导大便带走大量水分,继而导致大便更加干结。其特点是苦味不重,所以治疗便秘,泡水饮服较大黄多用。虽有微弱的利尿作用,但临床应用不多。大黄通导大便的作用强,有泻下热结的作用,为通便要药。

【常用剂量】

　　大黄 5～15g。番泻叶 2～6g,后下,或开水泡服。

【用药体会】

现有报道用番泻叶减肥,主要是通过通利二便以减少水湿及食物残渣停留,达到减肥之功,但服用番泻叶后,常见的有胃肠系统的毒副作用,番泻叶中所含的番泻苷能抑制大肠对水分的吸收,使肠内容物急剧增加,同时还能增加大肠的张力,引起腹痛、恶心、呕吐等,严重者可诱发上消化道出血,表现为上腹疼痛、呕吐咖啡样液体或出现柏油样便,因此,有胃溃疡或有消化道出血病史者不能用番泻叶。老年患者服用番泻叶后可出现头痛及频繁呕吐,血压不稳定,应引起重视。笔者认为不宜将此药作为减肥药物使用。

大黄　栀子

【单药性能】

大黄:见 125 页。

栀子:苦,寒。①泻火除烦:用于热病烦热,躁扰不宁,睡眠不安。也用于高热烦躁,神昏谵语。②清热解毒:用于多种热毒病证。③凉血止血:用于血热妄行之吐血、衄血、咯血及尿血。④清利湿热:用于肝胆湿热郁结不解所致黄疸;膀胱湿热所致之小便短赤涩痛,淋沥不尽。

【主治病证】

1. 湿热黄疸。
2. 湿热小便不利。
3. 热毒疮疡。
4. 热盛身热口渴。

5. 血热出血病证。

【配伍应用】

1. 治疗湿热病证：均能清利湿热，常同用，如治疗湿热黄疸，最著名的代表方是茵陈蒿汤，二药配伍以后可以加强利湿退黄的作用。治疗湿热下注之小便不利，如八正散。大黄清利湿热也用于湿热痢疾之里急后重，下痢脓血等，如芍药汤。栀子清利湿热还用于上焦、中焦湿热壅盛证。凡三焦湿热皆可用之，故栀子以清利三焦为功。

2. 治疗热毒疮疡：均能治疗热毒疮疡，取其清热解毒之功，可以配伍同用，也可以将其研末外用。

3. 清热泻火：均具有良好的泻火作用，常同用，如凉膈散，主治胸膈热聚，身热口渴，面赤唇焦，胸膈烦热，口舌生疮等。栀子可与黄连、黄芩等药配伍同用，如清瘟败毒饮，若肝郁火热之口苦目赤等，配黄芩、龙胆等，如龙胆泻肝汤。

4. 止血：均有止血作用，以炒炭用为好，用于血热妄行之吐血、衄血、咯血，《金匮要略》泻心汤用大黄与黄连、黄芩同用，其止血作用较迅速，因此在表述大黄的功效时可以说具有止血作用。现代研究大黄能缩短出血时间，作用确切，见效快，止血作用环节为促进血小板的黏附和聚集功能，有利于血栓形成，收缩损伤局部血管，降低毛细血管通透性，这样就达到了止血的作用。栀子具有凉血作用，《本草纲目·卷36·栀子》载李时珍的认识："治吐血、衄血、血痢、下血、血淋，损伤瘀血，及伤寒劳复，热厥头痛，疝气，汤火伤。"这里谈到治疗多个部位的出血病证。笔者认为栀子具有直接的止血之功。

【常用剂量】

大黄5～15g。栀子5～15g。生用,偏于清热;炒用降低苦寒之性,炒炭专于凉血止血。外用适量。

【用药体会】

二药解热毒作用极佳,笔者在多年的临床中,总结出一首验方,命名为大黄润肤油膏。

组成:生地黄50g,栀子50g,大青叶50g,升麻50g,大黄50g,黄柏50g。

本方具有清热凉血,活血解毒的作用。主治多种皮肤病变,如皮肤瘙痒,湿疹,溃烂,流水,冻疮,痔疮,皮肤皲裂等。使用方法是将上述药物一起置入麻油或猪油500g的锅中熬榨,直至药材榨枯,过滤,祛除药渣,将所用的油浓缩,加入黄蜡15g,冷却,装入瓷器中,密封,将药物埋入地下7天后,取出,外用。如皮肤破溃不便应用。上方是笔者的一个固定处方,无需加减。但若热毒较重,可以适宜加用清热解毒之品。

牛蒡子　牵牛子

【单药性能】

牛蒡子:见30页。

牵牛子:苦,寒。有毒。①逐水退肿:用于水肿、臌胀,二便不利等水湿内停之实证。其既泻下,又利水,使水湿之邪从二便排出。②祛积通便:用于肠胃湿热积滞,大便秘结,或泻痢里急后重者。③驱虫:用于蛔虫腹痛,常与槟榔、使君子等驱虫药同用,能促使虫体排出体外。

【主治病证】

大便不通。

【配伍应用】

通便:二药可以用治大便不通,但具体使用方面并不相同。牵牛子乃是峻下逐水之药,作用强烈,用于湿热壅滞之二便不通,水肿胀满以及痰饮、喘咳,面目浮肿者,如舟车丸。其以通利为主,走前后二阴。牛蒡子因富含脂液,可以通导大便。二药只是在名称上有相似之处,极少同用。

【常用剂量】

牛蒡子 3~10g。牵牛子 3~10g。

【用药体会】

牵牛子既善利大便,又能利小便。较之寻常利水药如茯苓、泽泻、猪苓为强。《儒门事亲》禹功散即以其利水消肿,可以用于胸水,腹水,水肿体实者。牵牛子峻下作用强,少用则通大便,多用则泻下如水,且能利尿,故在临床上主要用于腹水肿胀,二便不利及宿食积滞,大便秘结等证。其逐水之力虽略缓于甘遂、大戟、芫花,但仍属峻下之品,故以治水湿停滞而正气未衰者为宜。可单用,亦可入复方。如治水肿,可以单用研末服。至于用治痰壅气滞,咳逆喘满,则只宜暂用,不可久服。

巴豆 大黄

【单药性能】

巴豆:辛,热。有大毒。①峻下冷积:用于寒积便秘。本品荡涤肠胃,温通寒积,推陈致新,作用峻猛,有斩将夺关之功,作用强于大黄,为温通峻下之品。②逐水退肿:用于臌胀腹水难消者,作用强烈,有泻水治标之效。③祛痰利咽:用于喉痹痰涎壅塞气道,呼吸困难,窒息欲死者。④蚀疮祛腐:用于疮痈脓成未溃或疮痈溃后腐肉不去,将其外用,达到腐蚀腐肉,促使疮疡破溃,或有利排脓。

大黄:见 125 页。

【主治病证】

大便秘结。

【配伍应用】

通便:均为泻下祛积之要品,用治大便不通,积滞,可以同用,如三物备急丸。巴豆辛,热,有大毒,为温通峻下之要药,脏病多寒者可用之,但由于毒性大,泻下作用猛烈,临床不多用。大黄为苦寒攻下之要药,腑病多热者用之。

【常用剂量】

大黄 5~15g。巴豆 0.1~0.3g,入丸散剂,不入煎剂。

【用药体会】

巴豆性热,大黄性寒,二者配伍并不能加强通便作用,反而有减轻通便作用之效。李时珍认为虽然巴豆泻下作用峻猛,但"与大黄同用则泻人反缓。"这是因为二者药性寒温性质相反之故。并举例来说明之。其治"一老妇年六十余,病溏泄已五年,肉食,油物,生冷犯之即作痛。服调脾,升提,止涩诸药,入腹则泄反甚。延余诊之,脉沉而滑,此乃脾胃久伤,冷积凝滞所致。王太仆所谓大寒凝内,久利溏泄,愈而复发,绵历岁年者。法当以热下之,则寒去利止。遂用蜡匮巴豆丸药五十丸与服,二日大便不通亦不利,其泄遂愈。自是每用治泄痢积滞诸病,皆不泻而病愈者近百人。妙在配合得宜,药病相对耳。苟用所不当用,则犯轻用损阴之戒矣"(见《本草纲目·卷35·巴豆》)。李时珍这种妙用巴豆治泄之法,非医术高明者所能及。

火麻仁　郁李仁

【单药性能】

火麻仁:甘,平。润肠通便:用于老人、产妇及体弱津血不足的肠燥便秘证。燥热便秘较甚者。本品质润多脂,略有滋养补虚作用。

郁李仁:甘、苦,平。①润肠通便:用于肠燥便秘。其质润多脂,功同火麻仁而力量较强,兼行大肠气滞。②利水消肿:用于水肿,小便不利。

【主治病证】

体虚肠燥便秘。

【配伍应用】

通便:二药均滋润,富含油脂而能润肠通便,用于肠燥便秘。而肠燥便秘多见于老人、久病、产后、身体亏虚者,故亦治虚损病证。郁李仁通便力强于火麻仁。如润肠丸中配伍有火麻仁,五仁丸中配伍有郁李仁。

【常用剂量】

火麻仁 10～15g。郁李仁 6～12g。

【用药体会】

笔者认为火麻仁具有良好的润肠通便作用，但麻子仁丸却不能用于习惯性肠燥便秘，这是因为方中大黄具有泻下和收敛的双重作用。大黄内含蒽醌类物质，这是可以促使通便的主要物质，故可以用于大便不通，但同时大黄又含有鞣质，这是一种具有收敛作用的物质，当服用大黄以后，达到通便，而紧接着大黄所含的鞣质开始发挥作用，导致继发性便秘。麻子仁丸中含有大黄，因此有的人服用麻子仁丸后，不但不能通便，反而导致大便更加秘结，这就是因为大黄的原因，对于肠燥便秘的患者，不要轻易服用麻子仁丸。

甘遂　大戟　芫花

【单药性能】

甘遂：苦、辛，寒。有毒。①泻水逐饮：用于水饮内停所致水肿，臌胀，悬饮，胁肋疼痛。亦可单用研末服。本品泻水逐饮力猛，可致峻泻，使体内潴留的水饮得以迅速排泄体外。②消肿散结：本品外用治疮痈肿毒，可用甘遂末水调外敷，也可配清热解毒，消痈散结药同用。

大戟：苦、辛，寒。有毒。①泻水逐饮：用于水肿，臌胀，停饮，胸腹积水等水饮内停之证。②消肿散结：用于痈肿疮毒，瘰疬痰核，可鲜用捣烂外敷，或配解毒消痈散结药同用。

芫花:苦、辛,温。有毒。①泻水逐饮:用于水肿、臌胀、停饮,对于胸胁停饮所致的喘咳痰多,胸胁引痛可以选用。②祛痰止咳:用于咳嗽咳痰者,但虽有祛痰之功,因其泻下峻猛,毒性较大,故一般鲜有用者。③杀虫疗疮:用于头疮、顽癣及痈肿,可单用研末外用。

【主治病证】

水饮内停之水肿、臌胀、悬饮、胸胁疼痛。

【配伍应用】

1. 泻水逐饮:均具有泻水逐饮之功,用于胸胁停饮,水肿胀满的病证,常同用,如十枣汤、舟车丸。甘遂泻下作用尤强,故称为峻下之品,因为其有效成分不溶于水,所以一般是不入煎剂的。《本草新编·卷4》云甘遂"破癥坚积聚如神,退面目浮肿,祛胸中水结,尤能利水。此物逐水湿而功缓,牵牛逐水湿而功速,二味相配,则缓者不缓,而速者不速矣"。其实甘遂泻下逐水力量很强,较之牵牛子要强的多,陈士铎所论是不对的。大戟的作用和甘遂基本相似,只是作用稍弱于甘遂,也属于峻猛之品,作为内服药时应该慎重,一般剂量不宜太大。《本草纲目·卷17·大戟》云:"大戟能泄脏腑之水湿,甘遂能行经隧之水湿,白芥子能散皮里膜外之痰气,惟善用者能收奇功也。"甘遂、大戟、芫花同用之后,力量尤其峻猛,为了防止损伤正气,故十枣汤中配伍大枣以防正气受伤。三药作用的区别,甘遂作用峻猛,大戟次之,芫花又次。对于三药的毒性大小,根据古代本草记载,甘遂毒最大,作用最猛,大戟次之,芫花再次,笔者认同此说,但也有认为芫花毒最大者。

2. 反甘草:均不能与甘草同用,这是药典规定的。从临床使用方面来看,的确如此。笔者曾经误将甘遂、大戟、芫花等研末做成丸剂治疗肝硬化腹水,患者内服无不良反应,后又将含有甘草的煎剂内服,结果导致病人恶心呕吐,后停用内服药后,恶心呕吐症状又很快消失,由此证明甘遂等的确不能与甘草同用。

【常用剂量】

甘遂 0.5～1g,入丸散剂。有效成分难溶于水,故不入煎剂。宜醋制减毒。大戟 1.5～3g;入丸散服,每次 1g。内服宜醋制减毒。芫花 1.5～3g;入丸散服,每次 0.6g。内服宜醋制减毒。

【用药体会】

甘遂、大戟、芫花均为峻下逐水药,外用治疗胸腹积水有效。笔者有一验方,命名为腹水消肿散。

组成:甘遂 10g,大戟 10g,芫花 10g,延胡索 10g,细辛 10g,麝香 0.5g,樟脑 5g。

本方主治肝硬化腹水,肢体浮肿。使用方法是将上述药物研成细末,用陈醋调匀,先在肚脐眼局部用麻油外搽后,将调好的药敷在上面,外面再覆盖一层不透气的胶布或塑料等,以利于药汁渗透入体内。本方有大毒,严禁内服。使用时,加用透皮作用好的麝香,能促进药物更好的吸收,但因为麝香价格高昂,可以用樟脑代替之。

四、祛风湿药类

独活　羌活

【单药性能】

独活:辛、苦,温。①胜湿止痛:用于风湿痹痛,肌肉、腰背疼痛。无论新久,均可应用。为治风湿痹痛之常药。亦用于少阴头痛,痛连齿颊。②发散风寒:用于外感风寒夹湿所致的头痛头重,一身尽痛。其解表力较弱,因其祛风,亦可用治皮肤瘙痒等证。

羌活:见13页。

【主治病证】

1. 外感风寒表证。

2. 风湿痹痛。

【配伍应用】

1. 祛风湿:均用于风湿痹痛,一身尽痛,常同用,如羌活胜湿汤。羌活性燥而散,上行力大,善治上半身风湿,且发汗解表力较强,如蠲痹汤。独活性较缓和,专于下行,善治下半身风湿,如独活寄生汤。羌活偏于散表浅的风湿,而独活偏于除深伏的风湿,故有羌活祛游风、独活祛伏风之说。

2. 解表:均具有解表作用,但不作为首选药物,独活较羌活作用弱,如荆防败毒散、大羌活汤中配伍有二药。羌活的退热功效很好,较独活稍多用。

3. 治疗头痛:二药通过祛风湿作用,可以用治头痛病证,尤以风寒夹湿表证头痛多用,可以配伍同用,如败毒散。羌活主治头痛因于风寒者。独活治疗头痛,若属于肾的病变就可以选用。李梴《医学入门·卷2·治风门》认为独活"得细辛治少阴头痛",又由于齿为骨之余,所以也用于治疗下牙痛,因为下牙属于肾经部位。通常头痛连齿的病证将其作为首选。

【常用剂量】

独活 3～10g。羌活 3～10g。

【用药体会】

羌活、独活二者均能祛风湿,止痛,解表。根据二药的特点,笔者尤喜用羌活治疗颈椎病、肩周病变,参看颈椎舒筋汤(见 15 页)。用独活治疗腰椎病变,参看杜仲强腰汤(见 482 页)。

威灵仙　独活

【单药性能】

威灵仙:辛、咸,微温。①祛除风湿:用于风湿痹痛而以风邪偏盛之行痹多用。其性善走窜,无论各部位病证皆可应用。可单用为末服。亦可用于跌打伤痛,头痛,牙痛,胃脘痛等。②软化骨鲠:用于诸骨鲠咽,咽部疼痛,吞咽困难,单用煎汤,缓缓咽下,即可取效。③软坚:其味咸,用于痰饮,噎膈,痞积。

独活:见 138 页。

【主治病证】

风湿痹痛。

【配伍应用】

祛风湿:均能祛风通络止痛,用于风湿痹痛,威灵仙力强,善治全身病变,其善行,通行周身,素有行痹要药之称。独活偏治下半身病变。

【常用剂量】

威灵仙 6～10g。独活 3～10g。

【用药体会】

威灵仙祛风湿作用极佳,尤其是善治全身的风湿痹痛,具有通行十二经之说,故常用其治疗风痹(行痹),也就是治疗游走性风湿性关节炎,按照李时珍的说法,"威,言其性猛也。灵仙,言其功神也。"临床上对于风湿痹证,威灵仙常为首选。据《图经本草·卷 9·威灵仙》记载:"唐正元中,嵩阳子周君巢作《威灵仙传》云:先时,商州有人重病,足不履地者数十年,良医弹技莫能疗。所亲置之道傍,以求救者。遇一新罗僧见之,告曰:此疾一药可活,但不知此土有否? 因为之入山求索,果得,乃威灵仙也。使服之,数日能步履。其后山人邓思齐知之,遂传其事。"上面这段记载是讲威灵仙治疗风湿效果神奇,可治多年不愈之疾。威灵仙能祛众风,通十二经脉,朝服暮效。服此四肢轻健,手足微暖。笔者也常用其治疗颈椎病、腰椎病、肩周炎,效果明显,取其通络作用,若配伍川芎则作用加强。

威灵仙　秦艽

【单药性能】

威灵仙：见 139 页。

秦艽：辛、苦，平。①祛除风湿：用于风湿痹痛。为风药中之润剂，且善走四肢，无论寒热、新久痹痛均可选用，因其性平而偏寒，对热痹尤为适宜。若中风半身不遂，单用大量水煎服即能奏效。②清退虚热：用于骨蒸潮热，盗汗，小儿疳积发热。本品亦为治虚热要药。③祛湿退黄：用于肝胆湿热黄疸。本品尤以黄疸久久不退效果好。

【主治病证】

风湿痹痛。

【配伍应用】

祛风湿：均能祛风湿止痹痛，用于风湿痹痛，肢节酸痛，拘挛掣痛等。威灵仙走窜力强，通络止痛力胜，通行周身，可祛在表之风，可祛在里之湿，为治疗风痹要药，通常云其治疗行痹。秦艽性质平和，寒热痹证均可以使用。

【常用剂量】

威灵仙 6～10g。秦艽 3～10g。

【用药体会】

笔者认为秦艽治疗风湿痹痛作用不强，而是治疗湿热黄疸的要药，尤其是对于黄疸久久不退者效果良好，若配伍白鲜皮作用更佳。若遍身黄疸如金为必用之品。

川乌　草乌

【单药性能】

　　川乌:辛、苦,热。有大毒。①祛除风湿:用于风寒湿邪而以寒邪偏盛之痛痹。为治风寒湿痹证的佳品,其既能祛在里之寒湿,又能散在表之风邪,具有开通关腠,驱逐寒湿之功,止痛力强。②散寒止痛:用于多种疼痛,可以治疗心腹冷痛,寒疝疼痛,跌打损伤,骨折瘀肿疼痛。亦可作为麻醉止痛药应用。

　　草乌:性能、功效、应用、用量用法、使用注意与川乌同,但毒性更强。

【主治病证】

　　1. 风湿寒痹疼痛甚。

　　2. 心腹冷痛,寒疝腹痛。

　　3. 跌打损伤疼痛。

【配伍应用】

　　治疗疼痛:均可以治疗风湿痹痛而以寒邪偏甚之痛痹,以及其他部位的疼痛病证,根据现在的认识,此二药具有麻醉作用。同用作用加强,如小活络丹。草乌作用更强。

【常用剂量】

　　川乌、草乌 1.5～3g。宜先煎、久煎。

【用药体会】

　　川乌、草乌止痛作用强,但因为毒性大而作为内服药物使用应谨慎,但外用却安全系数大,副作用少,笔者总结一首治疗跟骨疼痛的方子,作用良好,命名为跟骨疼痛浸泡液。

组成:生川乌 30g,生草乌 30g,麻黄 30g,桂枝 30g,苏木 30g,延胡索 30g,细辛 20g,樟脑 10g。

本方均有祛风止痛,散寒通络的作用。方中生川乌、生草乌均有大毒,外用不会导致中毒。使用方法是将前 7 味同煎,待煎开后再煎 30 分钟,倒出煎液,投入樟脑,趁热热敷或热泡,若水凉后再加热,每次浸泡 30 分钟,每日 1～2 次,此药液可反复加热应用,一般夏季可连续用 3～4 天,冬天可连续用 4～5 天。若用药后出现局部干痛,可以在原方中加用熟地黄或者黄精。此药液严禁内服,严禁入口、眼。外用时若皮肤有破损,浸泡的时间不宜太长。

蕲蛇　金钱白花蛇　乌梢蛇

【单药性能】

蕲蛇:甘、咸,温,有毒。①祛除风湿:用于风湿痹痛病久邪深者之顽痹所致经络不通,麻木拘挛,以及中风口眼㖞斜,半身不遂。其搜风力强,能外达皮肤,内通脏腑,为祛风要药。②祛风止痒:用于风毒之邪壅于肌肤者,如疥癣。③息风止痉:用于小儿急慢惊风,破伤风之抽搐痉挛。本品既能祛外风,又能息内风,为治抽搐痉挛的常用药。

金钱白花蛇:性能、功效、应用与蕲蛇相似而力较强。处方书写白花蛇时现药肆付给的即是金钱白花蛇。

乌梢蛇:辛、甘,平。①祛除风湿:用于风湿顽痹,手足软弱,麻木拘挛,日久不愈者。以及中风口眼㖞斜,半身不遂。本品性走窜,能搜风邪,透关节,通经络。②祛风止痒:用于疥癣。本品既能祛风通络,又善祛风而止痒。③息风止痉:用于小儿急慢惊风,惊搐。

【主治病证】

1. 风湿痹痛之顽痹而经络不通,麻木拘挛。

2. 中风口眼㖞斜,半身不遂。

3. 疥癣,麻风。

4. 急慢惊风,破伤风之抽搐痉挛。

【配伍应用】

祛风:三药皆走窜,能祛风,通络,止痉,凡内外风毒壅滞之证皆宜,其特点是善行而无处不到,外达皮肤,内通经络,透骨搜风。尤以善治病久邪深之风湿作用最好。祛风止痒则用于风疹瘙痒,疥癣。也用于恶疮、梅毒。白花蛇有大白花蛇、小白花蛇(金钱白花蛇)之分。金钱白花蛇为银环蛇的幼蛇干燥体,又名小白花蛇、银环蛇。蕲蛇为大白花蛇,为五步蛇的干燥全体,产于湖北蕲州者佳,名蕲蛇,乃道地药材。乌梢蛇性平无毒,力较缓。金钱白花蛇与蕲蛇在各种中药书中均载有毒,其毒是活体之毒腺所分泌的毒液,性偏温燥,而药材所用是其干燥品,故对于二药有认为乃无毒之品。

【常用剂量】

蕲蛇 3～10g。研末吞服，一次 1～1.5g。金钱白花蛇煎服，3～5g；研粉吞服，1～1.5g。乌梢蛇 9～12g。研末，每次 2～3g。或入丸剂、酒浸服。外用适量。

【用药体会】

三味蛇药的祛风作用好，而瘙痒与"风"有密切的关系，所以均为治疗瘙痒常用药。蕲蛇力较强，金钱白花蛇力最强，乌梢蛇力偏弱。乌梢蛇为临床常用之品，其祛风作用虽不及蕲蛇、金钱白花蛇强，对于风湿痹痛也为常用之品，可以将其入煎剂，也可以入丸散剂。由于蛇的祛风作用好，常用其泡酒饮服，一般泡酒时用45°左右白酒，以能淹过蛇体为度，浸泡半月后可以饮用。每日服10ml，一日 2 次。要注意的是，若用活体蛇泡酒时，一定要将整个蛇体淹没透，尤其是用毒蛇泡酒时，饮用前注意仔细检查毒蛇是否已死，以防发生意外。

秦艽　防风

【单药性能】

秦艽：见 141 页。

防风：见 10 页。

【主治病证】

风湿痹痛，筋脉挛急，肢体麻木，疼痛。

【配伍应用】

祛风：均能祛风湿止痹痛，用于风湿痹痛。风药多燥,此二药偏润,俗有"风药中润剂"之谓,尤宜于病程时间长,身体虚弱者。防风入气分,疗周身风湿痹痛,以行痹为宜。秦艽入血分,可以治疗着痹、热痹、寒痹。对下肢风湿痹痛多用。其特点是作用平和,尤宜于体虚而又病程较长者。若感受风寒湿邪又可以配伍同用,如加味香苏散(《医学心悟》)。二药尚用于风邪初中经络导致的口眼喎斜,秦艽虽不能祛除外风,但配伍防风又用于此证,如大秦艽汤。

【常用剂量】

秦艽 3～10g。防风 3～10g。

【用药体会】

笔者多年来一直从事疼痛病证的治疗,二药作用平和,一般是用于身体虚弱又不能接受猛药者则选用之。笔者认为秦艽祛风湿作用不强,而防风也多作为辅助药物使用。

木瓜　葛根

【单药性能】

木瓜:酸,温。①祛除风湿:用于风湿痹痛,关节肿胀,腰膝酸痛。可用于湿痹。②舒筋活络:用于筋脉拘挛,足胫肿大,除常用于湿阻中焦吐泻转筋外,也可用于血虚肝旺,筋脉失养,挛急疼痛等。其止吐利敛气津,故亦能止渴。③消肉食:用于肉食积滞,消化不良,但少用。

葛根:见 41 页。

【主治病证】

1. 泄泻。
2. 口干口渴。

【配伍应用】

1. 止泻：均能治疗泄泻，可以同用。葛根升阳止泻，用于脾虚泄泻，也治疗湿热痢疾。本品可鼓舞脾胃清阳之气上升，以治疗泻痢。木瓜具有很好的化湿作用，用于湿浊阻滞中焦的病证。《本草纲目·卷37·木瓜》云："木瓜所主霍乱吐利转筋，脚气，皆脾胃病，非肝病也。"而从中药的化湿作用来看，其主要作用的部位就是脾胃。其缓解痉挛疼痛的作用，对腓肠肌痉挛有明显的治疗作用。那么对于木瓜到底是以治疗脾胃病变还是治疗肝经病变为主就存在争议了，李时珍认为"皆脾胃病，非肝病"，而现在的大学教材云主治肝病。笔者认为李时珍的观点是正确的，木瓜重在治疗脾胃病变，并非肝经病变。

2. 止渴：均可以治疗口干口渴，葛根具有直接的生津止渴作用，用于热病口渴，或阴液不足以及气阴两虚之口渴。木瓜则通过化湿，使湿浊得运而达到止渴作用。

【常用剂量】

木瓜 6～10g。葛根 6～15g。

【用药体会】

中药学教材 5、6、7 版在记载木瓜时并没有明确谈到其可以祛风湿，甚至 2010 年版的《中国药典》也无此记载，只云"舒筋活络"，笔者认为其祛风湿作用并不强。木瓜味酸,而酸味具有收敛的特点,在《本草备要·果部·木瓜》引郑奠一曰:"木瓜乃酸涩之品,世用治水肿腹胀,误矣。有大僚舟过金陵,爱其芳馥,购数百颗置之舟中,举舟人皆病溺不得出,医以通利药罔效,迎予视之,闻四面皆木瓜香,笑谓诸人曰:彻去此物,溺即出矣,不必用药也。于是尽投江中,顷之,溺皆如旧。"这是讲其收涩之性,导致多人而不得小便,此说虽存疑,但收敛作用又不可忽视。笔者治疗风湿痹证,在使用木瓜的过程中,发现其作用并不佳,可能就与其酸收有关,所以笔者治疗风湿痹证一般不选用木瓜。有认为与配伍有很大关系,要加用温通之品,但实际上木瓜主要还是治疗湿浊病证。

木瓜　蚕沙

【单药性能】

　　木瓜:见 146 页。

　　蚕沙:甘、辛,温。①祛除风湿:用于风湿痹痛,肢体不遂者,如风湿寒痹,骨节肿痛。本品作用缓和。亦能止痒,用于风疹、湿疹瘙痒。②和胃化湿:用于湿浊中阻而致的腹痛吐泻转筋。

【主治病证】

　　1. 湿痹拘挛,肌肉酸痛。

　　2. 湿阻中焦之腹痛,胸膈痞闷,吐泻转筋。

【配伍应用】

　　祛湿:均能和胃化湿,主治湿热内蕴之霍乱,吐泻腹痛,肢冷转筋,口渴烦躁,可以配伍同用,如蚕矢汤。也均能祛除风湿,可以治疗风湿痹痛,湿痹脚气,足胫肿大,关节肿胀,腰膝酸痛。木瓜入脾则和胃化湿,入肝则舒缓筋挛,为治筋挛要药。一切转筋腿痛均可应用,如鸡鸣散。也为湿留肌肉痹证要药。蚕沙以祛风除湿见长,风寒湿热痹痛均可应用。

【常用剂量】

木瓜 6～10g。蚕沙 5～15g。

【用药体会】

蚕沙现在临床上并不多用,主要是因为乃是蚕的粪便,病人不太容易接受,其作用由于与木瓜相似,所以现常用木瓜代替使用。一般以晚蚕沙作用好,这是因为晚蚕沙禀桑叶清香之余气,轻清化浊辟秽,对湿热郁蒸,缠绵不解者有效。若将其炒热后熨患处也有效。蚕沙除了可以作为内服药使用外,也可以做枕头,促进脑部血液循环,对于患有高血压者,经常头昏可以使用。若头风白屑作痒,可以之煎水洗头,《本草纲目》附方中是将其烧灰淋汁洗头。

桑枝 桂枝

【单药性能】

桑枝:微苦,平。①祛除风湿:用于风湿痹证,无论新久、寒热均可应用,尤宜于风湿热痹,肩臂、关节酸痛麻木者。可单味煎服或熬膏服用。其性平,祛风湿而善达四肢经络,通利关节,但单用力弱。②利水消肿:用于小便不利,水肿,但作用较弱。此外,祛风止痒,用于白癜风、皮疹瘙痒等。

桂枝:见 1 页。

【主治病证】

风湿痹痛。

【配伍应用】

祛风湿:均能走四肢,又善走上肢,祛除风湿而用于风湿痹痛,肩臂肢节疼痛等证。桂枝温通经脉,温燥之性强,止痛作用强于桑枝,以治风寒湿痹较为适宜,但易伤阴血。桑枝无论寒痹,热痹均可运用。

【常用剂量】

桑枝 10～15g。桂枝 6～10g。

【用药体会】

桑枝祛风湿作用平和,主要用于体弱病证,从所治疗的部位来看,根据以枝走肢之说,主要是治疗上肢病证。笔者一般用桑枝治疗痹证时剂量较大,以 30g 以上为好。在治疗颈椎疾病时,若寒证则用桂枝,热证则用桑枝,有时也同时应用,参看颈椎舒筋汤(见 15 页)。桑枝的特点是走上,但又能利水而走下,所以桑枝的特点是能上能下。笔者体会,量小作用不佳。

豨莶草　伸筋草

【单药性能】

豨莶草:辛、苦,寒。①祛除风湿:用于风湿热痹,筋骨无力,腰膝酸软,或中风半身不遂。②清热解毒:用于风疹,湿疮,疮痈。

伸筋草:辛、微苦,温。①祛除风湿:用于风寒湿痹,关节酸痛,屈伸不利,肌肤麻木。本品尤善入肝经而通经络。②舒筋活络:用于跌打损伤,瘀肿疼痛,内服、外洗均可。

【主治病证】

风湿痹痛。

【配伍应用】

祛风湿:均能祛除风湿,用于风寒湿痹所致的肢体疼痛,肌肤麻木。伸筋草性走而不守,其舒筋活络而善治风寒湿所致筋脉拘急,伸展不利,为治疗筋脉挛急要药。

【常用剂量】

豨莶草 10～12g。伸筋草 3～12g。

【用药体会】

古代本草认为豨莶草有补虚作用,即所谓"强壮筋骨",但有认为有毒,又不可作为补益药持续应用。其除湿解毒作用缓慢,久服方见效,所以并不多用。伸筋草的伸筋作用很好,对于筋骨不利,疼痛,可以选用,以此药治疗腰腿痛,配伍鸡血藤以后作用加强。使用伸筋草需要大剂量应用效果才好,一般要 30g 以上为佳。中药里面,在命名上带有"草"字的药物多为寒性,如夏枯草、墨旱莲、木贼草、败酱草、谷精草、白花蛇舌草、豨莶草、鱼腥草、车前草、仙鹤草、益母草等。但伸筋草例外,为温性。

海桐皮 海风藤 络石藤

【单药性能】

海桐皮：苦、辛,平。①祛除风湿:用于风湿痹痛,四肢拘挛,腰膝酸痛,或麻痹不仁。本品尤善治下肢关节痹痛。②杀虫止痒:用于疥癣、湿疹瘙痒。

海风藤：辛、苦,微温。①祛除风湿:用于风寒湿痹,肢节疼痛,筋脉拘挛,屈伸不利。②通络止痛:用于跌打损伤,瘀肿疼痛。

络石藤：辛、苦,微寒。①祛除风湿:用于风湿热痹,筋脉拘挛,腰膝酸痛者。亦用治跌扑损伤,瘀滞肿痛,其作用平和。②清热解毒:用于热毒壅盛之疮痈及咽喉肿痛。

【主治病证】

风湿痹痛。

【配伍应用】

祛风湿:均能祛除风湿,通达经络,用于风湿痹痛,经脉拘急,腰膝疼痛。三药通行之力不及威灵仙,为较平和的祛除风湿药物,多只作辅助药物使用。海桐皮、络石藤治风湿热痹,海风藤治风湿寒痹。

【常用剂量】

海桐皮 5～15g。海风藤 6～12g。络石藤 6～12g。

【用药体会】

笔者体会将海桐皮外用,对于风湿痹痛效果

也很好,可以配伍麻黄、桂枝等同用。中药里面,在命名上带有"藤"字的药物多具有祛风湿的作用,如鸡血藤、红藤、天仙藤、夜交藤、雷公藤、忍冬藤、络石藤等,但钩藤例外。

五加皮　桑寄生

【单药性能】

五加皮:辛、苦,温。①祛除风湿,补益肝肾,强壮筋骨:用于风湿痹痛而肝肾亏损,筋骨痿软。为起痿弱之要药,对体虚乏力用之尤宜,可单用浸酒服,为强壮性祛风湿药。②利水消肿:用于水肿,小便不利,脚气肿痛。

桑寄生:苦、甘,平。①祛除风湿,补益肝肾,强壮筋骨:用于风湿日久,肝肾亏虚,腰膝酸痛,筋骨无力者。②养血安胎:用于肝肾亏虚之月经过多、崩漏、妊娠下血、胎动不安。

【主治病证】

1. 风湿痹痛。

2. 肝肾亏虚腰膝酸软无力,筋骨不健。

【配伍应用】

1. 祛风湿:均用于风湿痹痛同时又兼有肝肾不足的病证。从止痛作用来看,五加皮作用强于桑寄生。桑寄生为比较平和的祛风湿药物,一般在使用时剂量要大,若配伍五加皮后作用加强,由于此药同时兼有补益作用,对于虚损病证较多用,故为祛风湿,补肝肾良药。桑寄生祛风湿的作用略同于桑枝,但桑枝多用于四肢痹痛,桑寄生则多用于腰腿痛,如虚人久痹,痿证,两足痿软无力。

2. 补益肝肾:均具有补益作用,那么到底是补什么呢?现在的中药书中笼统的说是补益肝肾,从表达及理解方面来说,有补益肝肾之阴,肝肾精血,肝肾阴阳的不同,云五加皮补益作用,笔者认为是补益阳气,但又不能直云补阳,所以五加皮是一味在功效上比较特殊的药物,正因为偏于补阳,故老年人更多应用。《本草经疏·卷12·桑上寄生》认为桑寄生乃是补益肝肾精血。

【常用剂量】

五加皮5~10g。桑寄生10~15g。

【用药体会】

笔者认为五加皮的两大作用(祛风湿、补肝肾)均强于桑寄生,尤其是对于腰腿疼痛效果良好,参看杜仲强腰汤(见482页)。另外笔者也常使用五加皮泡酒治疗体虚病证,参看枸杞补酒方(见522页)。

桑寄生　独活

【单药性能】

桑寄生:见153页。

独活:见138页。

【主治病证】

1. 风湿痹痛,腰膝酸软,疼痛。

2. 痿证见足膝酸软无力。

【配伍应用】

祛风湿:用于风湿痹痛,肢体关节疼痛,拘挛掣痛,同用加强作用,如独活寄生汤。桑寄生具有强壮筋骨的特点,独活善治伏风,配伍有标本兼顾的特点。

【常用剂量】

桑寄生 10～15g。独活 3～10g。

【用药体会】

二药作用较平和,同用对于下肢的风湿痹痛更多用,偏于走肾,所以腰膝酸痛,风邪偏盛者可以选用。独活寄生汤虽治疗风湿痹痛将二药同用,但力度并不强,若冷感明显者可以适宜重用温散之品。

桑寄生　秦艽

【单药性能】

桑寄生:见 153 页。

秦艽:见 141 页。

【主治病证】

风湿痹痛。

【配伍应用】

祛风湿:均能祛除风湿,用于风湿痹痛,作用平和。桑寄生更多用于下肢风湿痹痛,既能扶正,又能祛邪,以肝肾不足兼有风湿痹痛者为宜。秦艽祛风湿方面尤以年老体弱者用之更多,如独活寄生汤,作用稍强于桑寄生。

【常用剂量】

桑寄生 10～15g。秦艽 3～10g。

【用药体会】

真正的桑寄生较少见，《本经逢原·卷3·桑寄生》云"真者绝不易得，故古方此味之下有云，如无以续断代之，于此可以想象其功用也。"著名的"三痹汤"即独活寄生汤去桑寄生，加黄芪，续断，便是例证。陈嘉谟也认为："惟桑寄生最难得。""川续断与桑寄生，气味略异，主治颇同，不得寄生即加续断。"这就告诉人们，若无桑寄生者可以续断代替之。

桑寄生　桑枝

【单药性能】

桑寄生：见153页。

桑枝：见149页。

【主治病证】

风湿痹痛。

【配伍应用】

祛风湿：均苦，平，治疗风湿痹痛，作用平和，以体虚病程较长者为宜。桑枝长于祛上肢痹痛，尤以肩臂部位多用，若兼有水肿者可以选用。桑寄生因能补益肝肾，强壮筋骨，长于祛腰以下风湿痹痛。

【常用剂量】

桑寄生10～15g。桑枝10～15g。

【用药体会】

在使用桑寄生、桑枝时，因药性平和，需要大剂量使用才能显示作用，笔者一般使用剂量多用 30g 以上。

千年健　寻骨风

【单药性能】

　　千年健：苦、辛，温。祛除风湿：用于风寒湿痹，腰膝冷痛，下肢拘挛麻木。本品辛散苦燥温通，既能祛风湿，又能入肝肾强筋骨，颇宜于老人。

　　寻骨风：辛、苦，平。祛除风湿：用于风湿痹痛，肢体麻木，筋脉拘挛，关节屈伸不利。又可治疗跌打损伤。其止痛之功，亦用于胃痛、牙痛、痈肿。

【主治病证】

　　风湿痹痛。

【配伍应用】

　　祛除风湿：均能祛除风湿，用于风湿痹痛，肢体筋脉拘挛。千年健多用于下肢拘挛麻木，腰膝冷痛，其有强壮筋骨作用，多用于身体虚弱病证。寻骨风用于全身肢体麻木，筋骨不利。能搜寻骨节间风湿，尤其善于治疗骨节间疼痛，麻木病证。

【常用剂量】

　　千年健 5～10g。寻骨风 10～15g。

【用药体会】

　　寻骨风治疗骨节间风湿作用较好，名称即以此作用命名。寻骨风为马兜铃的根，现代研究发现，寻骨风含有毒性成分马兜铃酸，可能对于肾脏有损害，部分病人服用后可能产生恶心、呕吐、头晕、乏力、心慌等，所以在使用此药时应谨慎，现已不作为常用祛风湿药物。

寻骨风　徐长卿

【单药性能】

寻骨风:见 157 页。

徐长卿:辛,温。①祛除风湿:用于风湿痹阻肢体疼痛,可以煎服或泡酒服。②祛风止痒:用于多种皮肤病,如湿疹、风疹、顽癣等,可内服或煎水外洗。③消肿止痛:用于如风湿、寒凝、气滞、血瘀所致的各种疼痛,治疗牙痛,可煎水含漱,尤以治疗腰痛为要药。也用于毒蛇咬伤。本品为止痛常用药。

【主治病证】

风湿痹痛。

【配伍应用】

祛风湿:均能祛风止痛,用于风湿痹痛,关节不利,止痛作用均较好。寻骨风善搜寻筋骨间风湿,以风湿日久病证多用。徐长卿止痛作用更好,为止痛要药。广泛用于风湿痹痛,腰痛,脘腹痛,损伤疼痛,牙痛等多种疼痛。

【常用剂量】

寻骨风 10~15g。徐长卿 3~10g。

【用药体会】

徐长卿所治疗的部位广泛,笔者体会,尤对治疗腰痛作用佳,如因努力闪挫所致腰部疼痛不能转折、任物,日久酿成劳损之证,以徐长卿单用即有效,也可配伍复方中应用。一般认为徐长卿主要治疗实证腰痛,而杜仲主要是治疗虚证腰痛,若同时应用,笔者体会,效果更好。

五、化湿药类

藿香 佩兰

【单药性能】

藿香:辛,微温。①芳香化湿:用于寒湿困脾,运化失职引起的脘腹痞闷,少食作呕,神疲体倦等证。其气味芳香,化湿辟秽,醒脾和胃作用较好。②和中止呕:用于湿浊中阻所致的呕吐最为适宜。③解暑:用于暑月外感风寒,内伤生冷而致的恶寒发热,头痛脘闷,呕恶吐泻之暑湿证。为暑令常用之药。

佩兰:辛,平。①芳香化湿:用于湿浊内阻之口中甜腻,多涎,口臭等的脾瘅证,单用煎汤服即可。其性平而无助热之弊,既化湿浊,又去陈腐。②解暑:用于暑湿证,如恶寒,恶心,呕吐。本品气味清香,但不如藿香之辛散。

【主治病证】

1. 湿浊内阻所致恶心呕吐,食欲不振。

2. 外感表邪兼夹湿邪头昏,头胀者。

3. 口甜口腻,口臭。

【配伍应用】

1. 化湿:均芳香,具有化湿的特点,用于湿阻中焦脘腹胀满,食少,恶心,呕吐,大便溏薄,身体困倦。也用于湿温,暑湿证。可以配伍同用。特点是芳香而不猛烈,温煦而不燥热,善理中州湿浊,祛除阴霾湿邪,醒脾快胃,为湿困脾阳,怠倦无力,舌苔浊垢者最捷之药。若湿浊阻滞,伤及脾土清阳之气,吐泻交作,其助中州清气,化湿辟秽,振动清阳,尤其是中焦湿浊病证更多用。藿香长于止呕吐,为治疗水土不服的要药,尤对于人们到异地而引起的水土不服,如恶心呕吐,腹痛泄泻,疲倦乏力,食欲不振有良好的效果,临床一般是用藿香正气散内服。佩兰化湿作用优于藿香,但从气味来看则更香一些,对于湿浊病证,此药为首选。《素问·奇论》中就用其治疗脾瘅病证,所谓脾瘅,是指感受湿邪以后,影响脾的运化功能,表现为口中甜腻,周身困重,口甘,其产生原因,与多食美味,助湿碍脾,导致湿浊内阻有关,久之又可转为消渴,佩兰化湿,除秽恶作用好,同时也为治疗消渴良药。

2. 解暑:均具有解暑的作用,可以治疗外感表证兼有湿邪者,因暑多夹湿之故。二药芳香而不香窜,化湿而不燥烈,药性平和。特点是外散表邪,内化湿浊。中药学教科书中多直云藿香具有解暑作用,对此有不同的看法。暑乃阳邪,解暑实际就是解暑热,从单味药物来说,藿香药性偏温,用温性的药物来解暑热,在理论上说不过去。那么其治疗暑证该如何解释呢?湿乃阴邪,二药实际上是解暑湿,也可以说成解阴暑。

【常用剂量】

藿香5～10g,鲜者加倍。不宜久煎。藿香叶

偏于发表,藿香梗偏于和中,鲜藿香解暑化湿辟秽
之力较强。佩兰 5～10g,鲜品加倍。

【用药体会】

治疗暑湿常同用。笔者认为二药也是治疗
磨牙的要药,也治口臭。笔者从临床实践体会
其治疗磨牙配伍益智仁则作用更好。同时也是
治疗口水过多的要药。经多年的临床体会,笔
者创立一首治疗磨牙的验方,命名为补肾止
龂汤。

组成:佩兰 12g,藿香 10g,泽泻 10g,茯苓
15g,益智仁 10g,牡丹皮 10g,山药 15g,生地黄
15g,山茱萸 15g,石菖蒲 10g,厚朴 10g,陈皮 10g,
天花粉 15g,车前子 12g。

本方具有补肾固齿,止唾祛湿的作用。主治
磨牙。水煎服。根据笔者体会,一般服用 5 剂就
能达到明显的效果。此方也可以做成丸剂应用。
若肾虚可以加骨碎补 15g。

藿香　香薷

【单药性能】

藿香:见 159 页。

香薷:见 4 页。

【主治病证】

1. 湿浊中阻恶心、呕吐。

2. 外感暑湿发热恶寒,头痛身痛。

【配伍应用】

1. 解表:均能解表,用于外感暑湿所致发热

恶寒,可以同用,香薷乃夏月解表之药,如冬月之用麻黄。香薷发汗之力强于藿香,尤善治疗暑月形寒饮冷,脘腹痞闷吐泻等证。

2. 化湿:均能芳香化湿,用于湿阻中焦恶心呕吐,腹泻等证,对于既有外感风寒,又有内湿困阻中焦者较宜。藿香芳香而不烈,悦脾而能快气宽中,为治疗脾胃湿浊吐逆最要之药。

【常用剂量】

藿香 5～10g,鲜者加倍。香薷 3～10g。

【用药体会】

藿香芳香,能香口除臭,若因为湿浊内阻引起的口臭,可以选用。临床以广藿香浓郁的特异清香,品质最佳,化湿和中、解暑辟秽之力尤胜。可以将藿香洗净,煎汤,时时噙漱。若口臭可以选用藿香、佩兰、砂仁、白豆蔻、厚朴花、木香适量,泡水饮或煎服。

藿香　紫苏

【单药性能】

藿香:见 159 页。

紫苏:见 6 页。

【主治病证】

1. 外感表证,暑湿所致恶寒发热,倦怠困重。

2. 湿浊内停,脾胃气滞之胸闷痞塞,恶心呕吐。

【配伍应用】

1. 解表:均能治疗外感表证,尤以治疗外感兼有湿阻者如脘腹痞闷,呕吐者为宜,又常同用,如藿香正气散。紫苏解表作用强于藿香。

2. 止呕:均能和中行气,可以治疗脾胃气滞的病证,紫苏行气作用较强,而止呕方面藿香作用较强。藿香化湿醒脾为优,乃芳香化湿要药。取行气,一般多用藿香梗。藿香梗、紫苏梗较其叶理气宽中方面多用。

【常用剂量】

藿香 5~10g,鲜者加倍。紫苏 3~10g。

【用药体会】

夏季若长期呆在空调房中,很容易出现头晕头痛、咽喉疼痛、鼻塞、全身乏力、食欲不振、皮肤干燥、全身发冷、关节疼痛等症状,即所谓空调病,可服用藿香正气散(市售)。对于常见的空调综合征、暑湿感冒、热伤风等都有很好的疗效,且同时兼具防暑解暑,防治胃肠型感冒等功能。

佩兰 香薷

【单药性能】

佩兰:见 159 页。

香薷:见 4 页。

【主治病证】

湿浊中阻病证,如疲倦乏力,恶心欲吐,大便失调。

【配伍应用】

化湿:均能芳香化湿,发散表邪,用于湿阻中焦,脘腹痞满,恶心呕吐,可以同用。佩兰乃是芳香化湿要药,作用强于香薷。

【常用剂量】

佩兰 5～10g。香薷 3～10g。

【用药体会】

佩兰具有解暑化湿的作用,尤其是盛夏酷暑,当出现精神疲倦,四肢无力,食欲不振,大便稀溏等,属于暑湿困脾,可用其治疗,所以有佩兰消暑,化脾湿而辟浊的说法。临床较香薷多用。

苍术　厚朴

【单药性能】

苍术:辛、苦,温。①燥湿健脾:用于寒湿中阻,脾失健运引起的脘腹胀闷,呕恶食少,吐泻乏力,舌苔白腻等。亦可用于脾虚湿聚之水肿、痰饮等。其有较强的燥湿健脾之功。②祛除风湿:用于风湿痹痛,对痹证湿盛者尤宜。亦用于湿热下注之脚膝肿痛或痿证。③发汗解表:用于外感风寒又夹湿邪之表证最为适宜。此外,能明目,用于夜盲症及眼目昏涩,单用。

厚朴:苦、辛,温。①行气消积:用于食积气滞,食欲不振,呕恶疼痛,便秘。②燥湿除满:用于脾为湿困,运化失调引起的脘腹胀满,痞闷等证。为消除胀满的要药。③下气平喘:用于痰浊阻肺,肺气不降,咳喘胸闷。

【主治病证】

1. 寒湿困脾之脘腹冷痛。

2. 湿浊阻滞之呕恶食少,大便异常。

【配伍应用】

1. 苦温燥湿：均具有苦温燥湿作用，治疗湿阻中焦之证，常相须为用，如平胃散。苍术燥湿力量强，为治湿阻中焦之要药。

2. 芳香化湿：均具有芳香之特点，用于湿浊阻滞病证，如霍乱吐泻，可以同用，如不换金正气散、《景岳全书》之柴平汤。在古代的楚国，有将苍术以火点燃进行燃烧，达到"烧苍术以辟邪气"的说法。李时珍这个记载，就源于其乃是湖北人之故。苍术具有逐山岚寒疫的作用，苍术芳香，以其烟熏确有消毒之功，因此云苍术有化湿之功即源于此，现在的中药书籍中将苍术编在化湿药中即根据此特点。现也有将苍术、白芷以烟熏，预防感冒及传染病者。厚朴为常用的芳香化湿药，其主治关键在于除满，所以有"除满要药"之谓，所谓满，既有湿阻致满，也有气滞致满，因此凡腹部胀满不适其为首选。从应用来看，厚朴配伍白术以后，能治疗虚胀。配伍苍术以后，治湿浊更佳。

【常用剂量】

苍术 5～10g。厚朴 3～10g。

【用药体会】

厚朴乃是行气的常用之品，笔者认为厚朴虽可以治疗多个部位的病变，但主要是治疗腹部病变为主，与陈皮配合用于湿困脾胃、脘腹致胀满作用更佳。古方中的平胃散、藿香正气散、不换金正气散等均是将二药配伍同用的。单用厚朴不及配伍陈皮作用好。厚朴除无形之湿满，消有形之实满,乃除胀满要药。尤其是在平喘方面作用较好,古方中使用很频繁,如苏子降气汤、厚朴麻黄汤、桂枝加厚朴杏子汤。在平喘方面,配伍麻黄作用效果要好一些。

苍术 黄柏

【单药性能】

苍术:见 164 页。

黄柏:见 65 页。

【主治病证】

1. 湿热下注之下肢痿软,腰膝筋骨疼痛,湿疮。

2. 湿热淋浊,带下。

3. 风湿性关节肿痛。

【配伍应用】

苍术具有很强的燥湿作用,主要是用其治疗寒湿病证,但是与黄柏配伍以后,也是可以治疗湿热病证者,如二妙散。方中黄柏苦寒抑制了苍术的温性,只取燥湿之功。二妙散方中何以又用其治疗湿热呢?从苍术的作用来看,因健脾,诸湿肿满非此不能除,苍术集苦温燥湿,芳香化湿,祛风胜湿于一身,治湿则上中下均宜。其芳香,为治湿最要之药,若湿与热合,则成湿热胶结难解,若单以其除湿会助长热邪,故配伍黄柏苦寒清热泻火,专入下焦,以黄柏之苦寒抑制辛温之苍术,此去性存用法。二药用治痿证,以下焦湿热痿痹多用,若非湿邪为患的痿证一般是不宜选用此二药的。

【常用剂量】

苍术 5～10g。黄柏 6～10g。

【用药体会】

合理掌握二药的剂量是应用的关键,若热重当重用黄柏,若湿重当重用苍术。二药的不同药性,互相制约,相互为用,相反相成。此组配伍尤类于半夏泻心汤中的黄连与干姜的关系。

苍术　羌活

【单药性能】

苍术:见 164 页。

羌活:见 13 页。

【主治病证】

1. 外感风寒表证夹有湿邪,发热恶寒,身体沉困重。

2. 风湿痹痛,一身尽痛,关节酸楚不利。

3. 头痛,头闷。

【配伍应用】

1. 解表:均能解表,用于外感风寒表证,其应用特点是当感受湿邪者可以选用,而感受湿邪者除恶寒发热,身痛外,常常伴有头重痛,周身困重的表现,二药可以配伍同用,如九味羌活汤、大羌活汤。

2. 祛除风湿:二药药性燥烈,均能治疗风湿痹痛,作用较强,羌活尤宜于上半身风湿病证,苍术对于全身病证均可以选用。常配伍使用,九味羌活汤也可以治疗风湿痹痛。

3. 治疗头痛：二药在治疗头痛方面,以兼有湿邪为患者作用较好,羌活善治头痛如裂,即头痛的程度较重者,苍术善治头痛如裹者,也就是头重痛的病证。也可以配伍同用。

【常用剂量】

苍术 5～10g。羌活 3～10g。

【用药体会】

苍术、羌活、独活、防风均能发散风寒,用于外感风寒夹有湿邪者。羌活性燥烈,苍术次之,独活又次,防风则辛润。发散力则羌活最胜,苍术次之,防风又次,独活更次。也能祛风胜湿止痛,用于风湿痹痛。羌活最胜,苍术次之,独活又次,防风更次。羌活性燥,祛上半身风湿痹痛,独活性缓和,祛下半身风湿痹痛,苍术力猛,膝关节以下病变常用,防风性柔润,祛周身痹痛。笔者最喜用羌活。

白豆蔻　砂仁

【单药性能】

砂仁:辛,温。①化湿行气:用于湿阻或脾胃气滞之脘腹胀痛,食少纳差,以寒湿气滞者最为适宜。本品为醒脾调胃要药。②温中止泻:用于脾胃虚寒的泄泻,可单用研末吞服。也用于呕吐病证。③安胎:用于气滞妊娠呕吐,胎动不安等证。

白豆蔻:甘,温。①化湿行气:用于湿阻气滞,脘腹胀满者。亦用于湿温初起,胸闷不饥者。②温中止呕:用于胃寒湿阻气滞呕吐者,可单用为末服。

【主治病证】

1. 湿浊内阻所致恶心呕吐。

2. 气滞所致脘腹胀满。

3. 口臭。

【配伍应用】

1. 止呕：均具有温中止呕的作用，用于脾胃虚寒所致的呕吐病证，可以同用，也可以互相代用。在止呕方面，白豆蔻较砂仁多用，如甘露消毒丹、三仁汤。

2. 行气化湿：均具有良好的行气化湿作用，主治湿阻中焦，脾胃气滞病证，如脘腹胀痛，食少纳差。临床可以互相代用。砂仁行气作用强于白豆蔻，如香砂六君子汤，白豆蔻化湿作用强于砂仁，如三仁汤。二药的特点是性温而不燥，行气而不猛，芳香而不烈，调中不伤胃。

3. 治口臭：均具有芳香气味，行气开郁，化湿和胃，具有良好的香口除臭的作用，而临床上产生口臭的原因主要与湿浊关系密切，所以对于无论何种原因所致口臭，都可以选用砂仁、白豆蔻。

4. 剂量：砂仁、白豆蔻属于芳香之品，因含有挥发油，既不宜久煎，也不宜用量过大，量大也易耗气，从临床使用来看，限制在10g以下为宜。

【常用剂量】

砂仁 3～6g。白豆蔻 3～6g。

【用药体会】

均有较好的行气作用，但因为其芳香之气较

浓,使用时剂量不宜太大,否则反致耗气。笔者体会香砂六君子汤中的砂仁剂量就不宜过大,这是因为此方主治胃脘气机不利,病程一般较长,且多伴有肝郁征象,剂量大反而不利于气机疏通,量小反有四两拨千斤之效。先师熊魁梧使用白豆蔻、砂仁、薄荷、远志、木香、升麻这几味药时,对剂量多限制在 6g以内,笔者受老师影响,一般也是这样用的。

白豆蔻　藿香

【单药性能】

　　白豆蔻:见 168 页。

　　藿香:见 159 页。

【主治病证】

　　1. 湿浊阻滞中焦所致脘腹胀满。

　　2. 呕吐。

【配伍应用】

　　1. 化湿:均芳香,能化湿,用于湿浊内阻所致食欲不振,倦怠乏力,脘腹痞满等。因藿香能解表,若水土不服者则更多用,如藿香正气散。

　　2. 止呕:均善于止呕,用于气滞湿阻所致恶心呕吐等。白豆蔻的作用更好。

【常用剂量】

　　白豆蔻 3~6g。藿香 5~10g。鲜者加倍。

砂仁　紫苏

【单药性能】

　　砂仁:见 168 页。

紫苏:见 6 页。

【主治病证】

1. 气滞胎动不安。

2. 气滞脘腹胀满。

【配伍应用】

1. 安胎:二药均为行气安胎常用药物,用于气滞胎动不安,妊娠恶阻,配伍使用作用加强。安胎之功以砂仁为优,古今均以砂仁多用。

2. 行气:均芳香,宽中快膈,也用于气机不畅之胸腹满闷,呕吐。行气方面砂仁作用强。

【常用剂量】

砂仁 3～6g。紫苏 3～10g。

【用药体会】

二药在行气方面多用于脘腹胀满病证,笔者更喜用砂仁。若气机不利则用苏梗为好。

六、利水药类

茯苓　薏苡仁

【单药性能】

　　茯苓:甘、淡,平。①利水渗湿:用于水湿内停所致之水肿、小便不利。本品药性平和,既可祛邪,又可扶正,利水而不伤正,对寒热虚实各种水肿均宜。且通过渗泄水湿,使湿无所聚,痰无由生,又常用于痰饮证。②健脾补中:用于脾胃虚弱之倦怠乏力,食少便溏者。尤宜于脾虚湿盛之泄泻。③宁心安神:用于心脾两虚,气血不足之心悸,失眠,健忘。

　　薏苡仁:甘、淡,凉。①利水渗湿:用于水饮内停所致水肿,小便不利,脚气浮肿,尤以脾虚湿胜者最为适宜。②健脾补中:用于脾虚湿盛之泄泻。③舒筋除痹:用于湿痹而筋脉挛急疼痛者。本品缓和拘挛作用好。④清热排脓:用于肺痈,肠痈等证。

【主治病证】

　　1. 水肿,小便不利。

　　2. 泄泻。

　　3. 脾胃虚弱之倦怠乏力,食少纳差。

【配伍应用】

　　1. 健脾:均有健脾之功,可以治疗脾虚病证,如食少,纳差,消化不良等。常同用,如参苓白术散。从作用来说,茯苓作用要强于薏苡仁,如四君子汤。二药淡而不燥,补而不滞,利而不克,至和至美,渗湿不耗真气,为治疗脾虚良药。

2. 治疗泄泻:均是通过治疗水肿,从而达到治疗泄泻的,其治疗泄泻的机制是"治泻不利小便,非其治也",就是使小便通过前阴排出,而使后阴的水湿减少,此作用也称为"开支河",即所谓利小便,实大便。这也是参苓白术散所以能够治疗泄泻的原因之一。

3. 治疗水肿:二药在治疗水肿方面,作用平和。既作药用,也作食用,可以治疗小便不利,水肿,脚气,淋证,白带多。《汤液本草·下卷·木部》云茯苓:"小便多能止之,小便涩能利之,与车前子相似。"茯苓的这种双重作用在临床上具有重要意义。取其利水,可以用于水湿内停的病证,如五苓散,而临床主要用于水湿兼脾虚的病证,如四君子汤,关键是在辨证时要把握使用要领。对此李时珍有较为详尽的解释。治疗水肿而以茯苓更多用,如五苓散、猪苓汤等。前代医家认为,凡用茯苓,其目的在于补不在于泄,故四君子汤用此。但茯苓之作用,在于泄不在于补。所以现代出版的各种中药书中均将茯苓作为利水药看待。其作用机制在于利水,俾清升浊降,下行外出,而心脾肾三脏得以补益也,所以有茯苓淡而能渗,甘而能补,能泻能补,两得其宜之药的说法。其机制是利水湿以治水肿,化痰饮以治咳嗽,健脾胃而能止泻止带,宁心神治惊悸失眠。在食用方面,薏苡仁可以大剂量应用,主要是因为作用平和之故。若从治病效果来说,一般剂量要大并坚持应用。多吃,常吃薏苡仁可以补充由于因食精米而失去的营养素。我国现存最早的本草书《神农本草经》中将薏苡仁列为上品,并认为其"久服,轻身益气",脾虚水肿可以用薏苡仁以食疗的方式进行。

4. 美白:陶弘景云茯苓"通神而致灵,和魂而炼魄,利窍而益饥,厚肠而开心,调营而理卫,上品仙药也"(引自《本草纲目·卷37·茯苓》)。《红楼梦》第61回提到一种"茯苓霜",说既是补品,也是美容物。姚僧坦《集验方》中治疗"面皯雀斑,白茯苓末,蜜和,夜夜敷之,二七日愈"。这是讲其外用具有美容的作用。《本草品汇精要·卷16·木部上品》载:"白茯苓为末,合蜜和,敷面上,疗面皯疱(pào)及产妇黑疱如雀卵。"薏苡仁能养颜和美容,具有营养头发,防止脱发,并使头发光滑柔软的作用。尤对面部痤疮、扁平疣、蝴蝶斑及皮肤粗糙有明显的疗效。若皮肤赘疣,不光滑者,既可单用,也可配合他药一起使用。在治疣方面,可以取薏苡仁熬粥食用,若坚持7天以上,可以见到效果。如果将其研细粉,用温开水调敷患处,可以治疗扁平疣、寻常疣。一般要求连续应用1周以上时间。

【常用剂量】

茯苓10～15g。薏苡仁10～30g。

【用药体会】

笔者使用薏苡仁,多采用大剂量。在多年的临床实践中,笔者认为薏苡仁治疗痤疮效果好,并总结出一首验方,命名为薏苡仁消痤汤。

组成:薏苡仁 30g,板蓝根 10g,香附 10g,木贼 10g,桑叶 15g,菊花 15g,荆芥 10g,防风 10g,牡丹皮 12g,赤芍 12g,金银花 15g,连翘 15g。

本方具有消疮止痒,祛痤解毒的作用。主治痤疮、扁平疣、蝴蝶斑、面部疖肿等。水煎服。也可以做成丸剂或膏剂内服。若风热甚可加刺蒺藜 12g,牛蒡子 15g;面部有脓点,热毒较重,加皂角刺 6g,紫花地丁 20g,蒲公英 20g,也可以合五味消毒饮同用。在加用皂角刺以后,面目可能会出脓点更多,一般一个星期以后,症状则明显好转,这是取皂角刺的透散作用。个人体会,若加用升麻也可以,一般不要超过 6g,因为升麻有升散作用,面黑可加具有美白的白僵蚕 12g,冬瓜仁 30g,天花粉 15g。笔者曾遇到这样一种情况,就是在方中加用升麻时,虽处方中剂量控制在 6g 以内,剂量不大,但由于药房抓药时可能会出现多抓的现象,遇到这种情况,病人面部的症状会明显加重,所以在后来的临床中,笔者一般不轻易使用升麻,而多用皂角刺。

茯苓 土茯苓

【单药性能】

茯苓:见 172 页。

土茯苓：见 101 页。

【主治病证】

湿邪内停病证，如水肿，小便不利，淋证等。

【配伍应用】

利湿作用：均能利湿，用于水湿停滞病证。可以同用，但土茯苓所治疗的湿邪，以兼夹有毒邪者为宜，包括小便湿浊之毒，也包括湿浊在皮肤的湿痒、湿疮、湿疹等。尤其是善于解毒，尤其是治疗梅毒。茯苓利湿更多用于小便不利。

【常用剂量】

茯苓 10～15g。土茯苓 15～30g。

【用药体会】

笔者使用土茯苓，一般是大剂量应用。剂量多超过书中所载量。此药量小则作用甚微，若常规剂量往往效果并不明显。通常所云茯苓指的是白茯苓，偏于健脾渗湿，而赤茯苓偏于渗湿，茯神偏于宁心安神，茯苓皮偏于利湿消肿。笔者认为茯苓皮有减肥瘦身的作用。

茯苓　猪苓

【单药性能】

猪苓：甘、淡，平。利水消肿：用于水湿内停的水肿、小便不利。本品以渗利见长，且利水渗湿之力较茯苓强，可用治水湿停滞的各种水肿。

茯苓：见 172 页。

【主治病证】

1. 水肿、小便不利，淋浊。

2.泄泻,便溏。

3.带下。

【配伍应用】

1.利湿:均能利尿渗湿,用于水肿,小便不利,泄泻等证,临床上常配合应用,增强利尿功效,如猪苓汤、五苓散。猪苓利尿作用强于茯苓。

2.名称:茯苓、猪苓的名称是因为在汉字中,古代"零"与"苓"通用。《本草纲目·卷50·豕·屎》有猪"屎一名猪零"之说。李时珍云:"马屎曰通,猪屎曰零,即苓字,其块零落而下故也。"陶弘景曰:"其块黑似猪屎,故以名之。"司马彪注《庄子》云:豕囊一名苓,其根似猪矢是也。这是说猪苓的药材像猪屎,故名。猪苓、茯苓均为菌类,表面皱缩,表面黑色,里面偏白。

【常用剂量】

茯苓 10～15g。猪苓 6～12g。

【用药体会】

《本草衍义·卷4》云:"猪苓,行水之功多,久服必损肾气,昏人目。"猪苓纯为利水之药,作用较茯苓、泽泻、薏苡仁要强,所以有利水容易伤阴损肾气之说,因利尿,故一般剂量不宜过大。若肾虚者一般不用。笔者根据先师熊魁梧的用药经验,多限制在10g以内。

茯苓　泽泻

【单药性能】

泽泻:甘、淡,寒。①利水消肿:用于水湿停蓄之水肿,小便不利,妊娠浮肿。本品利水作用较茯苓强。②清泻肾火:用于湿热蕴结膀胱之热淋,小便短赤,淋沥涩痛。

茯苓:见 172 页。

【**主治病证**】

1. 水肿,小便不利。

2. 泄泻。

【**配伍应用**】

1. 利尿:均能利水渗湿,用于水湿停滞之水肿,小便不利,常配合应用,增强利尿功效,如五苓散。根据李时珍的解释,聚水者谓之泽,去水者谓之泻,泽泻就是因为能利水而命名。一般认为冬季产的正品泽泻利尿效力最大,春泽泻效力稍差,《本草衍义·卷7》云:"泽泻,其功尤长于行水。"所以泽泻利尿作用强于茯苓。

2. 治疗阴伤病证:二药对于阴伤的病证也可以选用,如六味地黄丸中配伍有此二药,但是并不是取其补阴。在《珍珠囊·补遗药性赋》中有"泽泻利水通淋而补阴不足"的说法,对于此文的理解,有两种不同的看法。一是认为泽泻有补阴作用,将原文以现代语言解释,即所谓泽泻利水通淋,但补阴的作用不强,虽然说补阴的力量不强,还是具有补阴作用。二是认为不能补阴,将原文以现代语言解释,就是泽泻利水通淋,但不足以补阴。"而补阴不足",乃是倒装句,代表方是五苓散。由此在理解此语时出现两种不同的观点,从临床来看,泽泻不作为补阴药使用,笔者以为以第二种理解较为恰当。泽泻、茯苓利尿,久用、多用实有伤阴之可能,更无补阴之效用,虽六味地黄丸中配伍有二药,其补阴实乃熟地黄、山茱萸、山药的作用。

【常用剂量】

　　茯苓 10～15g。泽泻 5～10g。

【用药体会】

　　笔者认为泽泻减肥效果不错,对水湿停留使精津不能布化所致的面垢、肥胖皆有疗效。中医认为肥胖多与"痰浊"有关。由于痰浊随血流窜,无处不到,其黏稠之性可滞着血管,阻塞管腔,通过利尿,排出水湿,所以泽泻有减肥作用。泽泻通过利水可以治疗单纯性肥胖、高胆固醇血症、脂肪肝、糖尿病及原发性高血压症。参看山楂瘦身汤(见 255 页)。

薏苡仁　冬瓜皮　赤小豆

【单药性能】

　　薏苡仁:见 172 页。

　　冬瓜皮:甘,凉。①利水消肿:用于治水肿,小便不利,体虚浮肿,本品味甘,药性平和。②清热解暑:用于夏日暑热口渴,小便短赤以及暑湿证。

　　赤小豆:甘、酸,平。①利水消肿:用于水肿,小便不利,亦用于湿热黄疸。②解毒消痈:用于痈肿疮毒,多外用,以水或醋调服。

【主治病证】

　　1. 水肿,小便不利。

　　2. 肥胖。

【配伍应用】

　　消肿:均能利水渗湿,用于水湿内停水肿,小便不利。薏苡仁、赤小豆,为滋养性利尿消肿药。赤小豆利水消肿作用较薏苡仁为胜,冬瓜皮的作用较赤小豆为甚。薏苡仁性微寒不伤胃,祛湿不碍脾,药性缓和,能补能渗,补指益脾胃而助其健运,渗指走肌肉而祛除风湿。赤小豆能通利水道,使湿热下出而消肿。通过利尿消肿,可以达到减肥的作用。

【常用剂量】

　　薏苡仁 10～30g。赤小豆 15～30g。冬瓜皮15～30g。

【用药体会】

　　从现代临床对于冬瓜皮、赤小豆的应用来看,通过利尿作用,减轻体内水湿,具有良好的减肥瘦身作用,坚持应用有一定效果。笔者常以冬瓜皮配伍茯苓皮、生首乌等同用,治疗肥胖证有效,参看山楂瘦身汤(见 255 页)。赤小豆在减肥方面也是常用之品,《本草纲目》中在赤小豆条下,两次提到其可瘦人。

车前子　滑石

【单药性能】

　　车前子:甘,微寒。①利尿通淋:用于湿热下注膀胱之小便淋沥涩痛。②渗湿止泻:用于小便不利之水湿泄泻,可单用本品研末,米饮送服。本品能利水湿而分清浊,使小便利而泄泻止。③清肝明目:用于肝热目赤肿痛。④清肺祛痰:用于肺热咳嗽痰多。本品性寒,又能清泄肺热、化痰止咳,但作用不强。

滑石:甘、淡、寒。①利尿通淋:用于湿热下注所致的热淋,小便赤涩疼痛等证。本品质重而滑,泻膀胱之热而利小便,为治石淋之要药。②清热解暑:用于暑热烦渴,小便短赤,或有水泻等证。为祛暑除湿之要药。③吸附水湿:用于湿疮,湿疹,痱子,还可作为小儿推拿的润滑剂。

【主治病证】

湿热下注所致淋证,小便不利。

【配伍应用】

通淋:均用于热蕴下焦所致小便不利,水肿,热淋涩痛以及泄泻之证,可同用,如八正散。滑石通淋作用强于车前子。一般认为,车前子偏于治疗热淋,而滑石偏于治疗石淋。

【常用剂量】

车前子 10～15g。滑石 10～20g,宜包煎。

【用药体会】

古代本草书中记载,车前子能益肾种子,强阴益精,五子衍宗丸中配伍有本品,用治不孕、不育证,其机制乃是菟丝子、覆盆子偏于助阳,五味子偏于涩精,枸杞子乃为阴柔之品,故用车前子小利,寓补而兼泄,寓闭而兼利,使精窍通,水窍开,精神健,达到益肾种子之效。对于五子衍宗丸中所用车前子,有认为乃是通过补虚之功,达到治疗目的,对此笔者认为不能这样解释,因为车前子主要还是利尿,实际是寓补而兼泄,寓闭而兼利,使精窍通,水窍开,精神健,达到益肾种子之效。笔者有一首治疗不育不孕的验方,就是在五子衍宗丸的基础上加味组成,参见八子种子汤(见 498 页)。

车前子 泽泻

【单药性能】

车前子:见 180 页。

泽泻:见 177 页。

【主治病证】

1. 水肿,小便不利,淋证。

2. 泄泻。

【配伍应用】

消肿:均能清泻湿热,用于水肿胀满,小便淋痛以及暑热泄泻。可以同用,如济生肾气丸。皆取利小便而实大便之功。泽泻对于阴虚火旺证多用之,如六味地黄丸。车前子伍益肾药以强阴,可用于肾亏无子者,如五子衍宗丸。

【常用剂量】

车前子 10~15g。泽泻 5~10g。

【用药体会】

根据古代文献记载,泽泻可以治疗酒风病。因饮酒而病,故曰酒风。《素问·病能论》云:"有病身热解堕,汗出如浴,恶风少气,此为何病? 岐伯曰:'病名曰酒风。'帝曰:'治之奈何?'岐伯曰:'以泽泻、术各十分,麋衔五分,合以三指撮为后饭。'"此方主治酒风病,系嗜酒积热伤脾、湿热内生所致。方中"麋衔",据《神农本草经·上品》载薇衔"一名麋衔",《本草纲目·卷15·薇衔》名"鹿衔",即现代所云之鹿衔草。根据泽泻、白术的利水作用,将二药水煎服,可以治疗内耳眩晕病,也治疗以眩晕为主要表现的椎动脉型颈椎病。泽泻现也用来减肥瘦身。

车前子　竹叶

【单药性能】

车前子:见 180 页。

竹叶:见 62 页。

【主治病证】

小便不利。

【配伍应用】

利尿:均能利小便,用于热淋涩痛,小便不利。竹叶用于心火上炎又伴有小便不利,能导湿热于外。车前子用于湿热下注所致小便不利,导膀胱湿热于外,利湿作用范围广。在利小便方面,车前子使用更多。

【常用剂量】

车前子 10～15g。竹叶 6～15g。

【用药体会】

车前子具有良好的利尿通淋作用,可以治疗多种淋证,但主要是治疗热淋。笔者在临床上更喜欢用车前子,其虽利尿,但作用较平和,功用似泽泻,泽泻专去肾之邪水,车前子则兼去脾之积湿。

滑石　冬葵子

【单药性能】

滑石:见 181 页。

冬葵子:甘、涩,凉。①利尿通淋:用于热淋,血淋,石淋,水肿胀满,小便不利。②通乳消肿:用于产后乳汁不通,乳房胀痛。其滑润利窍,通乳汁作用较好。③润肠通便:用于肠燥便秘证。其质润滑利,润滑大肠而通便。

【主治病证】

小便不利,淋证。

【配伍应用】

通利:均用于小便不利,多种淋证。滑石以滑利为主,可利诸窍,其通淋作用主要是治疗石淋,因其滑利之性较强,在治疗诸如小便不利,水肿,结石方面为较常用之品,但因药材乃是粉末状,入煎剂汤液混浊,所以笔者更喜用冬葵子治疗小便不利。滑石的主要功效是利水通淋,而将其外用能够治疗湿疹、湿疮等,中药书籍记载此作用为收敛,从中药的作用途径分析,具有收敛作用的药物是不能利水的。滑石的这一功效可以认为是"吸湿"。外用具有吸附作用者还有煅石膏、海蛤粉、牡蛎粉、珍珠母粉,这些药物均非收敛之品。凡是湿病是不能轻易选用收涩药物的,李时珍有一首治脚趾缝烂方,用滑石1两,石膏(煅)半两,枯白矾少许,研掺之,亦治阴下湿汗(见《本草纲目·卷12·滑石》)。显然这也是一种吸附作用。

【常用剂量】

滑石10~20g。冬葵子3~10g。

【用药体会】

冬葵子具有通小便,通大便,通乳汁的作用,即"三通"。笔者体会,尤其是与牛膝、王不留行同用治疗小便排便困难,效果尤佳,现用于前列腺炎引起的小便排泄不畅效果好。

滑石 泽泻

【单药性能】

滑石:见181页。

泽泻:见177页。

【主治病证】

水肿,小便不利。

【配伍应用】

利尿:均能通利小便,清泄湿热,用于水肿胀满,小便不利,淋沥涩痛,以及泄泻。常配伍同用,如猪苓汤。滑石通利作用更强一些。二药同时也用于其他湿热病证。

【常用剂量】

滑石10~20g,宜包煎。泽泻5~10g。

【用药体会】

中药理论认为,酸、涩味能收能涩。滑石甘淡寒,临床外用可以治疗湿疹,湿疮,湿毒,痱子。李时珍《本草纲目·卷9·滑石》说:"滑石利窍,不独小便也。上能利毛腠之窍,下能利精溺之窍……故滑石上能发表,下利水道,为荡热燥湿之剂。发表是荡上中之热,利水道是荡中下之热;发表是燥上中之湿,利水道是燥中下之湿。热散则三焦宁而表里和,湿去则阑门通而阴阳利。刘河间之用益元散,通治表里上下诸病,盖是此意,但未发出尔。"滑石的主要特点就是通利,至于李时珍所云上能发表之说,现多不认同。

木通　通草

【单药性能】

木通:苦,寒。有毒。①利尿通淋:用于膀胱湿热之小便短赤,淋沥涩痛等证。本品上能清心降火,下能清热利尿,使湿热之邪下行从小便排出,故治热淋尿赤。②清泻心火:用于心火上炎之口舌生疮,或心火下移之尿赤心烦等证。③通经下乳:用于产后乳少或乳汁不通。此外,本品通过清湿热,利血脉还可除痹痛,宜于湿热痹证见关节红肿热痛者。

通草:甘、淡,微寒。①利尿通淋:用于水肿,热淋之小便不利,淋沥涩痛。②通气下乳:用于产后乳汁不畅或不下。本品通胃气上达而下乳汁。

【主治病证】

1. 湿热淋证,小便不利。

2. 产后乳汁不畅。

【配伍应用】

1. 通淋:均能清热利尿通淋,用于水肿,小便不利,淋证,木通通淋作用强,如八正散中用木通。

2. 通乳:均能通乳,木通作用强,但由于木通极苦,产后身体虚弱,不太容易接受此药。木通少用。具有通乳作用的药物有王不留行、穿山甲、冬葵子、漏芦、路路通、刺蒺藜、丝瓜络,而以穿山甲、王不留行作用佳,多用。

3. 治病部位:木通降泄力强,治重在心,走血分,用于心经热盛所致口舌溃烂,心烦及心移热于小肠之小便赤涩热痛,如导赤散。通利血脉而用于血瘀经闭,湿热痹痛。木通上能清降心火,下能利水泄热。通草降泄力缓,治重在肺,走气分,清泄肺热,用于湿温病之小便不利,如三仁汤。能通达胃气而下乳汁,降泄力缓。

【常用剂量】

木通 3~6g。通草 6~12g。

【用药体会】

木通有川木通、关木通之分。川木通用的是毛茛科植物小木通或绣球藤的藤茎。无毒。关木通为马兜铃科植物东北马兜铃的木质茎,现发现关木通有毒,对肾脏会产生损害,过量易致肾功能衰竭,应用要注意。龙胆泻肝汤(丸)具有清肝胆实火,泻下焦湿热的功效,用于治疗肝胆实火上炎和肝胆湿热下注证。临床实践证明,其疗效确切,方证对应,效果显著,也很少有不良反应的记载。但近些年来,不断有服用龙胆泻肝丸后出现了肾功能损害,甚至引起肾衰竭的个案报道。这是因为龙胆泻肝丸含有木通之故。由于东北出产的关木通进入市场,而关木通含有马兜铃酸,其对肾脏有较强的毒性,损害肾功能,严重者导致肾功能衰竭,所以若龙胆泻肝丸中所用木通为关木通者就可能会导致中毒反应损害肾脏。这是服用龙胆泻肝丸时要注意的。所以笔者临床不喜用木通,若用导赤散、八正散、龙胆泻肝汤诸方时,笔者多将其中的木通改为路路通。

木通 泽泻

【单药性能】

木通:见 186 页。

泽泻:见 177 页。

【主治病证】

水肿,小便不利。

【配伍应用】

利水:均能清热利水通淋,用于热病小便不利,湿热淋证。木通作用强,苦寒之性重。偏清心与小肠之火。泽泻甘寒,疗相火病变宜泽泻,专利肾与膀胱之湿。

【常用剂量】

木通 3～6g。泽泻 5～10g。

【用药体会】

有认为炮附子对关木通具有减毒的作用,将关木通、炮附子(6∶1)共煎后,炮附子可制约关木通的毒性。此说可供参考用药。

香加皮 五加皮

【单药性能】

五加皮:见153页。

香加皮:辛、苦,温。有毒。①利水消肿:用于水湿内停所致水肿,小便不利。本品利水消肿之功与五加皮相似,且力量更强。②祛除风湿,强壮筋骨:用于风湿闭阻,关节拘挛疼痛,筋骨痿软行迟。

【主治病证】

1. 风湿痹痛。

2. 水肿,小便不利。

【配伍应用】

1. 祛风湿:均能祛除风湿,强壮筋骨,用于风湿痹痛,肢体关节疼痛。五加皮为五加科植物细柱五加的根皮,习称"南五加皮"。无毒,祛除风湿、补益肝肾,强壮筋骨作用较好,以肝肾不足所致筋骨疼痛多用。

2. 利水消肿:均用于水肿,小便不利,取其以皮达皮之效。香加皮有毒,为萝摩科植物杠柳的根皮,习称"北五加皮",有强心利尿作用,多用于心脏功能不好而引起的水肿病证。五加皮多用于肾脏功能失常的水肿。

【常用剂量】

香加皮5~10g。五加皮5~10g。

【用药体会】

五加皮最早记载于《神农本草经》。古方所用五加皮为南五加皮。现处方"五加皮"即为此。谯周《巴蜀异物志》云五加皮为"文章草",有赞云:"文章(指五加皮)作酒,能成其味,以金买草,不言其贵",李时珍也称其为文章草。将五加皮、地榆等量,用袋盛装,入一瓮好酒中,封固,置大锅内,文武火煮之,捞取药渣晒干,做成药丸,早晚各服50粒,以药酒送下。久之颇受添精补髓、健脑增智之益,因此古人把五加皮称为"文章草"。

瞿麦　萹蓄

【单药性能】

瞿麦:苦,寒。①利尿通淋:用于湿热壅滞,小便不利,淋沥涩痛之各种淋证,尤以热淋最为适宜。《本草备要》称之"为治淋要药"。②破血通经:用于血热瘀阻之经闭或月经不调。

萹蓄:苦,微寒。①利尿通淋:用于热淋、石淋、血淋。②杀虫止痒:用于湿疹、湿疮、阴痒等证,可单味煎水外洗。又善"杀三虫",用于治蛔虫病,蛲虫病,钩虫病等。

【主治病证】

湿热壅滞,小便不利,淋沥涩痛之各种淋证。

【配伍应用】

治疗淋证:均能清热利水通淋,用于湿热下注之小便不利,淋沥涩痛,同用加强作用,如八正散。若治石淋常与金钱草、滑石等配伍。血淋可配石韦、小蓟等同用。瞿麦沉降而滑利,其作用强于萹蓄,特点是通心经走血分而破血,通小便除五淋而导热,治淋证热重于湿者多用。萹蓄通淋作用不及瞿麦强,内服取利尿通淋之功,外洗取杀虫止痒之效。治淋证以湿热并重者多用。

【常用剂量】

瞿麦 10～15g。萹蓄 10～15g。鲜者加倍。

【用药体会】

笔者认为瞿麦利尿通淋作用较强,一般是治疗湿热淋证较重者,从临床应用来看,配伍萹蓄以后作用加强。临床验证,瞿麦的穗部利尿作用比茎部效果好,故用于利尿时常选用瞿麦穗。笔者体会,此药通淋作用也强于石韦、萹蓄、地肤子。从古代本草对其的认识来看,大多认为力猛,走血分破血,所以只用于湿热淋证较重者。若非淋证而小便艰涩难出者,笔者并不常用此药。

草薢 土茯苓

【单药性能】

草薢:苦,平。①利湿祛浊:用于下焦湿热所致的膏淋,小便混浊,湿浊下注之带下。本品有很好的分清祛浊的作用,为治膏淋要药。②祛风除痹:用于湿热痹痛,筋脉屈伸不利等证,不论寒湿或湿热痹痛皆可应用。

土茯苓:见 101 页。

【主治病证】

1. 湿热所致淋浊,白带过多。

2. 梅毒。

【配伍应用】

清利湿热:二药作用相似,用于湿盛之淋浊,湿热疮毒等。土茯苓首载于《本草纲目》,解毒作用好,尤善解梅毒,故常用于治疗皮肤病。萆薢利湿而分清别浊,陈士铎《本草新编》载萆薢"能消杨梅疮毒",因梅毒到了后期,其表现特点好像成熟的杨梅一样,故又称梅毒为杨梅疮毒。从萆薢的药材来源来看,其与土茯苓乃是同科属植物,土茯苓、萆薢均治疗杨梅疮毒,需重用,方能达到效果。根据此特点,可用其治疗湿热性的各种性病。李时珍云:"萆薢、菝葜、土茯苓三物,形虽不同,而主治之功不相远……溲多白浊,皆是湿气下流,萆薢能治阳明之湿而固下焦,故能去浊分清"(《本草纲目·卷18·萆薢》)。将萆薢、土茯苓、菝葜归为一类,很有深意。前人还认为萆薢治湿最长,治风次之,治寒又次,故治淋证以湿重于热者多用。

【常用剂量】

萆薢 9~15g。土茯苓 15~30g。

【用药体会】

临床使用二药,笔者多大剂量应用,因量小难以达到治疗目的,二药在治疗前阴病变小便混浊方面,配伍应用作用更好。

地肤子　苦参

【单药性能】

地肤子:辛、苦,寒。①利尿通淋:用于膀胱湿热引起的小便不利,淋沥涩痛等。②清热利湿,止痒:用于风疹,湿疹,外阴湿痒,带下。

苦参:见 77 页。

【主治病证】

1. 皮肤瘙痒。

2. 水肿,小便不利。

【配伍应用】

1. 止痒:均能祛湿止痒,用于湿疮,皮肤瘙痒,常煎水外熏洗。二药常同用。苦参止痒作用好。

2. 利尿:均能清热利尿,用于小便不利,淋沥涩痛。取利尿作用,地肤子较苦参多用,主要是苦参太苦之故。

【常用剂量】

地肤子 10～15g。苦参 3～6g。

【用药体会】

笔者认为二药配伍后作用增强,因此临床上常同用治疗皮肤瘙痒的病证,参看苦参止痒汤(见 79 页)。

地肤子　白鲜皮

【单药性能】

地肤子:见 192 页。

白鲜皮:见 78 页。

【主治病证】

皮肤瘙痒,湿疹。

【配伍应用】

止痒:均能清热止痒,用于皮肤瘙痒,湿疹,阴肿阴痒,可内服,可外洗。

【常用剂量】

地肤子 10～15g。白鲜皮 5～10g。

【用药体会】

笔者认为二药配伍后止痒作用增强,由于地肤子能祛湿,而湿盛又容易导致瘙痒,所以若下部湿浊病证为常用之品。

石韦　海金沙

【单药性能】

石韦:甘、苦,微寒。①利尿通淋:用于热淋、血淋、石淋等多种淋证,因兼可止血,故尤宜于血淋。②清肺止咳:用于肺热咳喘痰多。③凉血止血:用于血热妄行的尿血、崩漏、吐血、衄血,可单味水煎服。

海金沙:甘、咸,寒。利尿通淋,止痛:用于热淋、血淋,可单用本品为末。又能治水肿。本品尤善止尿道疼痛,为治诸淋涩痛之要药。

【主治病证】

多种淋证。

【配伍应用】

均能利水通淋,用于热淋,血淋,石淋,砂淋等证。且均为治疗淋证要药。石韦乃血淋、尿血要药。海金沙乃石淋要药。

【常用剂量】

石韦 6～12g。海金沙 6～15g。

【用药体会】

《长沙药解·卷4》云石韦"清金泄热,利水开癃,《金匮要略》鳖甲煎丸方在鳖甲,用之,治疟日久,结为癥瘕,以其泻水而消瘀也"。在此黄元御认为石韦通过泻水有消瘀的作用,从临床来看,石韦主要是治疗小便异常,而鳖甲煎丸是用鳖甲、桃仁、牡丹皮等活血药治疗癥瘕,并非石韦的作用。笔者认为石韦不能消瘀。

石韦 滑石

【单药性能】

石韦:见 194 页。

滑石:见 181 页。

【主治病证】

1. 多种淋证。

2. 水肿。

【配伍应用】

通淋:均能清热利水通淋,用治石淋,二药通淋作用强。滑石偏治石淋。石韦偏治血淋。也用于热淋。通过通淋,也可以治疗水肿,小便不利。

【常用剂量】

石韦 6～12g。滑石 10～20g,宜包煎。

【用药体会】

《名医别录》载滑石"止渴",《本草蒙筌·卷8·石部》云:"滑石治渴,非实能止渴也,资其利窍,渗去湿热,则脾气中和,而渴自止尔。假如天令湿淫太过,人患小便不利而渴,正宜用此以渗泄之,渴自不生。若或无湿,小便自利而渴者,则知内有燥热,燥宜滋润,苟误用服,是愈亡其津液,而渴反盛矣。"滑石所谓止渴,主要是通过利小便而实现的,并不是滑石具有直接的止渴作用。

茵陈 金钱草

【单药性能】

茵陈:苦、辛,微寒。①利湿退黄:用于湿热熏蒸而发黄的阳黄证。可单用茵陈,大量煎服。本品尤善清利肝胆湿热,使之从小便而出,故为治黄疸的要药。②解毒疗疮:用于湿热蕴结之湿疮、湿疹,可单味煎汤外洗或内服。

金钱草:甘、咸,微寒。①利湿退黄:用于湿热黄疸。本品能清肝胆湿热、实火。②利尿通淋:用于石淋,可单独大剂量煎汤代茶饮。本品通过清利肝胆湿热,利尿通淋之作用,又常用于治疗肝胆结石、泌尿系统结石,乃为消结石要药。③清热解毒:用于热毒所致的痈肿疔疮及毒蛇咬伤等证,可鲜品捣汁饮服,以渣外敷。

【主治病证】

1. 湿热黄疸。

2. 热毒痈肿疮疡。

【配伍应用】

1. 退黄:均能清热除湿,退黄疸,用于湿热黄疸所致身目黄色鲜明,发热,小便短赤等证。均为治疗湿热黄疸之要药。茵陈使用的历史悠久,无论湿热、寒湿,阴黄、阳黄均可配伍使用,如治湿热黄疸之茵陈蒿汤,治寒湿黄疸之茵陈四逆汤。

2. 解毒:均能清热解毒,用于热毒痈肿疔疮,以金钱草作用强,多用,也可以鲜品捣汁涂擦患处以治烧烫伤。

【常用剂量】

茵陈 6～15g。金钱草 15～60g;鲜品 60～120g。

【用药体会】

金钱草的退黄作用极佳,可以单用一味大剂量使用。同时又是治疗多种结石的要药,包括胆结石,泌尿道结石。笔者体会治疗胆结石,临床首选三金,即金钱草,鸡内金,广郁金,再适宜配伍疏肝利胆,行气开郁之品。中医的所谓"淋证"类似于泌尿系统感染和结石,也是首选三金,即金钱草,鸡内金,海金沙,再适宜配伍利尿通淋,止痛之品。

茵陈　青蒿

【单药性能】

茵陈:见 196 页。

青蒿:见 114 页。

【主治病证】

寒热往来,身热无汗,肢体困倦。

【配伍应用】

清热:均气味芳香,苦寒不伤胃,清泻肝胆,用于寒热往来,口苦及其他肝胆热证。青蒿专走肝胆,入血分,也用于各种虚热病证。茵陈既走肝胆又走脾胃，入气分，以退黄疸为主，乃湿热黄疸要药。

【常用剂量】

茵陈 6～15g。青蒿 6～12g。

【用药体会】

茵陈乃是传统的治疗黄疸的主药，张仲景《伤寒论》所载茵陈蒿汤中的茵陈要求先煎，主要是去其轻扬外散之气，以厚其味，使其专于苦降，不使达表而直入于里，以利湿热从小便而出，则黄疸自去。周岩云："茵陈发扬芳郁，禀太阳寒水之气，善解肌表之湿热，欲其驱邪又小便而去，必得多煮以厚其力"（《本草思辨录·卷2·大黄》）。现临床多不久煎，主要是茵陈具有芳香的特点。

茵陈　大黄

【单药性能】

茵陈：见 196 页。

大黄：见 125 页。

【主治病证】

1. 湿热黄疸。

2. 小便不利。

3. 热毒疮疡。

【配伍应用】

1. 清利湿热：均治疗湿热黄疸，可以使湿热从小便而出，达到使黄疸消退，常同用，如茵陈蒿汤。古代的本草书将茵陈作为治疗黄疸的要药。张仲景对其认识更深刻，其创制的茵陈蒿汤被后人视为治黄疸要方,无论是阳黄抑或是阴黄均可以应用。单用即有效果。时至今日仍在广泛应用。茵陈还可治疗肝胆结石、胆囊炎、胆道蛔虫症以及皮肤病。根据其祛湿作用,亦用其治疗湿温、暑湿病证,所以甘露消毒丹中配伍有茵陈,现有用其治疗痤疮者。大黄利湿,亦治疗小便淋涩疼痛,如八正散。

2. 解毒:均具有解毒作用,用于热毒病证,但二药在应用方面有区别。大黄清热解毒主要用于各种热毒病证,如痈肿疮毒,水火烫伤。茵陈在清热解毒方面,主要用于皮肤瘙痒,湿疹,湿疮等。

【常用剂量】

茵陈 6～15g。大黄 5～15g。

【用药体会】

大黄不仅可以通大便,也可以利小便,其作用明显,《药性本草》载"利水肿,利大小肠"。笔者认为茵陈蒿汤、八正散中所用大黄就是取其利尿之功,也云利湿。也就是说大黄具有通利二便的作用,但以通大便为主。

茵陈　栀子

【单药性能】

茵陈:见 196 页。

栀子:见 129 页。

【主治病证】

1. 湿热黄疸。

2. 小便不利。

【配伍应用】

1. 退黄疸:均能清利湿热,用于湿热黄疸,常同用,如茵陈蒿汤。茵陈更多用。

2. 解毒:二药均用于湿毒病证,栀子作用强。茵陈通过利湿达到治疗湿疮、湿痒病证,可外用。栀子泻火解毒:用于各种热毒病证。

【常用剂量】

茵陈 6～15g。栀子 5～15g。

【用药体会】

全国各地都有茵陈生长,其宿根及木质茎经冬不死,届春旧茵虽枯,但能借陈茎再生新茵,故名茵陈。一般在农历三四月间采收,谚云"三月茵陈四月蒿,五月六月当柴烧",意思是说茵陈应在春天采收作药物,到了五六月后即老枯,就不能入药了,只能当柴火烧。三四月采收的茵陈称"绵茵陈",夏季时地面上的茵陈枯萎,而到了秋季,其植株上又长出新的嫩苗,称"茵陈蒿"。绵茵陈较茵陈蒿质量要好,但因汉代张仲景《伤寒论》用的是茵陈蒿的名称,故后人以茵陈蒿为常用名。实际上应该用"茵陈"的名称为妥。

金钱草　海金沙

【单药性能】

金钱草:见 196 页。

海金沙:见 194 页。

【主治病证】

1. 水肿,小便不利。

2. 砂淋、石淋。

【配伍应用】

通淋:均为治疗淋证要药,可以用于多种淋证,如热淋,砂淋,血淋,膏淋,尿道涩痛,湿热肿满,善通利水道,并解诸热毒,而尤以石淋为佳。也用于热淋、水肿。

【常用剂量】

金钱草 15～60g。海金沙 6～15g。

【用药体会】

现将金钱草、海金沙作为治疗尿道结石的首选药物。由于结石会导致疼痛,所以又云二药为诸淋要药。笔者临床治疗尿路结石,首选"三金"(鸡内金、金钱草、海金沙),一般是大剂量应用,而更喜欢用金钱草,主要是海金沙的药材为粉末状,入煎剂后汤液难看。

金钱草　垂盆草

【单药性能】

金钱草:见 196 页。

垂盆草:甘、淡、微酸,微寒。①利湿退黄:用于湿热黄疸。②清热解毒:用于痈肿疮疡,咽喉肿痛,毒蛇咬伤,烫伤,烧伤,鲜品捣汁外涂即可。

【主治病证】

1. 湿热黄疸。

2. 热毒疮疡。

【配伍应用】

退黄:均能利湿退黄,用于湿热黄疸,可同用,作用较好,亦可用于小便不利。可内服或外用。同时也能清热解毒,用于痈肿疮毒,蛇伤、烫伤,此作用金钱草强。金钱草同时也是通淋主药,尤对石淋、砂淋效果好。亦用于胆道结石,乃治疗各种结石要药。垂盆草一般认为是治疗黄疸的专药。

【常用剂量】

金钱草 15～60g。垂盆草 15～30g,鲜品可达250g。

【用药体会】

垂盆草为治疗黄疸的常用药物,可单独使用。尤其是治疗急性黄疸性肝炎,急性无黄疸性肝炎,以及迁延性肝炎,慢性肝炎的活动期,对降低血清转氨酶有一定作用,且可使患者的口苦,纳差,小便黄赤等湿热症状减轻或消除。其清热解毒可以用来治疗水火烫伤,痈肿恶疮,丹毒,疖肿等,以鲜草捣烂外敷。也为民间治疗毒蛇咬伤的常用药品,可单用鲜草捣烂绞汁,或煎汤内服,鲜草捣烂外敷。因一般中药店不备垂盆草,故过去在临床上少用。此外,又用于癌肿。

金钱草　大黄

【单药性能】

金钱草:见 196 页。

大黄:见 125 页。

【主治病证】

1. 湿热黄疸。

2. 热毒疮疡。

【配伍应用】

1. 退黄：均为治疗黄疸的要药，取清热利湿之功，用于湿热黄疸，湿热小便不利，淋证。金钱草可以单味大剂量的使用，大黄乃是传统的退黄疸之药。

2. 解毒：均能清热解毒，用于各种热毒病证，大黄力量强。

【常用剂量】

金钱草 15～60g。大黄 5～15g。

【用药体会】

大黄利湿，通便，使用范围广，常用其治疗多种病，但并不引起人们重视，很少有人对大黄的作用加以赞颂，即使用大黄治愈了疾病，也往往并不说大黄有多大功劳，主要是因为通便的原因，这就是所说的"人参杀人无过，大黄救人无功"。其实根据中医对药物作用的认知，大黄具有清除肠中毒素，利尿退黄以排毒，这就是所谓的"以通为补"的说法。所以在治疗黄疸方面作用好。金钱草使用历史不及大黄悠久，但现代的认识是金钱草退黄疸更多用。

虎杖　大黄

【单药性能】

虎杖：微苦，微寒。①利湿退黄：用于湿热黄疸，淋浊，小便涩痛，带下。②清热解毒：用于水火烫伤，痈肿疮毒，毒蛇咬伤。③活血化瘀：用于瘀血所致的经闭，痛经，癥瘕积聚，跌打损伤。④化痰止咳：用于肺热咳嗽。⑤泻热通便：用于热邪过盛，大便干燥，难以排出。

大黄：见 125 页。

【主治病证】

1. 湿热黄疸。

2. 淋浊带下。

3. 大便秘结。

4. 热毒疮疡。

5. 水火烫伤。

6. 瘀血所致经闭、痛经、跌打损伤。

【配伍应用】

1. 退黄：均具有利湿退黄作用，用于湿热黄疸，但传统以大黄多用，如茵陈蒿汤。虎杖亦名阴阳莲，在治疗黄疸方面可以单用，具有很好的退黄之效，现也常用于胆囊炎、胆石症、急性传染性肝炎等疾患属湿热瘀结者，用治黄疸、胆结石等症，可配合茵陈、金钱草等同用，治淋浊带下，可与萆薢、薏苡仁同用。

2. 清热解毒：二药均用于痈肿疮毒，烧烫伤，毒蛇咬伤。大黄更多用。

3. 活血化瘀：均用于血瘀经闭，跌打损伤。大黄作用强于虎杖。亦可与当归、红花同用。

4. 泻火通便：均用于大便不通，热结便秘。大黄乃是通导大便的要药，而虎杖通便作用不及大黄强，临床较少使用。

【常用剂量】

虎杖 10~15g。大黄 5~15g。

【用药体会】

笔者对大黄的功效总结为"两清两泻,活血兼止血",而虎杖与大黄的作用基本相似,也是清热解毒、清利湿热、泻热通便、活血化瘀,所不同的是,大黄泻下通便作用强,凉血止血作用好。虎杖兼有化痰之功,但少用。大黄泻下作用远强于虎杖。其他诸如活血化瘀、清热解毒诸作用亦均强于虎杖。虎杖由于具有利湿作用,笔者用其减肥来治疗肥胖病,参看山楂瘦身汤,见 255 页。临床治疗大便不通,一般不轻易选用大黄,若习惯性便秘,因大黄含有鞣质,而会导致继发性便秘。若体质虚弱,用大黄后损伤正气,又会导致身体更加虚弱,所以使用大黄通便,主要还是治疗热结便秘。

七、温里药类

附子　肉桂

【单药性能】

附子:辛、甘,大热。有毒。①回阳救逆:用于亡阳证之四肢厥冷、冷汗自出、脉微欲绝。本品药力颇强,能助心阳以通脉,补肾阳以益火,挽救散失之元阳,为"回阳救逆第一品药。"②补火壮阳:用于肾阳不足、命门火衰所致阳痿滑精、宫寒不孕、腰膝冷痛、夜尿频多者。其上助心阳、中温脾阳、下补肾阳,凡心、脾、肾诸脏阳气衰弱者均可选用。③散寒止痛:用于寒痹疼痛。既温散止痛,又逐风寒湿邪,止痛力强,乃治寒痹要药。

肉桂:辛、甘,热。①补火壮阳:用于肾阳不足、命门火衰之畏寒肢冷,腰膝冷痛,夜尿频多,阳痿,宫寒,滑精早泄等。本品辛甘而热,益阳消阴,功效与附子相似,为补火壮阳要药。②散寒止痛:用于寒邪内侵或脾胃虚寒之脘腹冷痛,胸阳不振之胸痹心痛,寒疝腹痛,风寒湿痹痛兼肝肾亏虚者。其辛热温散,善去痼冷沉寒而止痛。③温经通脉:用于寒邪凝滞,血脉瘀滞之月经不调、痛经或闭经,产后瘀血阻滞之恶露不尽、腹痛不止,妇人气滞血瘀之癥瘕积聚,阳虚寒凝、血滞痰阻之阴疽、流注等,为治寒凝血滞之要药。④引火归原:

用于肾阳虚虚阳上浮之面赤,咽痛,心悸,失眠,脉微弱者。⑤鼓舞气血生长:用于久病体虚气血不足者,在补气益血方中少量加入肉桂,可以促进气血生长。

【主治病证】

1. 肾阳虚衰所致阳痿,腰膝酸冷。
2. 寒邪内侵腰腿疼痛。
3. 脾胃虚寒之脘腹冷痛。
4. 胸阳不振之胸痹心痛,寒疝腹痛。
5. 风寒湿痹痛兼肝肾亏虚者。

【配伍应用】

1. 温肾阳:均用于肾阳不足、命门火衰之畏寒肢冷,阳痿,宫寒。特点是辛甘而热,益阳消阴,为补火壮阳要药,常同用,如金匮肾气丸。

2. 散寒止痛:均用于寒邪内侵或脾胃虚寒之脘腹冷痛,常同用,如桂附理中丸。也用于胸阳不振之胸痹心痛,寒疝腹痛,风寒湿痹。止痛力强,乃治寒痹要药。其辛热温散,善去痼冷沉寒而止痛。附子入气分,味甘而大热,散寒止痛力强。肉桂走血分,以温经通脉作用好。

3. 引火归原:倪朱谟云附子能"引火归原",主要是用其治疗虚火上炎的病证,从现代对于附子的作用机制的解释,一般不说其引火归原,而多说肉桂有引火归原的作用。这是因为肉桂可以治疗诸如虚火上炎的咽喉肿痛,口舌生疮,牙龈肿痛等病证,而临床极少用附子者。

【常用剂量】

附子 3～15g。肉桂 1～5g,宜后下,取其鼓舞气血生长、引火归原,剂量应在 3g 以下。

【用药体会】

附子、肉桂均为强有力的温补肾阳的药物,但现代的中药书籍均记载"温肾助阳",或"补火助阳",笔者认为此说并不妥当。这里要明确一下助阳、补阳、壮阳三者的区别。①助阳:其作用不强,多是针对一些作用平和之品而言,如菟丝子、沙苑子等。②补阳:包括补心阳、脾阳、肾阳,附子主要作用的部位是肾阳,显然对此用补阳并不十分恰当。③壮阳:主要针对的是肾阳,并且力量强才能云壮阳,而附子、肉桂恰恰就是温补力量很强的药物,在功效表述方面就应该使用"壮阳",因此笔者认为,附子、肉桂的这一作用应该是"温肾壮阳"或"补火壮阳"。临床使用附子一般不会出现动血现象,而肉桂走血分,剂量不能过大,否则容易导致出血,如牙龈出血、鼻子出血、眼睛充血等。笔者在临床上使用制附子时剂量多较大,配伍甘草可以缓解其毒性。

附子 细辛

【单药性能】

附子:见 206 页。

细辛:见 19 页。

【主治病证】

1. 阳虚寒邪内侵恶寒发热。

2. 风湿痹痛。

【配伍应用】

1. 散寒：均能温里散寒，助阳，止痛，尤宜于阳虚外感寒邪入里所致恶寒，发热，脉沉，如麻黄附子细辛汤。附子温五脏之阳，外则达皮毛而除表寒，内则温脏腑而祛冷痛。其适应证可以概括为祛寒。或为表寒，或为里寒，凡症见肌肉关节疼痛，活动不利，痛如锥刺，得热则减，遇寒加重，畏寒肢冷，辨证为寒气胜者，即可投以附子。其辛散作用弱于细辛。《素问·藏气法时论》有"辛以润之"的说法，细辛与大黄、附子同用，《金匮要略》载大黄附子汤能治疗大便秘结，细辛并不能通便，而是散寒以治疗风秘、冷秘。通常用细辛剂量也不宜过大。

2. 治疗风湿痹痛：细辛配伍附子能祛沉寒，均能治疗风湿痹痛，附子乃是治疗寒痹要药，如《金匮要略》之桂枝去芍药加麻黄附子细辛汤原方虽为治疗阳虚阴凝，水饮不消病证，但实际是可以用治风湿痹痛的。另外细辛通过祛风而止痹痛，如独活寄生汤。

【常用剂量】

附子 3～15g。细辛 1.5～3g。

【用药体会】

在治疗风湿痹痛方面，二药配伍主要是治疗寒湿较重的痹痛。由于细辛的止痛作用好，故用治牙痛，参看牙痛漱口液（见 75 页）。细辛也治疗口臭，陶弘景云细辛"含之，去口臭。"是将细辛研末后含于口中具有香口祛臭的作用,《本草纲目》引《太平圣惠方》的方法是将细辛煮浓汁后热含冷吐。从配伍来说,可以将细辛与具有香口祛臭的如砂仁、白豆蔻、藿香等组方一起应用。

肉桂　桂枝

【单药性能】

　　桂枝:见1页。

　　肉桂:见206页。

【主治病证】

　　1. 风湿寒痹。

　　2. 血寒经闭,痛经。

　　3. 虚寒胃痛,腹痛。

【配伍应用】

　　1. 温散作用:桂枝、肉桂同出一物,桂枝为肉桂树的嫩枝,肉桂为肉桂树之树皮,气味浓郁芳香,均具有温散的作用,但在使用方面二者有所不同,桂枝更偏于散,所以外感风寒表证可以选用之,对于上肢的病变多用。肉桂更偏于温,尤以温肾阳作用好,所以金匮肾气丸用之。桂枝通行力较肉桂为甚,温通的范围亦较广泛,其一是温通经络,善走四肢,横行肢节,尤以肩臂肢节疼痛为宜,疗风湿痹痛为常用药,如甘草附子汤;其二是温通胸阳,治胸阳不振之胸痹,心痛,如枳实薤白桂枝汤;其三是温通心阳,用于心阳不振之心动悸,脉结代,如炙甘草汤;其四是温暖胞宫,用于血寒经闭,痛经,月经不调,如温经汤;其五是温暖脘腹,用于虚寒胃痛,腹痛,如小建中汤。

2. 通阳化气:二者在通阳方面作用机制上有所不同。桂枝通阳化气,用于水湿停滞所致之证,其一是用于阴寒阻遏阳气,津液失运之痰饮,如苓桂术甘汤;其二是用于膀胱气化失司之蓄水,如五苓散。《本经疏证》概括为"和营、通阳、利水、下气、行瘀、补中"六大作用。肉桂通阳化气,用于热蕴膀胱,尿闭不通,少腹胀痛,多配以苦寒之知母、黄柏同用,如滋肾丸。

3. 通经:均具有温经止痛作用,用于寒凝所致的月经不调、痛经,如温经汤(用桂枝),艾附暖宫汤(用肉桂),桂枝偏于温通,肉桂偏于温补,为加强作用,也可以同时应用。

【常用剂量】

肉桂 1～5g,宜后下。桂枝 6～10g。

【用药体会】

临床上上部病变多用桂枝,笔者对于颈肩部病变尤喜多用之。桂枝的特点是有汗或无汗均可应用。配伍麻黄则发汗力增强,配白芍则调和营卫。下部病变多用肉桂,其用于肾阳不足,命门火衰之畏寒肢冷,腰膝酸软,尿频,遗尿或小便不利,阳痿。肉桂的两个特殊作用是鼓舞气血生长,用少量肉桂配伍补气,补血药物同用,能促使补气血药物更好的发挥作用,如十全大补汤,但单用肉桂则不能发挥此作用。在治疗咽部疾患时,笔者认为肉桂通过引火归原的作用,配伍六味地黄丸中对于现代所云的咽喉炎有良好的效果。但在使用时剂量不能太大,根据古代经验,只要 3g,若量大则具有补火壮阳的特点。

肉桂　黄连

【单药性能】

肉桂:见 206 页。

黄连:见 65 页。

【主治病证】

心火偏亢,心肾不交,怔忡,失眠等。

【配伍应用】

交通心肾:二药配伍同用即交泰丸,用于心火亢盛,肾阳不足所致的心肾不交,取黄连苦寒,清心泻火以制偏亢之心阳,不使其炎上;取肉桂辛热,温补下元以扶不足之肾阳,寒热并用,如此可得水火既济,交泰之象遂成,夜寐不宁等证便可自除。《本草新编·卷 2·黄连》云:"黄连、肉桂,寒热实相反,似乎不可并用,而实有并用而成功者,盖黄连入心,肉桂入肾也……黄连与肉桂同用,则心肾交于顷刻,又何梦之不安乎?"这是寒热并用较为突出的例子。

【常用剂量】

肉桂 1～5g,宜后下。黄连 2～10g。

【用药体会】

交泰丸中的二药在临床使用中,若入汤剂时剂量不可过大,因为肉桂若量大则温肾壮阳,而黄连量大则苦燥伤阴,会导致阴更伤,火更旺,笔者认为以 3g 左右为宜。所以二药的应用还是以丸剂为好。

干姜　附子

【单药性能】

干姜:辛,热。①温中散寒:用于脾胃虚寒之脘腹冷痛、食欲不振或呕吐泄泻。本品主要作用于中焦,散寒而健运脾阳,为温暖中焦之主药。无论外寒内侵的实寒证,还是阳虚寒从内生的虚寒证,均可使用。②回阳救逆:用于心肾阳虚、阴寒内盛之亡阳厥逆、脉微欲绝,力量不及附子,既助附子回阳救逆,又能降低其毒性。③温肺化饮:用于寒饮喘咳之形寒背冷,痰多清稀。其上能温肺散寒以化饮,中能温脾阳以绝生痰之源。

附子:见 206 页。

【主治病证】

1. 亡阳证之四肢厥逆,冷汗自出,脉微欲绝。

2. 脾胃虚寒之脘腹冷痛。

【配伍应用】

1. 散寒:均大辛大热,治疗虚寒病证,多同用,如干姜附子汤治疗伤寒"下之后,复发汗,昼日烦躁不得眠,夜而安静,不渴、不呕、无表证,脉沉微,身无大热者。"二药为祛寒要药,能温里散寒止痛,亦用于脏寒胸腹冷痛,肢冷,便溏,如附子理中汤、温脾汤。干姜偏于温暖中焦,附子偏于温暖下焦。

2. 回阳救逆:均具有回阳救逆之功,尤宜于阴寒内盛之四肢厥逆,脉微欲绝,下利清谷,常同用以加强作用,如四逆汤、回阳救急汤。戴元礼有"附子无干姜不热,得甘草则性缓,得桂则补命门。"(《本草纲目·卷17·附子》)二药相须并用,干姜能增强附子回阳救逆的作用。且附子有毒,配伍干姜后,干姜能减低附子毒性。故附子用于亡阳证,常与干姜配伍。俗谓其有斩将夺关之功,明代倪朱谟云:"附子,回阳气,散阴寒,逐冷痰,通关节之猛药也……诸病真阳不足,虚火上升,咽喉不利,饮食不入,服寒药愈甚者,附子乃命门主药,能入其窟穴而招之,引火归原,则浮游之火自熄矣。凡属阳虚阴极之候,肺肾无热证者,服之有起死之殊功。"(《本草汇言·卷5·附子》)临床的确如此,对于阴寒内盛病证,用之恰当,有起死回生之效。

【常用剂量】

干姜3～10g。附子3～15g。

【用药体会】

二药配伍同用并不限于回阳救逆,对于虚寒病证寒邪重者同用较之单用效果明显。有认为附子能通行十二经,能追复散失欲绝的元阳,因干姜可以降低附子的毒性,所以多同用。

干姜 生姜

【单药性能】

干姜:见213页。

生姜:见7页。

【主治病证】

中焦虚寒病证。

【配伍应用】

散寒：均能温中散寒，用于脾胃虚寒所致的恶心、呕吐、脘腹疼痛。干姜主要是治疗脾寒病证，诸如腹痛，泄泻，由于泄泻病证属于人体下部病证，但一般不云干姜走下，而云治疗部位重在中焦，是因为其有温肺化饮的作用。二药也可以配伍同用，如生姜泻心汤。对于外感风寒，内伤生冷导致的身热无汗，头痛身痛，呕吐腹痛，也可以同用，如五积散（《太平惠民和剂局方》）。生姜用的是嫩姜，乃呕家圣药，主治胃寒呕吐。干姜用的是老姜，乃温脾要药，主治脾寒泄泻，有"姜还是老的辣"之说。

【常用剂量】

干姜 3～10g。生姜 5～15g。

【用药体会】

生姜具有解毒作用，可以解半夏、南星、鱼蟹之毒，这在历代的本草书中均有记载，但是干姜是否也具有解半夏之毒。笔者认为，干姜也是可以解半夏的毒的。从张仲景的方子中可以看出，其用了半夏以后，多同时配伍有姜，包括生姜、干姜、姜汁，如半夏泻心汤等就是将干姜、半夏同用的，既然生姜可以解半夏毒，那么干姜也就应该可以解半夏毒。《本草纲目》所载用生姜解半夏之毒，笔者个人认为，在无生姜的情况下，可以选用干姜。

姜类药材包括生姜、姜汁、煨姜、干姜、炮姜、姜皮。临床应用生姜,最主要的是用其止呕,俗有"呕家圣药"的称谓。生姜汁则偏于祛除风痰,止呕。煨姜较生姜则不散,较干姜则不燥,较炮姜功同而力逊。干姜温肺寒而除痰饮,温脾阳以散里寒,温肾阳而救厥逆。炮姜主要作用乃是止血。生姜皮利水消肿。干姜、炮姜入药为老姜,生姜、煨姜、姜汁、姜皮为嫩姜,前五种药性温,唯姜皮辛凉。临床治疗呕吐,生姜为要药。

干姜　细辛

【单药性能】

　　干姜:见 213 页。

　　细辛:见 19 页。

【主治病证】

　　肺寒饮停咳喘,痰多清稀。

【配伍应用】

　　1. 化饮:均能温肺化饮,用于肺寒咳喘,痰多清稀,形寒背冷等,多同用,如小青龙汤、苓甘五味姜辛汤。

　　2. 散寒:均能温里散寒止痛,用于里寒病证。干姜辛热燥烈,用于脾胃虚寒所致胃脘疼痛,泄泻等。为治脾寒要药。细辛温肺亦发散风寒,用于外感风寒以及阳虚外感病证。气盛味烈,芳香走窜。止痛主要用于风湿痹痛,牙痛,头痛等。干姜散寒力量更强。

【常用剂量】

干姜 3～10g。细辛 1.5～3g。

【用药体会】

临床同时使用二药,多用治饮停所致喘咳。另外细辛有通窍作用,其配伍皂荚为通关散,用于痰盛关窍阻闭,如中风、痰厥、癫痫、喉闭等,可以其研末入鼻取嚏,据此可以将此方吹鼻治疗胃肠痉挛疼痛。

干姜　黄连

【单药性能】

干姜:见 213 页。

黄连:见 65 页。

【主治病证】

1. 寒热错杂之胃脘疼痛,嘈杂嗳气,呕吐吞酸。

2. 泄泻、痢疾。

3. 妊娠恶阻。

【配伍应用】

寒热互用:二药药性相反,但又可以配伍同用,如半夏泻心汤中以干姜之辛热与黄连、黄芩之苦寒配伍以治疗心下痞满疼痛,脘腹疼痛。干姜、黄连配伍同用多取其辛开苦降,如生姜泻心汤、甘草泻心汤、黄连汤。临床可以结合寒热的程度取舍二药的剂量。也均能治疗呕吐,但因药性不同应用也不同。

【常用剂量】

干姜 3～10g。黄连 2～10g。

【用药体会】

半夏泻心汤中的关键药物是干姜、黄连的剂量问题,先师熊魁梧认为应用半夏泻心汤治疗寒热错杂,在应用方面要掌握好剂量。其关键的辨证要点是舌苔的黄白相间,只要一见到这种舌苔,若胃脘部不适就可以选用。那么方中此二药的剂量就要灵活取舍。若黄苔多则黄连的量重于干姜,若白苔多则干姜的量应重于黄连,否则就会发生辨证正确而用药错误。

吴茱萸　干姜

【单药性能】

吴茱萸:辛、苦,热。有小毒。①散寒止痛:用于寒凝诸痛及气滞疼痛,尤以中焦虚寒,肝寒上逆之厥阴头痛,干呕,吐涎沫,苔白,脉迟者为宜。也用于寒疝腹痛。②疏肝下气:用于肝郁、肝胃不和之胁痛,口苦,呕吐者。③燥湿止呕:用于胃寒呕吐,湿浊内阻之呕吐。为治呕吐吞酸之要药。④助阳止泻:用于脾肾阳虚,五更泄泻。同时因又能燥湿,对于湿浊泄泻也可选用。以本品研末,用米醋调敷足心(涌泉穴),治口疮和高血压等。

干姜:见 213 页。

【主治病证】

1. 中焦虚寒所致脘腹冷痛。

2. 虚寒泄泻。

【配伍应用】

1. 散寒：均能温暖脾胃，祛寒止痛，主治中焦虚寒，脘腹疼痛等证。吴茱萸的温里作用，主要作用部位在于脾肾，故可用治脾肾阳虚病证，但吴茱萸同时也能治疗肝寒病证，由于中医理论不说肝阳虚，所以不说吴茱萸补肝阳，而说散肝寒。干姜为治疗中焦虚寒脘腹冷痛要药。

2. 止呕：二药通过温暖中焦而能止呕，用于虚寒性呕吐。吴茱萸用于肝郁化火，肝胃不和呕吐吞酸病证，也用于寒湿内阻恶心、呕吐或干呕吐涎沫。干姜通过温暖中焦达到止呕作用。吴茱萸止呕作用强。

3. 止泻：二药通过温暖中焦而能止泻，用于虚寒性泄泻。吴茱萸因能燥湿，助肾阳而用于脾肾阳虚所致的泄泻，尤以五更泻多用，如四神丸。干姜主要是温暖脾阳而止泻。

【常用剂量】

吴茱萸 1～5g。干姜 3～10g。

【用药体会】

吴茱萸虽属于温热之药，但将其外用，可以治疗口舌生疮。《本草纲目·卷32·吴茱萸》云："咽喉口舌生疮者，以茱萸末醋调，贴两足心，移夜便愈。其性虽热，而能引热下行，盖亦从治之义，而谓茱萸之性上行不下行者，似不然也。有人治小儿痘疮口噤者，啮茱萸一二粒抹之即开，亦取其辛散耳。"李时珍认为以吴茱萸治疗口疮能达到"移夜便愈"的良好作用。使用的方法是将吴茱萸研细粉以后,用食醋调成糊状,外敷涌泉穴。证诸临床,的确如此。吴茱萸乃是温热之品,何以又能引热下行? 这是指虚火上浮,以至于人体上部现热证而下寒,用吴茱萸研末后以醋调敷于涌泉穴,或神阙穴,达到助阳作用,由于人体处于一个动态的平衡状态,将上热而引下,则下寒去,上热亦轻,古云上病下治,引火下行。

吴茱萸　附子

【单药性能】

吴茱萸:见 218 页。

附子:见 206 页。

【主治病证】

1. 腰膝冷痛。

2. 脘腹冷痛。

【配伍应用】

散寒:二药均有毒,能温阳,散寒止痛,用于肾阳虚所致腰膝冷痛及脾阳虚所致脘腹冷痛等。吴茱萸主治肝寒气滞诸痛,可治疗厥阴头痛,寒疝腹痛,冲任虚寒之痛经,寒湿脚气肿痛,如鸡鸣散。附子主治阳虚诸痛,其上助心阳,中温脾阳,下补肾阳,宜于风寒湿痹周身骨节疼痛,善治寒痹疼痛。

【常用剂量】

吴茱萸 1～5g。附子 3～15g。

【用药体会】

陈家谟云附子:“口疮久不差,醋面和末贴脚底"(《本草蒙筌·卷3·附子》)。对于虚火上炎致口疮久不愈,用之贴脚底有效。根据笔者体会,此作用和方法不及肉桂效果好。现代也有用附子、木香、延胡索各 10g,甘草 4g。共研细末,生姜汁调匀,制成药饼,敷于脐腹部疼痛最明显处,用来治疗脾胃虚寒型胃脘痛者。治冻疮(未溃破者)可以将附子 10g,白酒 50g,浸泡 0.5 小时后,文火慢煎,煎沸 3 分钟后趁热用棉球蘸酒液涂于患处。

吴茱萸　黄连　生姜

【单药性能】

吴茱萸:见 218 页。

附子:见 206 页。

生姜:见 7 页。

【主治病证】

呕吐。

【配伍应用】

止呕:三药均可止呕,但止呕机制不同。吴茱萸温中止呕,治肝寒犯胃之呕酸。黄连清胃止呕,专治胃中湿热之呕吐苦水。生姜温胃止呕,主疗胃虚寒之呕吐清水,乃呕家圣药。吴茱萸常与生姜同用,如吴茱萸汤。取黄连止呕,常用吴茱萸制用,如萸黄连。

【常用剂量】

吴茱萸 1～5g。黄连 2～10g。生姜 5～15g。

【用药体会】

治疗呕吐,三药配伍同用作用加强,笔者认为吴茱萸、黄连剂量不能太大,这是因为吴茱萸辛燥,黄连太苦寒之故。

高良姜　干姜

【单药性能】

　　高良姜:辛,热。①散寒止痛:用于脾胃虚寒之脘腹冷痛,配伍干姜同用,如二姜丸。本品为治脘腹冷痛之常用药。②温中止呕:用于胃寒呕吐,或肝寒犯胃呕吐,配伍香附同用,如良附丸。

　　干姜:见 213 页。

【主治病证】

　　1. 脾胃虚寒之脘腹冷痛,泄泻。

　　2. 胃寒呕吐,或肝寒犯胃呕吐清水,口淡不渴。

【配伍应用】

　　散寒:均辛,热,能温中散寒止痛,用于中焦虚寒证,如脘腹冷痛,呕吐,腹痛泄泻,作用颇为显著。二药常同用,如二姜丸。高良姜温中作用似干姜而强于干姜,温里作用很好,主治胃寒证。凡胃寒凝滞,高良姜为首选之品。《本草汇言·卷2·草部·芳香类》云:"高良姜,祛寒湿,温脾胃之药也。若老人脾肾虚寒,泄泻自利,妇人心胃暴痛,因气怒,因寒痰者,此药辛热纯阳,除一切沉寒痼冷,功与桂,附同等。"从临床使用来看,此药对于胃寒重证具有很好的治疗效果。干姜则主要治疗脾寒病证。

【常用剂量】

高良姜 3～6g。干姜 3～10g。

【用药体会】

高良姜乃是治疗胃寒病证的首选药物,先师熊魁梧对于胃寒病证一般是作为首选之药使用的,笔者受老师影响,只要见到呕吐清水者也是必用此药的。临床尚可以用其种子红豆蔻代用之。红豆蔻治胃痛功同高良姜,但温性更胜。

高良姜　生姜

【单药性能】

高良姜:见 222 页。

生姜:见 7 页。

【主治病证】

脾胃虚寒呕吐。

【配伍应用】

止呕:均能温中散寒止呕,用于胃中虚寒呕吐。高良姜止呕作用强,散里寒而止痛作用好。生姜辛重于温,偏于走表,散风寒而解表,和胃气而止呕作用好,尤为治疗呕吐要药。

【常用剂量】

高良姜 3～6g。生姜 5～15g。

【用药体会】

高良姜温胃寒的作用好,凡胃寒凝滞,高良姜为首选之品,临床上也可以用红豆蔻代替使用。良附丸就是将其与香附同用治疗胃痛。

高良姜　花椒

【单药性能】

高良姜：见222页。

花椒：辛，热。有小毒。①温中止痛：用于脾胃虚寒之脘腹冷痛，呕吐，不思饮食，本品为治中寒腹痛常用药物。又兼能燥湿，可治寒湿吐泻。②杀虫止痒：其一对蛔虫有驱杀作用，亦用于蛔虫所致腹痛，吐蛔；其二用于疥疮，皮肤湿疹瘙痒，阴痒等，常同其他杀虫药煎水后熏洗；其三能防止药物等被虫蛀，保管易被虫蛀的药物常加入花椒。

【主治病证】

1. 脾胃虚寒，脘腹冷痛。

2. 呕吐，泄泻。

【配伍应用】

温中：均辛，热，能温中散寒止痛，用于脾胃虚寒脘腹冷痛，呕吐泄泻等，如大建中汤（用花椒），良附丸（用高良姜）。二药散寒力强。高良姜主治暴冷，对于胃寒呕吐多用。花椒偏治沉寒。

【常用剂量】

高良姜 3～6g。花椒 3～6g。

【用药体会】

花椒的主要作用是杀虫，一是可以治疗肠道寄生虫，尤其是蛔虫。二是用治皮肤寄生虫，以及导致皮肤瘙痒的疥癣。花椒存放粮食中，虫就会自己跑走或死去。在油脂中放入适量的花椒末，可防止油脂哈喇味。在菜橱内放置鲜花椒，可防蚂蚁。花椒具有麻味,语言表达为辛味。在中药理论中,将麻味归入到辛味里,花椒是其代表。

丁香　小茴香

【单药性能】

丁香:辛,温。①温中降逆:其既温中散寒,又降逆止呕、止呃,为治胃中虚寒呕吐、呃逆之要药。②散寒止痛:用于中焦虚寒脘腹冷痛。③温肾助阳:用于肾虚阳痿证,单用力弱。

小茴香:辛,温。①散寒止痛:用于寒滞肝脉之疝气疼痛,肝郁气滞有寒之睾丸偏坠胀痛,肝经受寒之少腹冷痛,或冲任虚寒、气滞血瘀之痛经。②理气和胃:用于胃寒气滞之脘腹胀痛。

【主治病证】

1. 呕吐,呃逆。
2. 脘腹冷痛。

【配伍应用】

止呕:均能温中散寒,用于脾胃虚寒呕吐病证。由于温散,故可以用治脘腹冷痛病证。另外,柿蒂乃是治疗呃逆的要药,如丁香柿蒂汤。丁香、小茴香也可以用其炒热布包温熨下腹部,有良好的止痛效果,可治疝气疼痛、睾丸肿痛、痛经。丁香温散的作用更强,由于其香味太浓,一般不作为首选药物使用。小茴香性质稍微平和,因其芳香醒脾,常作调味品用。

【常用剂量】

丁香 1～3g。小茴香 3～6g。

【用药体会】

通常认为丁香乃是治疗呃逆的主药,笔者并不喜用此药,主要是香味过重,病家难以接受此药浓烈的味道。丁香有公、母之分,作用相同,公丁香药效迅速,母丁香药力持久。

荜茇　荜澄茄

【单药性能】

荜茇:辛,热。①温中散寒:用治胃寒呕吐、呃逆、泄泻等。②下气止痛:用于虚寒胃痛,腹痛。此外,以本品配胡椒研末,填塞龋齿孔中,可治龋齿疼痛。

荜澄茄:辛,温。①温中散寒:用于胃寒脘腹冷痛、呕吐、呃逆,功似荜茇。②行气止痛:用于寒凝气滞寒疝腹痛。此外,治下焦虚寒之小便不利或寒湿郁滞之小便浑浊。

【主治病证】

1. 胃寒呕吐。

2. 脘腹疼痛。

【配伍应用】

散寒:均能温中止呕,散寒止痛,用于脾胃虚寒脘腹疼痛,呕吐病证。荜茇温热力较强,专除中焦沉寒,作用强于荜澄茄。荜澄茄温暖肾与膀胱,用治寒证小便不利,小便混浊。

【常用剂量】

荜茇 1.5～3g。荜澄茄 1.5～3g。

荜茇　草果

【单药性能】

荜茇:见 226 页。

草果:辛,温。①燥湿温中:用于寒湿偏盛之脘腹冷痛,呕吐泄泻,舌苔浊腻。其辛温燥烈,气浓味厚,作用强于草豆蔻。②除痰截疟:用于疟疾,多配常山、槟榔等同用。

【主治病证】

胃寒冷痛。

【配伍应用】

散寒:均能温中散寒,用于胃寒冷痛,吐泻,辛热燥散,作用较强。从临床来看,二药使用并不多。

【常用剂量】

荜茇 1.5～3g。草果 3～6g。

【用药体会】

草果可作为调味香料,具有特殊浓郁的辛辣香味,能除腥气,增进食欲,是烹调佐料中的佳品,其清香可口,又驱避膻臭,尤善祛寒湿,其功似草豆蔻而又甚于草豆蔻。

红豆蔻　草豆蔻

【单药性能】

红豆蔻:辛,温。温中散寒,行气止痛:用于寒湿所致的脘腹冷痛,呕吐,泄泻,不欲饮食。亦可研末掺牙,治疗风寒牙痛。

草豆蔻:辛,温。①燥湿行气:用于脾胃寒湿偏重,气机不畅所致脘腹冷痛。亦用于寒湿内盛,清浊不分而腹痛泻痢者。②温中止呕:用于寒湿内盛,胃气上逆的呕吐。

【主治病证】

1. 虚寒呕吐。

2. 脘腹冷痛。

【配伍应用】

温中:均能温中止呕,行气止痛,用于虚寒呕吐,饮酒过度致呕吐,气滞脘腹冷痛。草豆蔻用于湿浊不化之脘腹痞满,食少等,芳香且能化湿。红豆蔻温中作用类于高良姜。

【常用剂量】

红豆蔻 3~6g。草豆蔻 3~6g。

【用药体会】

草豆蔻、白豆蔻均芳香化湿,然草豆蔻温中化湿较白豆蔻为胜,草豆蔻味浊气燥,较白豆蔻少用。红豆蔻、草豆蔻、白豆蔻、肉豆蔻四种豆蔻中,以红豆蔻温燥之性最强,其次是草豆蔻。

小茴香　乌药

【单药性能】

小茴香:见 225 页。

乌药:见 238 页。

【主治病证】

1. 疝气。

2. 痛经。

3. 脘腹冷痛。

【配伍应用】

散寒:均能行气散寒止痛,用于寒凝气滞的少腹冷痛、睾丸疼痛,寒疝、痛经等证,同用加强作用,如天台乌药散。小茴香为治疗疝气疼痛的要药,其温散作用强于乌药。

【常用剂量】

小茴香 3～6g。乌药 3～10g。

【用药体会】

乌药的行气作用虽不及木香、香附多用,但其行气的部位则较广,可以治疗多个部位病变。笔者认为其主要还是治疗下腹部病变,兼治肺部气滞,这是乌药的一个特点。在治疗气滞病证方面,配伍香附、枳实、木香以后作用加强,此4药尤对于妇科气滞病证多用。小茴香因为香气太浓,较少应用。

大腹皮　五加皮

【单药性能】

大腹皮:辛,微温。①行气宽中:用于食积气滞的脘腹胀闷、大便秘结或泻而不爽。亦治湿阻气滞之脘腹胀满。②利水消肿:用于水肿,小便不利,脚气肿痛,二便不利。

五加皮:见 153 页。

【主治病证】

水肿,小便不利。

【配伍应用】

利水:均能利水消肿,用于皮肤水肿,可以同用。大腹皮的利水消肿作用强于五加皮,大腹皮主治腹部水肿,五加皮亦治脚气浮肿,尤以肾虚水肿多用。

【常用剂量】

大腹皮 5～10g。五加皮 5～10g。

【用药体会】

大腹皮主治水肿兼有气滞者为好,根据其利水作用,笔者认为其治疗肥胖病证者有效,笔者验方山楂瘦身汤中配伍有此药(见 255 页)。

八、行气药类

陈皮　青皮

【单药性能】

陈皮:辛、苦,温。①理气健脾:用于脾胃气滞所致的脘腹胀满、恶心呕吐、不思饮食等证。此外,又常用于补益剂中,以助脾运,使之补而不滞。②燥湿化痰:用于湿痰咳嗽,痰多胸闷者。亦用治寒痰咳嗽。本品为治湿痰之要药。③降逆止呕:用于气机阻滞恶心,呕吐,呃逆。

青皮:苦、辛,温。①疏肝破气:用于肝气郁结所致的胸胁胀痛,乳房胀痛及疝气痛等证。②消积化滞:用于食积气滞的脘腹痞闷胀痛等证。此外,取破气散结作用,用于气滞血瘀所致的癥瘕积聚,以及久疟痞块等证。

【主治病证】

1. 气滞所致胸胁胀痛,乳房胀痛。

2. 食积所致脘腹胀满。

【配伍应用】

1. 行气:均具有行气的作用,常配伍同用,如木香槟榔丸。青皮行气力量强于陈皮,故云其为破气之品。《本草纲目·卷30·橘》称青皮为"青橘皮",并说"青橘皮乃橘之未黄而青色者,薄而光,其气芳烈。"《中国药典》以"青皮"为正名。而

231

现代临床上所称青橘皮指的是青皮与橘皮两种药。从治疗的脏腑来说,陈皮力缓,主治脾肺气滞病变,功在中上二焦。青皮力猛破气,主治肝胃气滞病变,功在中下二焦。有陈皮治高,青皮治低的说法。《金匮要略》中用陈皮治疗胸痹,如橘枳姜汤中重用橘皮,辅以枳实、生姜,主治"胸痹,胸中气塞、短气",显然,橘皮还可以治疗心胸部位病变的。

2. 药材:青皮为橘之未成熟的果实,而陈皮为橘之果皮,因陈久者其辛辣气味稍减,药用效果好,从用药来看,新鲜者因为其辛辣,气味比较燥烈,容易上火,而经过放置以后,为陈久者,气味缓和,质量较优,故名陈皮,尤以广东新会、化州者为优,又称新会皮、广陈皮。因其色黄,李时珍又称其为黄橘皮。"橘皮宽膈降气,消痰饮,极有殊功。他药贵新,惟此贵陈"(《本草纲目·卷30·橘》)。陈皮入药以皮薄、片大、色红、油润、香气浓郁者为佳。青皮以个匀,质硬,体重,肉厚,瓤小,香气浓者为佳。橘红性味功效似橘皮,但较橘皮温燥,燥湿化痰作用较橘皮力强,行气健脾较橘皮稍逊。按照李时珍《本草纲目》所载,橘红应为橘之外层果皮,称为广橘红,另有化橘红,即化州柚皮,化橘红化痰作用优于广橘红。但现在临床所用橘红为柚的外果皮。橘红燥湿化痰作用强于橘皮,陈皮性平和,理气健脾作用强于橘红。

3. 化痰:二药均可以治疗痰证,但在表述时多直接云陈皮具有化痰之功,而不云青皮化痰。

【常用剂量】

陈皮 3～10g。青皮 3～10g。

【用药体会】

在化痰药中,陈皮是最常用之药,其行而不猛,温而不燥,运而不峻,辛而不烈,作用平和。此乃与青皮的区别要点。笔者认为二药同用可以照顾多个脏腑,青皮破气力量强,笔者尤其喜用其治疗肝区疼痛,对于现代所云肝硬化、肿块、肝炎所致胁肋疼痛作用好。除肿瘤外,剂量不宜太大。若郁滞较盛者,用此药疏肝作用佳。在疏肝方面,作用强于香附。青皮主要是治疗气分的病变,在有的中药书中,云其治疗癥瘕,而癥瘕多为血分病证,所以青皮虽云解郁治疗气分病证,其实也是治疗血分病证的,但治疗血分证又不及郁金、姜黄等部位深。

枳实 青皮

【单药性能】

枳实: 苦、辛、酸,微寒。①破气消积:用于饮食积滞之脘腹胀满,嗳腐气臭等证。②化痰除痞:用于痰浊痹阻胸膈之胸痛、短气痞闷的胸痹轻证。本品为治胸痹,结胸常用药。

青皮: 见 231 页。

【主治病证】

1. 气滞所致脘腹胀满疼痛。

2. 饮食积滞病证。

【配伍应用】

1. 破气：二药在破气方面作用较强，多用于气滞重证。青皮主治肝胃气滞，枳实主治脾胃气滞。枳实的行气作用到底侧重于何脏腑，对此有不同的认识：①认为主要是治疗胃的病变，如枳术汤善治胃脘疼痛，即所谓"心下坚，大如盘，边如旋盘，水饮所作"。②认为主要是治疗肠道的气滞病证，如大承气汤善治大便秘结。③认为主要是治疗脾的病变，如治疗脾虚气滞病证的枳实消痞丸。④认为主要是治疗肝胆疾患，如四逆散。那么这4个部位，到底枳实是重在治疗何脏腑为主呢？根据后世对枳实的认识，结合临床来看，笔者认为主要是治疗脐周气滞的病变为主，在表达方面，云善治中焦气滞为妥。

2. 消积：均能消积，用于饮食积滞病证，如木香槟榔丸中用枳壳、青皮以行气导滞。枳实下气导滞，如大承气汤治阳明腑实证和热结旁流证，具有峻下热结的作用，其所配伍的枳实就具有行气导滞的作用，而枳实导滞汤、麻子仁丸同样也是取其导滞之功。也就是说在治疗大便不通的情况下，要应用行气药，枳实为常用之品。若因腹中积聚痞满，按之硬痛等症，可用枳实配伍白术除之，枳实为消痞要药。如枳术汤治疗心下硬大如盘，痞满。枳实破气结的作用强，能横行以积滞痞闷腹痛多用。青皮、枳实配伍同用作用加强。

【常用剂量】

枳实 3～10g，大量可用至 30g。生用作用猛烈,麸炒作用较缓和。青皮 3～10g。

【用药体会】

笔者使用此二药,一般对于肝胃出现不适如胁肋疼痛同时选用,尤宜于胁痛兼有肿块者,这是因为均破气之故。

枳实　厚朴

【单药性能】

枳实:见 233 页。

厚朴:见 164 页。

【主治病证】

1. 气滞病证之胸腹胀满,疼痛。

2. 饮食积滞病证。

【配伍应用】

行气:均能行气消积,用于胸腹胀满,大便秘结,临证多配伍为用,祛有形之实满,除无形之气胀,如大承气汤、小承气汤、麻子仁丸。根据行气散结作用,又可以同用其治疗痞满,大便不调,如枳实消痞丸。治胸痹心痛,如枳实薤白桂枝汤。也用治癥瘕,如仲景《金匮要略·疟病脉证治》篇用鳖甲煎丸,治疗疟母配伍有厚朴。治疗因为气滞导致的肿痛、疝气,也常同用,如橘核丸。枳实配厚朴,消痞除满。枳实以破气消痞为主,厚朴以行气降逆消胀除满为要。两药相伍,相得益彰。临床无论寒热、痰湿所致之胸腹胀满、脘腹痞闷或喘满呕逆,或便结不通等,均可应用。

【常用剂量】

枳实 3～10g。厚朴 3～10g。

【用药体会】

《神农本草经》记载枳实"主大风在皮肤中,如麻豆苦痒",这是指枳实具有止痒的作用,可以用治风疹瘙痒以及其他原因所致的痒感,从临床实践来看,枳壳较枳实更多用一些,如荆防败毒散就应用了枳壳。因此若瘙痒病证可以选用枳实或枳壳。内脏下垂尤以中气下陷多见,对于此证传统的治疗方法多选用补中益气汤,而在临床上发现将枳实配伍于补中益气汤中后能增强升提作用,因为枳实具有行气之功,主下行,本来内脏下垂应该选用升提之品,何以在补中益气的基础上又配伍具有沉降的枳实呢? 这是取其欲升先降之效,犹如一个拳头要将其打出,先收回再出手,力量则更大,用枳实即取其此特点。笔者据此凡用补中益气汤时就加用枳实以提高疗效。根据此认识,现有应用枳实配伍茺蔚子治疗子宫脱垂者。

木香　香附

【单药性能】

木香:辛、苦,温。行气止痛:用于脾胃气滞所致的脘腹胀痛、食少呕吐等证,以及湿热泻痢后重者。本品辛行苦泄,药性温通,芳香气烈而味厚,善行脾胃、大肠之滞气而止痛,为行气止痛之要药。此外,于补益药中,少佐本品,可使其补而不腻。

香附:辛、微甘、微苦,平。①疏肝解郁:用于肝郁气滞所致的胁肋胀痛等证。还可用于气、血、痰、食、湿、热诸郁所致的胸膈满闷,吞酸呕吐等证。乃疏肝、行气、解郁要药。②调经止痛:用于肝郁气滞的月经不调、痛经等证。李时珍称其为"气病之总司,女科之主帅"。

【主治病证】

1. 气滞脘腹胀痛、胁肋胀痛。

2. 月经不调,痛经。

【配伍应用】

行气:二药均治疗脾胃气滞、脘腹胀痛、食少诸症,可配伍应用,如木香顺气丸。也用于气滞之月经不调,痛经。木香药性偏燥,主入脾胃,善治脾胃气滞之食积不化,泻痢里急后重,兼可用于治疗胁痛、黄疸、疝气疼痛以及胸痹心痛,为理气止痛之要药。香附性质平和,能疏肝解郁,用于肝气郁结之胁肋胀痛,乳房胀痛,疝气疼痛,如柴胡疏肝散。尤为调经止痛要药,用于月经不调,痛经,癥瘕疼痛等证,如四制香附丸。

【常用剂量】

木香 3～10g。香附 6～10g。

【用药体会】

香附有气中之血药之谓,李时珍说香附乃"气病之总司,女科之主帅"。即概括了香附的作用。在多年的临床中,笔者总结一首治疗痛经的验方,命名为香附调经汤。

组成:香附 12g,郁金 12g,当归 15g,白芍 15g,川芎 10g,佛手 15g,玫瑰花 12g,生山楂 15g,延胡索 15g,乌药 10g,枳实 10g,木香 6g。

本方具有行气活血,调经止痛的作用。主治女子月经不调,痛经,闭经以及胸胁疼痛,胀满不适。此方是笔者根据先师熊魁梧教授多年的临床经验再结合个人的体会组方的。水煎服。也可以做成丸剂、膏剂内服。

木香　乌药

【单药性能】

木香:见 236 页。

乌药:辛,温。①行气止痛:用于寒凝气滞胸腹胀痛,疝气疼痛。②温肾散寒,用于下元不足,膀胱虚冷之小便频数,小儿遗尿,如缩泉丸,以及疝气,痛经等证。善行下焦之气。

【主治病证】

气滞病证之胸腹胀满疼痛。

【配伍应用】

行气:均用于气滞所致多部位疼痛,如胸痛、腹痛、胃痛、疝气疼痛、睾丸疼痛,可以同用,如天台乌药散、五磨饮子。木香行气作用强于乌药,芳香温通,脾胃气滞多用。乌药其行气散寒作用范围广,能上通肺脾,行散胸腹滞气,下达肾与膀胱,温散膀胱冷气,以及疝气作痛,妇女痛经等,尤以少腹气滞疼痛多用,如四磨汤。

【常用剂量】

木香 3～10g。乌药 3～10g。

【用药体会】

根据老师的经验,用木香时剂量限制在 6g 以内。因为木香虽行气,但同时也耗气。先师熊魁梧曾治 1 例胃溃疡患者,前医投以香砂六君子汤,并无效果,后延熊师诊之,仍投以香砂六君子汤竟有奇效,病家不解,我等学生亦不解,乃求教于师,师云:诸医皆以木香行气,而不知亦耗气耳,若妄用之,剂量偏大,非但无效,反致疼痛更甚。胃溃疡者,病程多长,木香量大,非行气实乃耗气耳,气耗则疼痛更重,由此形成恶性循环,故切不可急功近利。熊师有时又将香砂六君子汤中木香改为香附,因香附不耗气之故。在治疗月经疾病时,老师的经验是一般也只用 6g,因此笔者在临床中严格遵循老师的用药经验,控制木香的用量。

木香　黄连

【单药性能】

木香:见 236 页。

黄连:见 65 页。

【主治病证】

湿热痢疾。

【配伍应用】

治痢:黄连清热燥湿,木香行气止痛,二药配伍具有清热燥湿、行气化滞之功,即香连丸,用于湿热痢疾,腹痛、里急后重等。其中木香取行气则后重自除。

【常用剂量】

木香 3～10g。黄连 2～10g。

【用药体会】

香连丸治下痢赤白如鱼脑,日夜无节度,里急后重,腹痛不可堪忍者,同时也治肠胃虚弱,冷热不调,泄泻,烦渴,米谷不化,腹胀肠鸣,胁肋胀满,不思饮食。此为固定配伍,现也用治消化不良。

香附　柴胡

【单药性能】

香附:见 237 页。

柴胡:见 37 页。

【主治病证】

肝气郁滞之情绪抑郁,胸腹胀满不适,胁肋疼痛。

【配伍应用】

疏肝:均为常用之疏肝解郁之品,用于肝郁气滞所致胁肋胀痛,乳房胀痛,月经不调。可以同用,如柴胡疏肝散。单纯从行散作用来看,柴胡作用强,所以柴胡剂量不宜太大。香附行气止痛,为调经要药。

【常用剂量】

香附 6～10g。柴胡 3～10g。

【用药体会】

传统用香附是取其行气作用,但临床发现将香附与板蓝根、薏苡仁、木贼配伍以后,具有抗病毒作用,可以治疗扁平疣,痤疮、蝴蝶斑等,据此又认为有美容作用,笔者常用其治疗痤疮等,参看薏苡仁消痤汤(见175页)。

香附　青皮

【单药性能】

香附:见237页。

青皮:见231页。

【主治病证】

肝气郁结所致的胁肋疼痛,痛经,月经不调。

【配伍应用】

疏肝:均具有疏肝解郁的作用,用于肝气郁结的病证,尤以治疗胁痛多用。青皮破气力强,用于气郁重证。香附行气力缓。

【常用剂量】

香附6~10g。青皮3~10g。

【用药体会】

笔者治疗肝病尤喜将二药配伍同用以加强疏肝作用,同用作用增强。

香橼　佛手

【单药性能】

佛手:辛、苦,温。①疏肝解郁:用于肝郁气滞及肝胃不和之胸胁胀痛、脘腹痞满等。②理气和中:用于脾胃气滞之脘腹胀满、呕恶食少等。此乃芳香醒脾常用之药。③燥湿化痰:用于咳嗽痰多,胸闷胸痛之证。

香橼:辛、微苦、酸,温。①疏肝解郁:用于肝气郁滞所致胸胁胀痛。本品功同佛手,但效力较逊。②理气和中:用于脾胃气滞之脘腹胀痛,嗳气吞酸,呕恶食少。本品气香醒脾作用好。③燥湿化痰:用于痰多、咳嗽、胸闷等。

【主治病证】

1. 肝郁气滞及肝胃不和之胸胁胀痛、脘腹痞满等。

2. 脾胃气滞之脘腹胀满、呕恶食少。

3. 咳嗽痰多,胸闷胸痛。

【配伍应用】

1. 行气:二药主要用于脾胃气滞所致脘腹胀满疼痛,呕恶食少。又能醒脾开胃。也用于肝郁气滞胁肋疼痛。从行气力量来看,佛手清香之力胜,疏肝解郁力优,作用强。

2. 化痰:均用于湿痰停聚之痰多咳嗽,胸闷气急,作用较为平和。从使用来看。香橼的作用和佛手基本相似,二者可以互相代替使用,香橼燥湿化痰作用稍胜,但临床以佛手多用。清代张璐《本经逢原·卷3·柑橼》云:"柑橼乃佛手、香橼两种,性味相类,故《纲目》混论不分。盖柑者,佛手也,专破滞气。今人治痢下后重,取陈年者用之,但痢久气虚,非其所宜。橼者,香橼也,兼破痰水。近世治咳嗽气壅,亦取陈者,除去瓤核用之,庶无酸收之患。《丹方》治鼓胀诸药不效,用陈香橼一枚连瓤、大核桃肉二枚连皮、缩砂仁二钱去膜,各煅存性为散,砂糖拌调,空腹顿服。服后水从脐出,屡验。"在此将二药进行了应用区别。从现代临床应用来看,佛手的药材用的是佛手的干燥果实,而香橼用的是枸橼或香橼的成熟果实。

【常用剂量】

佛手 3～10g。香橼 3～10g。

【用药体会】

佛手的香气馥郁幽长,滋味醇厚、回味甘爽,能提神醒脑、醒酒消暑、开胃健脾。单用佛手泡水饮,具有良好的行气作用,主治脾胃、肝胆气滞病证。笔者尤其喜用此药治疗脾胃气滞、妇科病证,治疗痛经的方中就选用了本品,参看香附调经汤(见 238 页)。在行气方面,佛手较香附作用要强。化痰止咳之力弱于陈皮。疏肝之力逊于青皮,然一物而兼理肺脾肝三经之气滞,平和而无燥烈之弊。从使用来看,配伍玫瑰花以后行气作用更佳。在治疗胃病方面,诸如胃痛,食欲不振,大便不调,佛手的作用很好。以佛手酒浸剂,适量内服治胆绞痛,对胆石症引起胆绞痛经常发病者,可起到长期缓解作用。

香橼　青皮

【单药性能】

香橼:见 242 页。

青皮：见 231 页。

【主治病证】

肝郁气滞所致胁肋胀痛,乳房胀痛,月经不调等。

【配伍应用】

解郁：均能疏肝解郁,用于肝郁气滞的病证,青皮行气作用强,善于治疗气滞的重证,香橼作用平和,多作为辅助药物使用。

【常用剂量】

香橼 3~10g。青皮 3~10g。

【用药体会】

笔者在治疗肝病方面,将二药配伍可以加强疏肝作用,尤其是对于脘腹胀满可以选用。香橼作用的部位主要是脾肺,而青皮作用的部位主要是肝胃。

香橼　陈皮

【单药性能】

香橼：见 242 页。

陈皮：见 231 页。

【主治病证】

1. 脾胃气滞疼痛。

2. 咳嗽痰多,胸闷胸痛。

【配伍应用】

1. 行气：均能行气止痛,用于气滞所致病证。香橼可以治疗脾胃、肝胆气滞病证,其解郁作用好。陈皮主治脾胃气滞病证,降逆作用好。

2. 燥湿：均能燥湿化痰，用于湿痰，上气咳逆证。陈皮温燥，化痰作用胜于香橼，主治肺脾之证，如咳嗽、痰多证。

【常用剂量】

香橼 3～10g。陈皮 3～10g。

【用药体会】

二药在治疗脾胃气滞方面可以同用，但陈皮多用。由于香橼作用平和，多只作为辅助药物应用。

沉香 乌药

【单药性能】

沉香：辛、苦，微温。①行气止痛：用于寒凝气滞的胸腹胀痛，脾胃虚寒之脘腹冷痛。②温中止呕：用于胃寒呕吐清水及呃逆等证。③纳气平喘：用于下元虚冷，肾不纳气之虚喘证。

乌药：见 238 页。

【主治病证】

1. 胸腹气滞胀满疼痛。

2. 胸闷气短，呕吐。

【配伍应用】

1. 行气：均能行气散寒，用于胸腹气滞胀满疼痛，更多用于下腹部气滞证。同用则作用更好，如四磨汤、五磨饮子。乌药对于胸腹部一切气滞证无处不达。沉香行气不伤气，温中不助火。

2. 温肾:均能治疗肾寒证,但适应证不同。沉香苦泄下行,温肾之功胜于乌药,善治肾不纳气喘促。乌药善治肾虚膀胱失约导致的小便约束失司的尿频。

【常用剂量】

沉香1~5g。宜后下,亦可入丸散,每次0.5~1g。乌药3~10g。

【用药体会】

乌药的行气作用虽不及木香、香附多用,但其行气的部位则较广。从临床来看,乌药的行气作用强于香附。黄宫绣云乌药:"功与木香、香附同为一类,但木香苦温,入脾爽滞,每于食积则宜;香附辛苦,入肝、胆二经,开郁散结,每于忧郁则妙;此则逆邪横胸,无处不达,故用以为胸腹逆邪要药耳。"所以乌药除治疗下部气滞以外,也能治疗胸部气滞是其特点。即上中下三焦气滞病证皆可应用。笔者尤其喜用乌药行气止痛,治疗胸腹部位的疼痛病证。治疗月经不调,笔者多将其为首选。

沉香 檀香

【单药性能】

沉香:见245页。

檀香:辛,温。行气止痛,散寒调中:用于寒凝气滞之胸腹冷痛,食少呕吐,胸痹绞痛。本品辛散温通,气味芳香,善理脾胃,调肺气,利胸膈,偏治胸膈气滞病证。

【主治病证】

    1. 气滞病证。

    2. 呕吐。

【配伍应用】

    1. 行气:均能行气止痛,用于胸腹气滞,闷胀作痛。沉香行气而以中下焦病变为主。檀香行气而以中上焦病变为主。

    2. 止呕:均能温中散寒止呕,用于脾胃虚寒所致呕吐、呃逆诸证。沉香作用强于檀香。

【常用剂量】

    沉香 1～5g。檀香 2～5g。入煎剂宜后下,若入丸散,1～3g。

【用药体会】

    沉香入煎剂的效果不如散剂、丸剂佳。加之沉香的价格较贵,所以以入丸散剂多用。檀香的作用主要是治疗气滞胀痛,以胸部、上腹部病证多用,其行气兼走血分,故也治疗血瘀病证。尤以治疗心胸部位的病证较好。通常所云以行气为主,若既治气分病亦治血分可以配伍香附、玫瑰花、延胡索、川芎、郁金等。檀香现用来治疗冠心病心绞痛,解除胸闷作用好,能宣散气郁。

荔枝核　川楝子

【单药性能】

    荔枝核:辛、微苦,温。行气散结,散寒止痛;

用于肝经寒凝气滞所致的疝气、睾丸肿痛,还可用于寒性的胃脘疼痛或妇人气滞血瘀之痛经、产后腹痛等。

川楝子:苦,寒。有小毒。①理气止痛:用于肝气郁滞或肝郁化火所致的胸胁胀痛、脘腹疼痛及疝痛。②杀虫疗癣:用于虫积腹痛,头癣,秃疮。

【主治病证】

肝气郁结所致疝痛,睾丸作痛,胃痛,腹痛。

【配伍应用】

行气:二药通过理气而治疗气滞病证,川楝子主要是治疗肝气郁滞的病证,而荔枝核尚可以治疗胃脘气滞病证。同时二药也通过行气而散结,治疗结肿病证。由于川楝子苦味较重,所以使用剂量不能太大。

【常用剂量】

荔枝核 5~10g。川楝子 3~10g。

【用药体会】

李时珍说:"荔枝核入厥阴,行散滞气,其实双结而核肖睾丸,故其治㿗疝卵肿,有述类象形之义"(《本草纲目·卷 31》)。这是讲荔枝核主治阴部疾患,尤以睾丸肿胀疼痛为好,因其散结也用其治疗乳房肿痛,但作用不强。对于肝经寒凝气滞所致疝痛,肝气郁滞胃脘久痛及妇人气滞血瘀致经前腹痛或产后腹痛等可以选用。

荔枝核　橘核

【单药性能】

荔枝核:见 247 页。

橘核:苦,平。行气散结:用于睾丸肿胀作痛,疝气疼痛,乳房胀痛,乳痈。

【主治病证】

肝郁气滞所致疝痛,睾丸作痛。

【配伍应用】

散结:根据中医理论认识,"核"能散结的特点,二药均能行气散结止痛,如睾丸肿痛,疝气疼痛,乳房肿痛等,偏于治阴部病变的肿痛,其散结作用较好。可以配伍应用,如橘核丸。由于橘核的药材较荔枝核要轻,其治疗的病变部位稍上。

【常用剂量】

荔枝核 5～10g。橘核 5～10g。

【用药体会】

橘核、青皮、橘叶均行气散结止痛,青皮力强,行肝经少腹气滞;橘叶力缓,行胸胁胃脘气滞;橘核力中等,行肝经气滞,睾丸、乳房部位病变多用。笔者更喜用青皮散结。在治疗疝气方面,笔者喜用橘核、青皮、荔枝核,却极少使用小茴香,因香气太浓之故。

玫瑰花　绿萼梅

【单药性能】

玫瑰花：甘、微苦，温。①疏肝解郁：用于肝郁犯胃之胸胁脘腹胀痛，呕恶食少。本品芳香行气止痛之功作用好。②调经止痛：用于肝气郁滞之痛经，月经不调，经前乳房胀痛。③活血化瘀：用于跌打损伤，瘀肿疼痛。作用较平和。

绿萼梅：微酸、涩，平。①疏肝解郁：用于肝胃气滞之胁肋胀痛，脘腹痞满，嗳气纳呆等。②和中化痰：用于痰气郁结之梅核气。

【主治病证】

气郁之胁痛，胃脘作痛。

【配伍应用】

解郁：均能疏肝，用于肝胃不和所致的胁痛，脘闷，胃脘作痛等。玫瑰花兼入血分，能活血止痛，用于气血瘀滞所致月经不调，经前乳房胀痛，损伤作痛等。绿萼梅理气化痰，用于痰气交阻所致的梅核气，咽中如有物作梗之证。二药作用较弱。

【常用剂量】

玫瑰花 2～10g。绿萼梅 3～5g。

【用药体会】

绿萼梅乃梅花，以白梅花作用更好一些，主要是具有解郁作用，对于肝气郁结具有良好的作用。根据其治疗梅核气的特点，笔者喜用此药治疗咽部异物感。

薤白 桂枝

【单药性能】

薤白:辛、苦,温。①通阳散结:用于寒痰阻滞,胸阳不振之胸痹证,为治胸痹之要药。②行气导滞:用于胃寒气滞之脘腹痞满胀痛,泻痢,里急后重。

桂枝:见 1 页。

【主治病证】

胸痹心痛。

【配伍应用】

治疗胸痹:均具有温通心阳的作用,用于胸痹,胸闷,短气等,并可以配伍同用,如枳实薤白桂枝汤。桂枝亦入血分,通阳的范围广,也用治风湿痹痛,痛经,水肿,痰饮证。薤白只入气分,乃是治疗胸痹的要药,单用即可,临床配伍瓜蒌作用更好。张仲景治疗胸痹首选的药物就是薤白,其组方有瓜蒌薤白白酒汤,瓜蒌薤白半夏汤,枳实薤白桂枝汤。今人将薤白的功效总结为通阳泄浊开胸痹,利窍滑肠散结气。

【常用剂量】

薤白.3～10g。桂枝 6～10g。

【用药体会】

笔者认为从通阳方面来说,桂枝作用强,因桂枝走血分,容易动血,有"桂枝下咽,阳盛则毙"的说法,而配伍甘草后可以减轻此动血情况。薤白因具有较为浓厚的大蒜气味,病家不太容易接受,故临床对于薤白用之较少。吃了薤白(藠头)以及大蒜后,口中散发出浓烈的大蒜气味,需要祛除口臭,可以用:①嚼些茶叶。②白糖水漱口。③用 1 片当归含口内。④吃几枚大枣。⑤吃几粒花生。⑥用少许大蒜茎叶放口内细嚼。⑦喝点生姜水。⑧山楂泡水饮。

薤白　葱白

【单药性能】

薤白:见 251 页。

葱白:见 25 页。

【主治病证】

阳虚病证。

【配伍应用】

通阳:二药在通阳方面,所适应的病证不同。葱白通阳取散寒之功,用于阴盛格阳于外之腹泻,脉微,厥冷,亦用于膀胱气化失司,小便不通或腹部冷痛等,如白通汤。薤白通阳取行气之功,用于寒痰湿浊凝滞胸中,阳气不能宣通之胸闷作痛,胸痹证,如瓜蒌薤白白酒汤。

【常用剂量】

薤白 3～10g。葱白 3～10g。

【用药体会】

《金匮要略·果实菜谷》载:"生葱不可共蜜食之,杀人,独颗蒜弥忌。"在其后来的本草书中也有如此记载,葱不能与蜂蜜同食,笔者仔细检索了文献,此二味食品(也是药物)不能同时食用,古今均有如此说法,应予注意。《伤寒论》用治内真寒外假热,出现身不恶寒,面色赤者,也就是所谓的戴阳证,用通脉四逆汤,其中取葱白通达阳气,宣通上下,破阴回阳,解除阴阳格拒之势。葱白并无温补回阳之功,其祛寒作用亦弱,方中重用葱白之由,乃是因为阳气隔绝不通,姜附之力虽能益阳,不能使真阳之气必入于阴中,唯葱白味辛,能通阳气,令阴得阳而利,庶可愈矣。姜附大辛大热之药,藉以葱白益人阳气,一以温之,令阳气得入,一以发之,令阴气易散。

九、消食药类

山楂　莱菔子

【单药性能】

山楂:甘、酸,温。①消食化积:用于肉食积滞之脘腹胀满,嗳气吞酸,腹痛便秘证。治肉食积滞,可单用本品煎服。亦治泻痢腹痛,可单用焦山楂水煎服,或用山楂炭研末服。本品尤为消化油腻肉食积滞之要药。②活血化瘀:用于瘀阻胸痛、腹痛,产后恶露不尽或痛经,腹痛,经闭。可单用本品加糖水煎服。亦治疝气痛。

莱菔子:辛、甘,温。①消食除胀:用于食积气滞,脘腹胀满或疼痛,嗳气吞酸等。本品尤善行气消胀。②降气化痰:用于痰涎壅盛,咳喘,胸闷兼食积。

【主治病证】

饮食积滞证之脘腹胀满,嗳气吞酸。

【配伍应用】

1. 消食导滞:山楂、莱菔子均具有消食导滞的作用,可以同用,如保和丸。山楂乃是消食要药,主要是消肉食积滞,由于消积作用,现用其减肥瘦身。《本草纲目·卷30·山楂》载:"煮老鸡、硬肉,入山楂数颗即易烂。"就是说山楂具有极好的消肉食积滞的作用。其实在《本草纲目·卷17·凤仙》中记载的急性子的消肉食作用较山楂还要强,其曰:"凤仙子其性急速,故能透骨软坚,庖人烹鱼肉硬者,投数粒即易烂,是其验也。"显然,用山楂数颗和用急性子数粒相比,急性子的作用更强,因为急性子的药材要比山楂小。莱菔子消食作用主要是通过行气促进肠胃功能,所以其行气作用好,以气滞病证更多用,相对而言较麦芽、谷芽、神曲都要强。

2. 行气:莱菔子具有行气作用,笔者体会,其对于下腹部积滞作用好。因食积多有气滞病证,所以莱菔子治疗食积腹胀效果好。莱菔子的行气作用主要是主下行。但山楂是否有行气作用,尚有争议。大学教材《中药学》4、5版,七年制《临床中药学》记载"活血散瘀",而6、7版记载"行气散瘀",如此就出现分歧,当以5版教材记载为妥。

【常用剂量】

山楂6～12g。莱菔子6～12g。入药多炒用。

【用药体会】

根据临床应用来看,二者通过消食导滞,可以用于肥胖病证,笔者在临床中总结一首验方,命名为山楂瘦身汤。

组成:生山楂15g,玉米须30g,决明子15g,茯苓皮15g,冬瓜皮30g,生首乌40g,橘络15g,荷叶50g,莱菔子15g,茵陈15g,薏苡仁30g,大腹皮15g,虎杖15g,泽泻10g。

功效:利尿消肿,通腑瘦身。主治肥胖病症。亦用治高血脂、高血压、动脉硬化。水煎服,也可以做成丸剂、散剂应用。方中橘络乃是笔者在临床中发现其具有瘦身作用。上述药物作用平和，具有利尿不伤阴，通便不导泻。山楂现作为减肥要药，使用时也可将山楂和荷叶泡水代茶饮，有降低血脂的作用，改善血管粥样病变，因而在心血管防治方面有重要意义。山楂的降脂作用是脂质的消除，具有调节全身循环作用。在减肥瘦身方面，要用生山楂。

麦芽　稻芽

【单药性能】

麦芽：甘，平。①消食健胃：用于食积证，脾虚食少，食后饱胀，小儿乳食停滞，单用本品煎服或研末服有效。本品长于消米面淀粉类食积。②回乳消胀：用于妇女断乳或乳汁郁积之乳房胀痛等。取其回乳之功，可单用生麦芽或炒麦芽120g（或生、炒麦芽各60g），煎服。③疏肝解郁：用于肝气郁滞或肝胃不和之胁痛。

稻芽：甘，平。消食健胃：用于饮食积滞，脾虚食少。其消食和中，作用和缓，助消化而不伤胃气，尤善消米面薯芋类食积，常与麦芽相须为用。

【主治病证】

饮食积滞病证，如脘腹胀满疼痛，食后饱胀。

【配伍应用】

治疗饮食积滞：均能消食和中，健胃，主治米面薯芋类食滞证及脾虚食少等，临床常相须为用，俗称二芽。从作用来说麦芽消食健胃力较强，善消面类食积，稻芽善消谷食，力和缓，以和为消而不伤胃气。二者的区别是,麦芽主要是消麦食,即帮助淀粉类食物消化,此药在消食方面很常用,李时珍认为"消化一切米,面,诸果食积"(《本草纲目·25卷·蘖米》),且性质平和。稻芽消食作用较麦芽少用,如"炒三仙"中用麦芽而不用稻芽。

谷芽有两种,南方用的是稻谷经发芽制成的,李时珍云"稻蘖一名谷芽"。而北方用的是粟谷经发芽而成的,李时珍云"粟蘖一名粟芽"(《本草纲目·卷25·蘖米》)。《本草汇言·卷14》载"蘖米:粟芽、谷芽、麦芽三种统称。"并分别记载了粟芽、谷芽、麦芽。所以谈到谷芽自然指的就是稻谷芽。为了区别使用,现将稻谷芽称为稻芽,而将粟米发芽制成的称为粟谷芽。南方用的谷芽多是稻谷芽,北方用的多是粟谷芽。现在有些中药书籍记载分别云稻芽、谷芽,显然这样一来就将谷芽限定为粟谷芽,这就与《本草纲目》《本草汇言》所载产生冲突了。稻谷芽生用偏于和中,炒用偏于消食。临床凡内伤或外感而致脾胃健运不及,脏腑功能低下者,均可配伍应用,单用能增进食欲。若大病久病之后胃气受伤,食纳不香者也可灵活随症应用。

【常用剂量】

麦芽 6～12g。用于回乳,剂量可增至 30～120g。生麦芽功偏消食健胃;炒麦芽多用于回乳消胀。稻芽 6～12g。

【用药体会】

传统认为使用二芽较单用效果要好,所以笔

者喜二药同用。"炒三仙"用的是神曲、麦芽、山楂,这也说明稻芽消食作用稍弱一些。

莱菔子　枳实

【单药性能】

莱菔子:见 254 页。

枳实:见 233 页。

【主治病证】

1. 气滞病证脘腹胀满,食少。

2. 痰证。

【配伍应用】

化痰与行气:均用于痰阻气滞病证,前人认为二药有推墙倒壁之功,但在使用方面有所不同。莱菔子行气兼能降气,用于脘腹胀满,矢气不出。因主下行,对于痰阻气机不降所致咳喘痰多作用好,喘证多用,如三子养亲汤。枳实行气主横行,用于腹部攻撑作痛,脘腹痞满,胀痛不舒。

【常用剂量】

莱菔子 6～12g。枳实 3～10g。

【用药体会】

莱菔子行气,对于便秘效果很好,取气行则便通。其机制是通过行气之功,导气下行,促进大肠蠕动,以通导大便,尤其是对于欲大便而不能排便者效果好。笔者认为其通便作用尤佳,一般配伍通便作用的药物如肉苁蓉、当归后作用明显,且不伤正。根据通便的特点,笔者又用其减肥瘦身。

十、驱虫药类

使君子　槟榔

【单药性能】

使君子：甘，温。①驱杀蛔虫：用于蛔虫病证。轻证单用本品炒香嚼服。本品为驱蛔要药。②消积除疳：用于小儿疳积面色萎黄。

槟榔：苦、辛、温。①驱虫：用于多种肠道寄生虫病，对绦虫、蛔虫、蛲虫、姜片虫、钩虫等肠道寄生虫都有驱杀作用，并借其缓泻作用而有助于驱除虫体，治绦虫证疗效最佳，但须重用。②行气消积：用于食积气滞，脘腹胀满，痢疾里急后重之证。本品善行胃肠之气，兼缓泻通便而消积导滞。③利水消肿：用于水肿，脚气肿痛，尤以腰以下水肿多用。④截疟：用于治疗多种疟疾。

【主治病证】

1. 肠道多种寄生虫。

2. 疳积。

【配伍应用】

1. 杀虫：均能治疗肠道多种寄生虫，如蛔虫、钩虫、绦虫等，可以同用，如肥儿丸。使君子以驱杀蛔虫为主要作用。宋代《开宝本草·卷9》载："俗传始因潘洲郭使疗小儿多是独用此药,后来医家因号为使君子也。"《本草纲目·卷18·使君子》引用了此说法。蛔虫有个特点,就是得辛则伏,得苦则下,得酸则安,得甘则翻,见洞就钻,在治疗蛔虫时一般选用辛、苦、酸味的药物,但使君子是例外,其味甘,单用就有明显的效果。所以《本草纲目》载:"凡杀虫药多是苦辛,惟使君、榧子,甘而杀虫,亦一异也。凡大人小儿有虫病,但每月上旬侵晨空腹食使君子仁数枚,或以壳煎汤咽下,次日虫皆死而出也。或云七生七煨食亦良。忌饮热茶,犯之即泻。此物味甘气温,既能杀虫,又益脾胃,所以能敛虚热而止泻痢,为小儿诸病要药。"南北朝时期的陶弘景在《本草经集注》中记载槟榔,说它"杀三虫,疗寸白",三虫就是多种寄生虫,寸白虫就是绦虫。这是说槟榔为治疗寄生虫的要药。槟榔的杀虫作用,既有直接的杀灭作用,也因其性下坠,能逐虫下行,也就是将寄生虫排出体外,达到治疗作用的。

2. 消疳:二药均具有治疗小儿疳积的作用,由于虫积可以导致疳积,所以治疗虫积即可以达到消疳的目的,单用使君子即有效果。李时珍说:"槟榔其功有四:一曰醒能使之醉,盖食之久,则熏然颊赤,若饮酒然,苏东坡所谓'红潮登颊醉槟榔'也。二曰醉能使之醒,盖酒后嚼之,则宽气下痰,余醒顿解,朱晦庵所谓'槟榔收得为祛痰'也。三曰饥能使之饱。四曰饱能使之饥,盖空腹食之,则充然气盛如饱;饱后食之,则饮食快然易消"(《本草纲目·卷31·槟榔》)。由此看来,槟榔的作用很特别,具有醒能使之醉,醉能使之醒,饥能使之饱,饱能使之饥的作用特点。吃多,吃少,吃饱,吃好要掌握好分寸,才有益于身体健康。若作为药物使用,就要注意其正确应用。

【常用剂量】

使君子10～12g,捣碎煎服。炒香嚼服,小儿每岁1～1.5粒,一日总量不超过20粒。空腹服用。槟榔3～10g,行气消积利水;30～60g,驱绦虫、姜片虫。

【用药体会】

二药杀虫消疳作用好,从临床使用来说,使君子、槟榔配伍以后作用加强,但由于寄生虫病多见于小儿,而槟榔作用较强,所以一般使用时剂量不能太大,以防伤及正气。

使君子 榧子

【单药性能】

使君子:见259页。

榧子:甘,平。①杀虫消积:用于蛔虫、钩虫、绦虫、姜片虫等多种肠道寄生虫。本品兼能润肠通便,可不配泻下药同用。亦可治丝虫病。②润肠通便:用于肠燥便秘。③润肺止咳:用于肺燥所致咳嗽,其力弱,只宜于轻证。

【主治病证】

虫积腹痛。

【配伍应用】

杀虫:均能杀虫消积、除疳,用于蛔虫以及疳积。其味甘而不伤脾胃。使君子驱虫作用较强,而以驱蛔为主,并善治疳积,能益脾胃,为疗疳要药。榧子驱虫作用较弱,可用于多种肠寄生虫病,以驱杀绦虫和蛲虫为主,且有滑肠作用,大量用时通过缓泻,有助于虫体排出。

【常用剂量】

使君子 10～12g,捣碎煎服。榧子 10～15g。

【用药体会】

甘味药一般不用于蛔虫病证,但使君子、榧子是例外。榧子杀虫作用并不强,一般只作辅助药物使用,其可以食用。有认为服榧子时,不宜食绿豆,以免影响疗效。但从临床来看,绿豆虽可解多种毒,但并不解药物作用,应该是可以同用的。

槟榔　莱菔子

【单药性能】

槟榔:见 259 页。

莱菔子:见 254 页。

【主治病证】

气滞病证之脘腹胀痛,大便不畅。

【配伍应用】

行气:均能行气消积除胀,用于食积不化之脘腹胀痛,或腹痛腹泻,泻而不畅,作用强,而尤以下腹部气胀为优,配伍后作用更佳。槟榔在行气方面也用于食积气滞,腹胀便秘,或泻痢后重,泻而不畅,以导滞为功,导肠垢缓通便。莱菔子行气,以降气为功,降肺气主消痰,用于喘息。在消食方面较槟榔用之更多。

【常用剂量】

槟榔 3～10g。莱菔子 6～12g。

【用药体会】

笔者体会对于下腹部气胀,即想矢气而不能者,二药效果尤佳。因为槟榔具有很好的行气作用,临床配伍莱菔子作用更好。《本草蒙筌·卷4·木部》云槟榔"久服则损真气,多服则泻至高之气,较诸枳壳、青皮,此尤甚也"。此说是对的。朱震亨《本草衍义补遗·莱菔根》云:"其子推墙倒壁之功。俗呼为萝卜,亦治肺痿吐血。又其子水研服,吐风痰甚验。《衍义》曰:散气用生姜,下气用莱菔。"意思是说其作用强。朱震亨云莱菔子有推墙倒壁之功,而《医学衷中参西录·药物》云莱菔子:"无论或生或炒,皆能顺气开郁,消胀除满,此乃化气之品,非破气之品。而医者多谓其能破气,不宜多服,久服,殊非确当之论。盖凡理气之药,单服久服,未有不伤气者,而莱菔子炒熟为末,每饭后移时服钱许,借以消食顺气,转不伤气,因其能多进饮食,气分自得其养也。若用以除满开郁,而以参、芪、术诸药佐之,虽多服久服,亦何至伤气分乎。"张锡纯认为莱菔子非破气之品,作用平和。笔者体会,虽说莱菔子破气,但并不伤正气,临床可以放心大胆使用。笔者比较认同张锡纯的观点,因此将其作为常用之品。笔者使用莱菔子一般使用剂量较大,多在 15g 以上,因其并不伤正气。

槟榔 木香

【单药性能】

　　槟榔:见 259 页。

　　木香:见 236 页。

【主治病证】

　　1. 胃肠气滞脘腹胀满,疼痛,食欲不振,大便不畅。

　　2. 痢疾。

【配伍应用】

　　1. 行气:均具有行气之功,用于气滞病变,从行气的作用力量来看,槟榔作用强。从部位来说,槟榔所治疗的部位要下一些,这是因为槟榔主沉降。木香香气浓,善走脾胃。从临床来看,木香也善治肝胆病变,如胁痛、口苦、黄疸,以及大肠病证,如痢疾。也有认为木香统治一身上下内外诸气者。《本草汇言·卷 2·芳草部》云:"《本草》言治气之总药,和胃气,通心气,降肺气,疏肝气,快脾气,暖肾气,消积气,温寒气,顺逆气,达表气,通里气,管统一身上下内外诸气,独推其功。"因此现代临床用木香治疗全身各种气滞病证。治病部位较槟榔要广。

　　2. 治痢:均可以治疗痢疾,可以配伍同用,如木香槟榔丸,主治积滞内停,脘腹胀满疼痛,下痢赤白,里急后重或大便秘结。芍药汤主治湿热痢,因行气则后重自除,临床上治疗痢疾多要同时配伍行气之品,而二药均行气,故常用。痢疾多为积滞而致,而槟榔具有导滞之功,所以如肠道积滞较重则选用之。

【常用剂量】

槟榔 3~10g。木香 3~10g。

【用药体会】

痢疾的病变部位在大肠,木香、槟榔配伍虽同用于痢疾,从临床来看,木香通过行气达到健胃消食,而治疗腹胀,主要作用的部位是在脐周围,而槟榔作用的部位在大肠,所以肝胆、胸部气滞可以选用木香,而极少选用槟榔者。

槟榔　川楝子

【单药性能】

槟榔:见 259 页。

川楝子:见 248 页。

【主治病证】

1. 虫证。

2. 气滞病证。

【配伍应用】

1. 杀虫:均用于多种肠道寄生虫病证,槟榔以驱杀绦虫最优。川楝子以驱杀蛔虫为主,川楝子外用可治疗癣疮,而癣疮和蛔虫病证都属于"虫"的范畴,故川楝子的杀虫作用较广。

2. 行气：均能行气止痛，用于气滞腹痛，槟榔作用强。从行气作用部位来分析，槟榔所治疗的部位更下一些，偏于肠胃气滞，川楝子偏于治疗肝郁气滞病证，但在疏肝方面用之并不多，主要是由于此药很苦，而炒后可减轻其苦寒之性，故临床所用川楝子是经过炒了的。

【常用剂量】

槟榔 3～10g。川楝子 3～10g。

【用药体会】

槟榔也是食品，但不宜多食，嚼食槟榔对人体健康有害，容易形成牙结石，也容易造成牙根周围发炎，浮肿，疼痛，并使结石越结越厚实，使得牙龈受损，红肿，化脓，牙根外露等而产生牙周病变。其临床症状为张口困难，疼痛，麻木感，口腔黏膜变白及溃疡。时常咀嚼槟榔使牙齿变黑，动摇，磨损及牙龈退缩，还会导致口腔癌。现代认为槟榔所含的槟榔素和槟榔碱具有潜在的致癌性，故不提倡食用槟榔。

槟榔　草果

【单药性能】

槟榔：见 259 页。

草果：见 227 页。

【主治病证】

疟疾。

【配伍应用】

截疟：均可以治疗疟疾，常同用，如截疟七宝饮。草果温燥,主治寒湿困阻中焦的病证。

【常用剂量】

槟榔 3～10g。草果 3～6g。

【用药体会】

草果所治之痰,并非呼吸道所排出之痰,而是导致疟疾的痰,中医理论认为,无痰不成疟,因疟疾的产生与痰有关,《本草正义·卷 5》云:"草果之治瘅疟,意亦犹是。然凡是疟疾,多湿痰蒙蔽为患,故寒热往来,纠缠不已,治宜开泄为先。草果善涤湿痰,而振脾阳,更以知母辅之,酌量其分量,随时损益,治疟颇有妙义,固不必专为岚瘴立法。"这是说治疗疟疾要注意除痰,草果所治之痰,即与疟疾有关。

槟榔　雷丸　南瓜子

【单药性能】

槟榔:见 259 页。

雷丸:微苦,寒。杀虫:对多种肠道寄生虫均有驱杀作用,尤以驱杀绦虫为佳。

南瓜子:甘,平。驱杀绦虫:其驱虫而不伤正气,可先用本品研粉,冷开水调服 60～120g,两小时后服槟榔 60～120g 的水煎剂,再过半小时,服玄明粉 15g,促使泻下,以利虫体排出。此外,南瓜子亦可用治血吸虫病,但须较大剂量长期服用。

【主治病证】

肠道寄生虫病证。

【配伍应用】

杀虫:均能驱杀绦虫,槟榔与南瓜子配伍使用,效果较单用为好。因槟榔有行气导滞作用,有利于虫体排出。雷丸除治绦虫外,对蛔虫、蛲虫、钩虫也有效。现代认为南瓜子对血吸虫病有治疗作用,其又无毒性,但需大剂量服用。

【常用剂量】

槟榔 3～10g。雷丸 15～20g。南瓜子 60～120g。

【用药体会】

雷丸杀虫作用并不强,《神农本草经·下品》记载其能够"杀三虫",就是杀多种寄生虫,但偏于治疗绦虫,此药不入煎剂,主要是驱虫成分是蛋白质,超过 60°C 就没有什么作用了,一般是将其作为散剂使用,因此临床用之并不多。《冷庐医话·卷5·药品》云:"松之余气为茯苓,枫之余气为猪苓,竹之余气为雷丸,亦名竹苓。猪苓在《本经》中品,雷丸在下品,茯苓在上品,方药用之独多,以其得松之精英,久服可安魂养神,不饥延年也。又有橘苓,生于橘树,如蕈,可治乳痈。"就是说雷丸多是寄生于竹类的根下面的菌类。这里陆以湉将此三种菌类在作用上进行了区别。临床可以此作为用药的依据。

鹤虱　苦楝皮

【单药性能】

鹤虱:苦、辛、平。有小毒。①杀虫:用于多种肠道寄生虫,对蛔虫、蛲虫、钩虫及绦虫等引发的虫积腹痛均有效。可单用本品作散剂服。②消积:用于虫积所致四肢羸瘦,面色萎黄,饮食不佳。

苦楝皮:苦,寒。有毒。①驱杀蛔虫:用于蛔虫证。本品杀虫力强,为广谱驱虫药,以驱杀蛔虫为主。②杀虫疗癣:用于疥疮、头癣、湿疮、湿疹瘙痒等证,可单用本品为末,用醋或猪脂调涂患处。

【主治病证】

肠道寄生虫。

【配伍应用】

杀虫:均有毒,能驱虫,用于肠道寄生虫,尤以蛔虫多用。苦楝皮乃驱杀蛔虫主药,同时对于多种肠道寄生虫均有明显作用,被称为"广谱杀虫药"。入煎剂时因有效成分难溶于水,故须久煎,驱杀蛔虫作用较使君子强。外用又可以用于疥癣、湿疮、湿疹瘙痒,可将其研末,用醋或猪油调涂。鹤虱杀虫而能消积,用于小儿疳积。鹤虱的来源有几种,有野胡萝卜子、华南鹤虱、东北鹤虱。以南鹤虱驱蛔力较强,毒性小,应用范围广,但此药一般不用于育龄男性。北鹤虱驱蛔作用较强,但毒副作用较大;华南鹤虱与东北鹤虱驱蛔作用则较弱。

【常用剂量】

鹤虱 3～10g。苦楝皮 5～10g。

【用药体会】

苦楝皮具有毒性,杀虫作用较强,作内服药很少用,一是因为太苦,二是因为毒性太强,因此并不常用,但此药外用具有止痒作用,效果好,既可研末用,也可煎水洗。笔者常喜用其煎水外洗治疗皮肤瘙痒。

鹤草芽　雷丸

【单药性能】

鹤草芽:苦、涩,凉。杀虫:用于驱杀绦虫,并有泻下作用,有利于虫体排出,为治绦虫病的新药。此外,本品制成栓剂,治疗滴虫性阴道炎,有一定疗效。亦可用治小儿头部疖肿。

雷丸:见 267 页。

【主治病证】

肠道寄生虫病证。

【配伍应用】

杀虫:均能驱杀绦虫,单用研粉服即可,且均以研末服为佳,因鹤草芽水煎剂有效成分难以溶于水,而雷丸的有效成分不耐高热。仙鹤草芽驱杀绦虫作用强而可靠,优于南瓜子,亦用于阴道滴虫,此为治疗绦虫要药。

【常用剂量】

鹤草芽 30～50g,研粉吞服,小儿按体重每千克服 0.7～0.8g,每日 1 次,早起空腹服。雷丸 15～20g。

【用药体会】

鹤草芽主要作用是驱杀绦虫,作用强于南瓜子,单用本品研粉,晨起空腹顿服即效,一般在服药后 5～6 小时可排出虫体。此药在古代的本草书中无记载,其使用是大搞中草药运动时发现此药有治疗绦虫作用,以后才被临床使用的,但现在中药房中一般也不备此药,主要是因为绦虫并不是常见病的缘故。

十一、止血药类

大蓟　小蓟

【单药性能】

大蓟：甘、苦，凉。①凉血止血：用于血热妄行引起的吐血、衄血、尿血、便血、崩漏等证。以鲜品为佳。②清热解毒：用于热毒所致内外痈肿，单品内服、外敷均宜，以鲜品为佳。作用平和。

小蓟：甘、苦，凉。①凉血止血：用于血热妄行引起的吐血、衄血、尿血、便血、崩漏等证。因其兼能利尿通淋，故尤善治尿血、血淋，可单味应用。②清热解毒：用于疮痈肿毒，可单品捣汁外敷患处。

【主治病证】

1. 血热妄行所致身体各个部位的出血。

2. 热毒所致内外疮痈肿毒。

3. 各种淋证。

【配伍应用】

1. 止血：首载于《名医别录》，因其性状、功用有相似之处，故大小蓟常合称。均能凉血止血，广泛用治血热出血诸证。大蓟止血作用广泛，故对吐血、咯血及崩漏下血尤为适宜，但不及小蓟多用，可以将大蓟鲜根洗净，捣碎，加水煎服。从凉血作用来看，一般是不炒炭的，生用止血作用更好,但止血作用不强。常同用,如十灰散。小蓟偏治尿血,血淋。

2. 治疗疮疡:均用于热毒痈肿疮疡。大蓟解毒,按照常用术语用"清热解毒"的术语比较恰当。其治疗漆疮、汤火烫伤、疔疖、疮疡、红肿疼痛,可以用大蓟新鲜根,用冷开水洗净后捣烂,外敷。不过大蓟的解毒作用并不强。小蓟作用类似于大蓟,一般只作为辅助药物使用。

【常用剂量】

小蓟 10~15g,鲜品加倍。大蓟 10~15g;鲜者可用 30~60g。

【用药体会】

二药既可内服又可以鲜品捣烂外敷,根据传统的用药习惯,以小蓟更为多用,对于因小便出血的病证,常将其为首选,笔者认为小蓟配伍白茅根以后,治疗尿血、血淋效果更好。

地榆 槐花

【单药性能】

地榆:苦、酸、涩,微寒。①凉血止血:用于多种血热出血之证。因其性降走下,故以下焦的便血、痔血及崩漏、血痢等证用之尤宜。本品味兼酸涩,又能收敛止血。②解毒敛疮:用于疮疡,水火烫伤,其既能清热解毒消肿,又可收敛生肌,促进创面愈合,为治水火烫伤之要药。

槐花:苦,微寒。①凉血止血:用于下部血热出血证。本品善清泄大肠之热而止血。②清肝泻火：用于肝火上炎所致的头胀头痛、目赤眩晕等证。可单味煎汤代茶饮。

【主治病证】

血热出血病证，尤以便血多用。

【配伍应用】

止血：二药均用于血热妄行之出血诸证，因其性下行，故以治下部出血证为宜，地榆凉血之中兼能收涩，凡下部之血热出血，诸如便血、痔血、崩漏、血痢等皆宜。槐花无收涩之性，其止血功在大肠，故以治便血、痔血、血痢为佳，如槐花散。

【常用剂量】

地榆 10～15g；大剂量可用至 30g。槐花 10～15g。止血宜炒炭用，清泻肝火宜生用。

【用药体会】

均能凉血止血，治疗后阴出血可以配伍同用，笔者认为地榆也擅长治疗崩漏，苏颂《图经本草·卷7》云"古断下方多用之"。参看本书黄芪止崩汤（见 463 页）。地榆治疗烧烫伤作用好，有一病友传一方于笔者，乃将其命名为烧烫伤方。组成：

地榆炭、寒水石、黄柏、大黄。各等量。

本方具有清热解毒，收敛生肌的作用。主治烧烫伤。方中地榆具有很好的收敛作用，为治疗皮肤烧烫伤的要药，有"地榆烧成炭，不怕皮烧烂"，"家中有地榆，不怕烫伤皮"的说法。《本草纲目·卷36·五加》甚至记载"宁得一斤地榆，不用明月宝珠"的说法。使用方法是将药物研末后，外撒药粉于病变部位，均匀覆盖创面，创面愈合后继续用药,直至创面皮肤恢复弹性,继续用药是创面无瘢痕愈合的关键。使用时要求不断外撒药粉,以促进结痂。

槐花 金银花

【单药性能】

槐花:见 273 页。

金银花:见 79 页。

【主治病证】

便血。

【配伍应用】

止血:皆能升能降,凉血止血,用于后阴血热出血为主,如痔血,便血、血痢。槐花乃是治疗便血的要药,取金银花止血,需要炒炭用,以治血痢为主。

【常用剂量】

槐花 10～15g。金银花 10～15g。

【用药体会】

槐花的止血作用不强,多作为辅助药物使用,而现代临床上治疗便血也常常选用槐角。

侧柏叶 地榆

【单药性能】

侧柏叶:苦、涩,寒。①凉血止血:用于各种出血证,如吐血、咳血、便血、血痢、尿血、崩漏等。以治热证出血较好。本品凉血止血之中兼有收敛作用。②化痰止咳:用于肺热咳喘、痰稠难咯者。

③生发乌发:用于治疗脱发,须发早白,单用本品研末与麻油涂之;亦可煎水洗头。

地榆:见 273 页。

【主治病证】

血热出血病证。

【配伍应用】

止血:均能凉血止血,用于血热出血证。同时又能收敛止血。在止血部位方面有所区别。侧柏叶善治上部出血,如吐血、咳血。地榆善治下部出血,如便血、崩漏。地榆收涩作用弱于侧柏叶。

【常用剂量】

侧柏叶 10～15g。地榆 10～15g。

【用药体会】

侧柏叶为生发乌发要药,通过多年的临床,笔者总结一张治疗脱发的验方,命名为侧柏叶生发酒。

组成:侧柏叶、三七、红参、天麻、制首乌、当归、骨碎补。各等量。

本方具有补肾祛风,生发乌发的作用。主治多种原因所致脱发、白发、头皮屑过多,头皮痒。治疗脱发应立足于祛风、活血、补肾三大原则。本方使用方法是将上述药物一同浸入 45°左右白酒中,浸泡半个月后,以此酒外搽。不拘次数。所用白酒的度数不能太高,因为会影响药的成分溶出,也不能太低,因为会影响药酒的保管,甚至变质。以药酒外搽,使药物直达病所,药汁直接作用于头发促其生长。若平时头皮屑多可用生山楂、桑白皮煎水后洗头,再用药酒外搽。若身体虚弱,加用

黄精、熟地黄,头皮屑过多加用生山楂。均与原方
所用药物等量。

　　大约是在 20 多年前接诊一位年轻的病人,因
服用人参后导致脱发,当时笔者对治疗脱发尚无
经验,乃根据中药学教材所载药物,结合中医对脱
发的认识,随手处方,病人用药后,不想竟然收到
意想不到的效果,3 个月后头发长出,半年后头发
竟然较前更为黑、亮。当时已对此病例无印象,后
又从病人的病历中索取了此方,以后在临床中经
多次应用,均有效,乃成为笔者的经验方。

白茅根　芦根

【单药性能】

　　白茅根:甘,寒。①凉血止血:用于多种血热
出血证。此药不仅善治上部火热之出血证,又能
导热下行,对血热尿血、血淋更为适宜。②清热利
尿:用于水肿,热淋,湿热黄疸。③清肺胃热:用于
胃热呕吐,肺热咳嗽。

　　芦根:见 50 页。

【主治病证】

　　1. 湿热小便不利。

　　2. 胃热呕吐。

　　3. 肺热咳嗽。

　　4. 津伤口渴。

　　5. 温病发热,烦渴,烦躁不安。

【配伍应用】

　　1. 治疗小便不利:均能利尿,作用平和,用于

小便不利,水肿,淋涩疼痛。白茅根利尿之功胜于芦根。可以大剂量使用。夏天如有小便灼热涩痛,尿少,尿黄赤表现时,也可用芦根、白茅根煎服,有良效。夏季户外劳动者,应用此方作饮料也有防病作用。

2. 生津,清泄肺胃:二药上清肺热,中清胃热,下利膀胱,导热下行,味甘不腻膈,生津不恋邪,性寒不伤胃,利尿不伤阴,但清肺胃只作辅助药物使用。均用于胃热呕吐,烦渴及肺热咳嗽等证。在止呕、清热方面,芦根作用强于茅根。二药配伍以后作用更好。芦根偏于走气分,清热之功胜于茅根,兼有宣透之力,其清肺热意义有四:其一用于上焦风热证,如桑菊饮;其二用于温热病之邪袭于肺络,而见咳嗽,痰稠而黄等证;其三用于热壅肺络,肺痈之咳唾脓痰等,取消痈排脓之功,如苇茎汤;其四用于麻疹初起,透发不畅,故又云其透疹。白茅根偏于走血分,以凉血止血为主,用于多种血热出血证,如衄血,尿血等,十灰散中就配有本品,主治尿血。

【常用剂量】

白茅根 15～30g;鲜品 30～60g。芦根 15～30g,鲜品 30～60g。

【用药体会】

白茅根的凉血止血作用部位主要在于治疗尿血,可以大剂量使用,笔者个人尤其喜爱用此药治疗尿血,用量应在 50g 以上。取生津止渴方面,则多用芦根,也需要大剂量使用。若肺热病证,尤喜将二药配伍同用。用二药煎水代茶饮,可以用于治疗消渴病证。

白茅根　车前子

【单药性能】

　　白茅根:见 277 页。

　　车前子:见 180 页。

【主治病证】

　　1. 小便不利,水肿。

　　2. 湿热淋证。

【配伍应用】

　　利尿:均能清热利尿,用于小便不利,水肿,热淋等。车前子通淋作用好,偏治热淋。利水消肿作用强于白茅根。

【常用剂量】

　　白茅根 15～30g。车前子 10～15g。

【用药体会】

　　现在的中药学教材记载白茅根时,云止血需要炒炭用,而临床上实际是不炒炭的,因为炒炭以后并不能加强止血作用。笔者个人认为用白茅根止血不需要炒炭,因为生用具有生津作用,出血患者同时也会导致津伤,而炒炭以后不能生津,故以生用为佳。

白茅根　小蓟

【单药性能】

　　白茅根:见 277 页。

小蓟：见 272 页。

【主治病证】

1. 尿血、血淋。

2. 水肿。

【配伍应用】

止血：二药具有清热利尿，凉血止血的作用，用于尿血证，均为治疗尿血要药，同用加强作用，如十灰散。

【常用剂量】

白茅根 15～30g。小蓟 10～15g。

【用药体会】

笔者尤喜将二药配伍同用于尿血病证，但需要大剂量使用白茅根，笔者认为大剂量使用并无副作用，一般常用量为 50g，更大量可以用 100g。

三七　茜草

【单药性能】

三七：甘、微苦，温。①活血止血：用于体内外各种出血证，无论有无瘀滞，均可应用，但以出血兼有瘀滞者尤为适宜。可单味研末吞服。本品有祛瘀生新，止血不留瘀，化瘀不伤正的特点，为止血良药。②散瘀定痛：用于跌打损伤，或筋骨折伤，瘀肿疼痛，可单用研末冲服，或配伍其他活血行气药同用。其止痛作用强，为治瘀血诸证佳品，外伤科之要药。

茜草：苦，寒。①凉血化瘀止血：用于血热妄行或血瘀脉络之出血证，尤宜于血热夹瘀所致的各种出血证。②活血通经：用于血瘀经闭，跌打损伤，风湿痹痛。

【主治病证】

1. 血瘀所致跌打损伤。
2. 血瘀出血病证。

【配伍应用】

1. 止血：三七、茜草均具有凉血止血、化瘀止血的作用，对于瘀血所致出血病证效果尤佳，有止血不留瘀的特点。尤以三七作用更佳，为止血要药。三七的特点是对于身体各个部位出血均为首选。内服、外用均具有良好的作用。单用也有极佳的效果。茜草止血作用尤以妇人崩漏出血多用，如固冲汤，因其化瘀，故对妇人瘀血经闭，产后瘀阻，恶露不下等亦为常用，亦用于血枯经闭，如《素问·腹中论》之四乌贼骨一蘆茹丸。

2. 止痛：均通过活血而止痛，但三七的止痛作用更好，善于治疗各种疼痛，如胸痹，头痛，颈椎痛，腰痛，跌打损伤疼痛。笔者临床体会，此药对于腰椎病变效果良好。根据《医学衷中参西录·药物·三七》记载，其治疗腮腺炎效果好，云："乙丑孟夏末旬，愚寝室窗上糊纱一方以透空气，夜则以窗帘障之。一日寝时甚热，未下窗帘。愚睡正当窗，醒时觉凉风扑面袭入右腮，因睡时向左侧也。至午后右腮肿疼，知因风袭，急服西药阿斯匹林汗之。乃汗出已透，而肿疼依然。迟至翌晨，病又加剧，手按其处，连牙床亦肿甚，且觉心中发热。

于斯连服清火、散风、活血消肿之药数剂。心中热退，而肿疼仍不少减，手抚之肌肤甚热。遂用醋调大黄细末屡敷其上，初似觉轻。迟半日仍无效，转觉其处畏凉。因以热水沃巾熨之，又见轻。乃屡熨之，继又无效。因思未受风之先，头面原觉发热，遽为凉风所袭，则凉热之气凝结不散。因其中凉热皆有，所以乍凉之与热相宜则觉轻，乍热之与凉相宜亦觉轻也。然气凝则血滞肿疼，久不愈必将化脓。遂用山甲、皂刺、乳香、没药、粉草、连翘诸药迎而治之。服两剂仍分毫无效。浸至其疼彻骨，夜不能眠。踌躇再四，恍悟三七外敷，善止金疮作疼，以其善化瘀血也。若内服之，亦当使瘀血之聚者速化而止疼。遂急取三七细末二钱服之，约数分钟其疼已见轻，逾一句钟即疼愈强半矣。当日又服两次，至翌晨已不觉疼，肿亦见消。继又服两日，每日三次，其肿消无芥蒂。"这段案例是张锡纯自己的亲身体验而用三七治愈，这说明三七不但是止血要药，也是消肿止痛良药。

【常用剂量】

三七 3～5g，多研末冲服。煎服，3～10g。亦可入丸、散。茜草 10～15g，大剂量可用至 30g。

【用药体会】

三七具有补益作用，可以治疗虚损病证，同时促进血液运行，特别是适合老年人应用，笔者有一首强壮酒剂，命名为枸杞补酒方，其中就选用了三七（见 522 页）。

茜草　白茅根

【单药性能】

　　茜草：见 280 页。

　　白茅根：见 277 页。

【主治病证】

　　出血病证。

【配伍应用】

　　止血：均能清热凉血止血，用于血热出血病证。白茅根以治尿血为主，又能清热利尿。茜草以治妇人崩漏为主。对于其他部位出血也可以选用，如十灰散。

【常用剂量】

　　茜草 10～15g。白茅根 15～30g。

【用药体会】

　　由于茜草具有止血、活血、凉血作用，临床上对于肝瘀病证效果良好，笔者治疗肝病，如肝炎、肝硬化、肝区疼痛，尤喜用之。

茜草　花蕊石

【单药性能】

　　茜草：见 280 页。

　　花蕊石：酸、涩，平。化瘀止血：用于多种出血病证，因又能收敛止血，既可以单用，也可以配伍使用。

【主治病证】

　　出血病证。

【配伍应用】

止血:均能化瘀止血,用于瘀血所致出血证,可以治疗妇科出血病证,花蕊石止血作用不强,但为止血专药,如化血丹(《医学衷中参西录》)。且能用于外伤出血。茜草因通经作用好,用于妇科血瘀出血病证。

【常用剂量】

茜草 10~15g。花蕊石 10~15g。

【用药体会】

笔者在临床中喜用茜草止血而少用花蕊石,花蕊石虽有止血的作用,但作用不及血竭强,更喜用血竭止血。

白及 仙鹤草

【单药性能】

白及:苦、甘、涩,寒。①收敛止血:用于体内外诸出血证,对肺胃出血者更为适宜。又因其味甘兼有补肺及生肌之功,对肺痨(肺结核)或消化道的出血,不但能有效止血,而且还有促进病灶愈合的作用。用于外伤出血,常单味研末外掺或水调外敷。本品味涩质黏,为收敛止血之要药。②收敛生肌:用于疮疡,无论未溃或已溃均可应用。未溃者能消散痈肿,已溃者能收口生肌。多单味研末外敷,或与其他消肿生肌药配用。治烧伤、烫伤及皮肤皲裂,可研末以麻油调涂外用,能促进生肌结痂、裂口愈合。本品为外科生肌之常用药。

仙鹤草：苦、涩，平。①收敛止血：用于全身各部位的出血证，无论寒热虚实，皆可应用。本品性较缓和。②止痢：用于血痢及久泻久痢者，既可单用，又可配伍其他止泻痢的药物同用。③截疟：用于疟疾寒热，可单品研末，于疟发前 2 小时吞服，或水煎服。④补虚：用治脱力劳伤，神疲乏力者。本品有补虚、强壮之功。

【主治病证】

1. 体内外出血病证。

2. 肺虚病证。

【配伍应用】

1. 收敛止血：均能收敛止血，用于体内外多种出血证。白及的止血作用极佳，主要用于肺胃出血证，如咳血、吐血。在止血方面可以单用，一般是研末内服。根据研究，白及粉在服用时以凉开水调服作用好，且寒凉药性能收缩血管，有利于止血。《本草纲目·卷 12·白及》引用南宋文学家洪迈在其编著的《夷坚志》记载一个故事："台州狱吏悯一大囚，囚感之，因言：吾七次犯死罪，遭讯拷，肺皆损伤，至于呕血。人传一方，只用白及为末，米饮日服，其效如神。后其囚凌迟，刽者剖其胸，见肺间窍血数十处，皆白及填补，色犹不变也。"所以现代临床上用白及主要是治疗肺出血之咳血、胃出血之吐血病证。仙鹤草止血的部位较广，可以用于多部位的出血病证，如吐血、咯血、尿血、便血及崩漏和赤痢等症。主要是收敛止血，治疗妇科出血证。但从止血作用来看，不及白及强。

为治疗出血病证的常用药物,可单独使用,对症配伍效果更佳。

2. 补肺:历代本草书中多有记载二药具有补肺作用。从临床应用来看,白及的确可以治疗肺虚的病证,尤其是肺痨咳嗽,在古代的本草书中云其治疗肺痿病证,而肺痿是肺脏的一种慢性病证,大多由久病伤肺,虚损导致肺叶痿败所致,以咳吐浊唾涎沫为特征,而西医学所云肺结核、慢性气管炎、肺纤维化、肺不张、硅肺等均可见肺痿的征象,因此白及通过补肺也可以治疗上述病证。仙鹤草为治疗脱力劳伤的要药,又名脱力草。所谓脱力劳伤指的是当身体不能突然承受某种重力以后导致的身体受伤,如出现疲倦乏力,精神委靡,面色苍白,虽经休息,一时仍不能恢复。取仙鹤草补虚治疗脱力劳伤的方法,可以将其与红枣炖吃,可加入适量红糖搅匀,吃枣喝汤,达到调气血,治劳伤,贫血,精力委顿,乏力等。根据其治疗脱力劳伤的作用,仙鹤草有强壮之功,可以治疗气血虚弱之眩晕。

【常用剂量】

白及 3～10g;大剂量可用至 30g。入散剂每次用 2～5g;研末吞服每次 1.5～3g。仙鹤草 3～10g;大剂量可用至 30～60g。

【用药体会】

二药在收敛止血方面常同用以加强作用,笔者对于肺胃出血病证一般多是将其同用以加强止血作用。白及因消肿生肌,对于疮疡肿毒,溃疡久不收口,未成脓者能使之消散,已成脓者可使之生肌,略有补性,若研粉以油调涂,又可治手足皲裂,水火烫伤,肛裂症。而对于妇科出血病证多选用仙鹤草。本草书籍中记载仙鹤草的功效颇多,如消积、止痢、杀虫,然现主要用其止血。由于现代认为仙鹤草具有抗过敏作用,所以对于一些过敏性疾病如鼻炎,也常选用。

紫草　紫珠

【单药性能】

　　紫草:见113页。

　　紫珠:苦、涩,凉。①凉血收敛止血:用于各种内外伤出血,尤多用于肺胃出血之证。可单用也可配伍应用。其特点是味涩能收敛,性凉能凉血,故既能收敛止血,又能凉血止血。②清热解毒:用于烧烫伤,用本品研末撒布患处,或用本品煎煮滤取药液,浸湿纱布外敷。治热毒疮疡,可单用鲜品捣敷,并煮汁内服,也可配其他清热解毒药物同用。

【主治病证】

　　1. 热毒疮疡。

　　2. 水火烫伤。

【配伍应用】

　　凉血:均入血分,能凉血解毒,用于痈肿疮疡,以及水火烫伤等证。在凉血方面,对于血热毒盛,痘疹欲出不畅或斑疹因血热而不红活者为常用之药,同时乃治疗水火烫伤要药。紫珠凉血兼能收敛止血,广泛用于各部位出血,如呕血、咯血、衄血、尿血、便血、崩漏及创伤出血。

【常用剂量】

紫草 3～10g。紫珠 10～15g;研末 1.5～3g。

【用药体会】

紫珠的止血作用不是很强,一般只作为辅助药物使用。既能收敛止血同时又能凉血止血,作用部位类似于白及,偏重于治疗肺胃出血,如咯血,呕血,便血,以及衄血,牙龈出血,尿血,月经过多,外伤出血。可单独使用。

艾叶　炮姜

【单药性能】

艾叶:苦、辛,温。①温经止血:用于虚寒性出血证,尤宜于妇科月经过多和崩漏者,可单用本品。亦可用于血热妄行之吐血、衄血,须与凉血止血等配伍。本品为温经止血之要药。②散寒调经:用于下焦虚寒的月经不调、经行腹痛或宫寒不孕,带下清稀。其为治妇科下焦虚寒或寒客胞宫之要药。③安胎:用于虚寒或寒客胞宫之胎动不安,胎漏下血。④祛湿止痒:用于皮肤湿癣瘙痒,外用煎水洗。因其辛香,可用其辟秽。此外,本品捣绒,制成艾条、艾炷等,用以熏灸体表穴位,有温煦气血,透达通络的作用,为温灸的主要原料。

炮姜:苦、涩、温。①温经止血:用于脾胃虚寒,脾不统血之出血病证。可单味应用或配其他止血药同用。②温中止痛:用于虚寒性之腹痛腹泻。

【主治病证】

1. 虚寒性出血病证。

2. 寒邪停滞脘腹疼痛,少腹不适,痛经等。

【配伍应用】

1. 止血:均用于虚寒性崩漏,月经过多。艾叶温经作用好,为妇科止血要药,如胶艾汤,对于妇人宫冷不孕亦为常用,若将艾绒制成艾条,艾炷,用以局部烧灸,能使热气内注起到温煦气血,调整功能的作用。从止血来看,艾叶主要是治疗妇科出血病证,如月经过多,崩漏。虽然性温,用于寒性病证,但实际上在临床中也可以用于热性病证,如四生丸之配伍生地黄、生侧柏叶、生荷叶治疗热证出血。传统用其止血多炒炭用。四生丸中用生品较特殊。因炭类药材便于止血,故炮姜主要作用是止血。炮姜止血部位主要在胃肠道,用于虚寒性之吐血,衄血,便血,崩漏等出血证,如生化汤。炮姜与艾叶均能止血,炮姜主治部位在中焦,兼治下焦病变,而艾叶主治部位在下焦,兼治中焦病变。

2. 温经:艾叶具有温经作用,此处所云经,包括女子的月经,风湿阻滞经络所致的疼痛病证。在治疗经脉阻滞方面一般是将艾叶外用,做成艾条、艾炷以外用,使热气内注,达到散寒作用。自然界有一个很特殊的现象,即一般的物体燃烧以后,火苗是向上的,但艾叶的火苗却是向下的,这样才便于热气内注,达到散寒的作用。针灸科所用的灸法用药就是艾叶制成的。艾灸的作用机制，是通过艾条、艾炷在燃烧过程中，温通经络，以作用于人体五脏六腑、四肢百骸。根据艾叶具有温行气血的作用，可以将其做成艾叶枕头，用来预防和治疗颈椎病、感冒、面神经麻痹。冬天用艾叶泡脚好处多，因寒从脚下起，睡前泡个脚，对脚凉怕冷非常有用，具体用法是把艾叶与其他散寒的药物配伍在一起，用大火煮开，然后泡上半个小时就可以了。寒冬，体质较弱和患有慢性病者，采用中草药泡脚，既保健又驱寒。艾叶具有保暖，促进血液循环的作用。艾叶的特点是暖气血温经脉而止血，逐寒湿暖胞宫而止痛。炮姜的温经作用主要是温暖脏腑，尤其是治疗中焦虚寒病证。

【常用剂量】

艾叶 3～10g。炮姜 3～6g。

【用药体会】

临床上出血病证以热邪多见，所以清热止血药和凉血止血药多用，而温经止血药物不多，艾叶、炮姜虽能温经止血，有时也用于热性病证，如四生丸。炮姜止血，从传统的用药习惯来看，主要是妇科出血和消化道出血病证。笔者认为其单用的效果不强。

艾叶　肉桂

【单药性能】

艾叶：见 288 页。

肉桂：见 206 页。

【主治病证】

下焦虚寒腹痛。

【配伍应用】

散寒：均能温暖下焦气血，用于虚寒腹痛，宫寒冷痛，可以同用。肉桂大辛大热，行气血不能止血，能堕胎不能安胎，艾叶能暖血也能止血，能温经又能安胎。艾叶逐寒湿，尚可用以烧灸使热气内注，温煦气血，透达经络。

【常用剂量】

艾叶 3～10g。肉桂 1～5g。

【用药体会】

肉桂具有引火归原的作用，所谓引火归原，指的是治疗因虚火上炎导致的如口舌生疮、咽喉肿痛。取此作用，使用肉桂时，需要注意的是剂量不能太大，限于 3g 以下，再就是需要配伍养阴药物同用，否则也不能达到引火归原的目的，若剂量过大时，则不具此作用。例如治疗咽喉肿痛，如现代所说的咽炎时，一般是用肉桂配伍六味地黄丸一起使用，尤其是对于慢性咽炎有效。但若剂量大后，因其辛热，温里作用强，又善走血分，容易助火伤阴。笔者体会，即使取肉桂补肾壮阳时剂量也不能过大，因容易动血之故。

艾叶　灶心土

【单药性能】

艾叶：见 288 页。

灶心土：辛，温。①温中止血：用于脾气虚寒，脾不统血之出血病证,尤其对吐血、便血的疗效较好。本品能温暖中焦,收摄脾气而止血,为温经止血之要药。②止呕:用于脾胃虚寒,胃气不降所致的呕吐,反胃,妊娠呕吐。③止泻:用于脾虚久泻。

【主治病证】

出血病证。

【配伍应用】

止血:均为温性止血药,主治虚寒性的出血证。艾叶温经止血、止痛,多用于治疗妇女子宫出血,月经不调及痛经等虚寒证。灶心土主要用于脾不统血之出血,如黄土汤,偏治大肠出血,也用于脾胃虚寒之久泻。

【常用剂量】

艾叶 3~10g。灶心土 15~30g。

【用药体会】

灶心土是俗名,张仲景称为黄土,比较雅观的称谓是伏龙肝。此药与收敛止血药赤石脂作用相似,在城市里很难寻求灶心土,故多用赤石脂代之。灶心土温中作用与干姜机制相似,只是温中的力量较弱。

炮姜　灶心土

【单药性能】

炮姜:见 288 页。

灶心土:见 291 页。

【主治病证】

1. 虚寒呕吐、泄泻。

2. 虚寒性出血病证。

【配伍应用】

温中:均能散寒温中,以达到止血、止呕、止泻的作用,用于脾胃虚寒所致的吐血、便血。功用基本相同。炮姜的温中作用强于灶心土。炮姜多用。

【常用剂量】

炮姜 3～6g。灶心土 15～30g。

【用药体会】

二药的作用很相似,主要用于中焦虚寒病证。炮姜使用广泛,因较灶心土药源广,张仲景的黄土汤中的灶心土也可以用炮姜代之。

十二、活血药类

川芎　延胡索

【单药性能】

川芎:辛,温。①活血行气:用于血瘀气滞痛证。本品有"血中气药"之称,为妇科要药。用于多种妇产科疾病。②祛风止痛:用于头痛、风湿痹痛,凡风寒、风热、风湿、血虚、血瘀头痛皆可随证配用。川芎为治头痛要药。

延胡索:辛、苦,温。活血,行气,止痛:用于气血瘀滞所致全身各个部位疼痛。本品既行血中气滞,又行气中血滞,止痛力强,为常用的止痛药,无论何种痛证,均可配伍应用。为止痛要药。

【主治病证】

血瘀气滞病证之身体各个部位的疼痛。

【配伍应用】

1. 活血行气:二药配伍应用,活血行气作用加强,如膈下逐瘀汤、少腹逐瘀汤。川芎乃是治疗瘀血的要药,其特点是上行巅顶,下达血海,内入脏腑,外走皮毛,旁开四肢,辛温走窜,走而不守,一往直前,所以凡是有瘀血者,此药为首选。活血祛瘀兼能行气,为血中之气药,主治血瘀所致多种病证,如胸胁刺痛、跌打肿痛、闭经痛经、月经不调、风湿痹痛、寒痹痉挛、痈疽疮疡以及产后瘀阻腹痛等病证。延胡索又名玄胡、元胡、延胡,以块茎入药,既能活血散瘀,又能行气,所谓气为血之帅,气行则血行,行则通,通则不痛,不通则痛。临床上延胡索是以止痛为主要特点的,作用迅速是其他活血药所难比拟的。临床可入煎剂、研粉吞服,副作用少。在使用时用醋制后作用加强。李时珍《本草纲目·卷13·延胡索》说延胡索"能行血中气滞,气中血滞,故专治一身上下诸痛,用之中的,妙不可言。荆穆王妃胡氏,因食荞麦面着怒,遂病胃脘当心痛,不可忍。医用吐下行气化滞诸药,皆入口即吐,不能奏功。大便三日不通,因思《雷公炮炙论》云:心痛欲死,速觅延胡。乃以玄胡索末三钱,温酒调下,即纳入,少顷大便行而痛遂止。又华老年五十余,病下痢腹痛垂死,以备棺木。予用此药三钱,米饮服之,痛即减十之五,调理而安。按方勺《泊宅编》云:一人病遍体作痛,殆不可忍。都下医或云中风,或云中湿,或云脚气,药悉不效。周离亨言:是气血凝滞所致。用玄胡索、当归、桂心等分,为末,温酒服三四钱,随量频进,以止为度,遂痛止。盖玄胡索能活血化气,第一品药也。"这里李时珍列举多个病例,将延胡索的作用评价为第一品药,从部位上来说,全身病证均可以选用,尤以治疗胃痛效果最佳。

2. 止头痛:川芎的止痛部位很广泛,尤以治疗头痛为常用,所谓风寒、风热、风湿、血瘀、血虚等多种头痛均将其作为首选,如治风寒头痛之川芎茶调散,治风热头痛之菊花茶调散,治风湿头痛之九味羌活汤，以及羌活胜湿汤。对于治疗血虚头痛，金元时期的张元素认为其为"血虚头痛之圣药也"(《医学启源·药类法象·川芎》)。所以前人总结有"头痛不离川芎"之说。李时珍云："人头穹窿穷高，天之象也。此药上行，专治头脑诸疾，故有芎䓖之名。以胡戎者为佳，故曰胡䓖。"在治疗头痛方面，川芎、柴胡主治少阳部位的偏头痛，但川芎偏温，柴胡偏寒。现有人认为川芎具有麻醉大脑的作用，据此认为久服川芎会导致暴亡。据《梦溪笔谈·卷18·技艺》载："余一族子，旧服芎䓖。医郑叔熊见之云：'芎䓖不可久服，多令人暴死'。后族子果无疾而卒。又余姻家朝士张子通之妻，因病脑风，服芎䓖甚久，亦一旦暴亡。皆余目见者。"对此案例，寇宗奭发表感慨，云：此盖单服耳，若单服既久，则走散真气，即使他药佐使，又不久服，中病便已，则乌能至此也。川芎治疗头痛作用虽然好，清代黄宫绣所著《本草求真·卷3·芎䓖》也认为"气味走窜，能泄真气，单服久服，令人暴亡"。所以应用川芎时剂量不能太大。按照现代的解释，就是川芎量大后会导致脑血管突然破裂，出现中风而死亡。上述医家的经验可以借鉴。有人认为川芎可以用于肝阳上亢所致头痛，由于其升散，结合古代的用药经验，对此应持慎重态度。川芎治疗头痛在部位上要与其他药进行区别。白芷主治阳明部位的前额痛；葛根主治太阳部位的后头痛；羌活主治整个头部的疼痛，以头重、头重痛如裂、但以太阳部位的后头痛多用；

苍术主治太阴经头重痛;藁本主治厥阴经部位的巅顶痛;细辛、独活主治少阴经头痛连齿;蔓荆子主治太阳穴头痛;吴茱萸主治厥阴经头痛;川芎、柴胡治疗少阳头痛,川芎作用强,性偏温,而柴胡作用较弱,性偏寒。延胡索止痛作用极佳,用治多种疼痛,如头痛、心痛、胸痛、胃痛、胁痛、腹痛、痛经、风湿痹痛、妇女月经不畅、经闭、痛经、产后瘀血及跌打损伤等引发的多种疼痛。

【常用剂量】

川芎 3～10g。研末吞服,每次 1～1.5g。延胡索 3～10g。研粉吞服,每次 1～3g。

【用药体会】

均能活血行气,用于气血凝滞之胸腹疼痛,痛经,外伤疼痛,皆视为要药。在临床上治疗疼痛病证,如现代所云颈椎病、肩周炎、腰椎间盘突出均选用二药,效果良好。笔者自立的颈椎舒筋汤,见 15 页,杜仲强腰汤,见 482 页,均配伍有此二药。笔者的体会是在所有止痛药中,以延胡索最安全,应用最多,作用最好。所以谚语云"不怕到处痛得凶,服了延胡就轻松。"

川芎　威灵仙

【单药性能】

川芎:见 294 页。

威灵仙:见 139 页。

【主治病证】

风湿痹痛。

【配伍应用】

止痛:均辛,温,能祛风止痛,用于全身风湿痹痛,止痛作用好,行散之力优。从治风湿痹痛来看,二药均治行痹。威灵仙祛除风湿,用治全身各个部位所致风湿疼痛,其通行十二经,性猛善走,行而不住,乃治风湿要药,以治气分病变为主。川芎活血化瘀,行气止痛,用于气滞血瘀所致病证,以治血分病变为主。

【常用剂量】

川芎 3~10g。威灵仙 6~10g。

【用药体会】

威灵仙的主要作用是治疗风湿痹痛,但也可以治疗腰脚诸痛,用威灵仙末,每服 3g,空腹服,以温酒送下。也可以用威灵仙洗干净,在好酒中泡 7 天,取出研为末,做成丸子,如梧子大。每服 20 丸,用泡药的酒送下。据此亦用其治疗其他部位的跌打损伤。在止痛方面并不限于风湿痹痛,亦可以用于其他疼痛病证,如跌打损伤、头痛、牙痛、胃脘疼痛,也有用其治疗痔疮肿痛者。威灵仙治疗骨质增生效果良好。可以外用,如泡洗、研末外敷。

延胡索　川楝子

【单药性能】

延胡索:见 294 页。
川楝子:见 248 页。

【主治病证】

心腹胁肋诸痛,时发时止。

【配伍应用】

止痛:二药配伍应用即金铃子散,用于肝郁气滞,气郁化火所致心腹胁肋疼痛,金铃子(即川楝子)疏肝解郁,延胡索活血行气,使气血通畅,达到止痛作用。

【常用剂量】

延胡索 3~10g。川楝子 3~10g。

【用药体会】

延胡索乃是止痛的要药,对于多种疼痛均为首选之品,其辛温而不燥,活血而不猛,笔者认为在止痛方面应为首选之品。川楝子因其苦寒,且有毒,临床在行气方面不作为常用之品。

郁金　香附

【单药性能】

郁金:辛、苦,寒。①活血止痛:用于血瘀之胸痹,心痛,胁痛。又可用于癥瘕积聚。因其性寒,以血热兼有瘀滞之证尤为适宜。②行气解郁:用于肝气郁滞之痛经、乳房胀痛,胸胁刺痛及月经不调等证。为治气血瘀滞证常用药。③清心凉血:用于热闭神昏,癫痫痰闭,血热吐衄、倒经等证。④利胆退黄:用于肝胆湿热黄疸。

香附:见 237 页。

【主治病证】

1. 肝气郁滞所致胁肋胀痛,乳房胀痛。

2.妇科月经不调,痛经。

【配伍应用】

1.调经止痛:均为常用调经止痛之品,主治肝气郁滞病证。香附乃是治疗肝郁气滞的主药,所谓"妇人崩漏、带下,月候不调,胎前产后百病"(李时珍语)为要药。李时珍称其为"气病之总司,女科之主帅"。在调经方面,本品为首选,此药习惯上多用于女性患者,因为大抵妇人多郁,气行则郁解,故服之尤效。其实对于气郁之证,用于男子何尝不可。四制香附丸由酒、醋、姜汁、童便各取一份制成,其中童便具有活血化瘀作用,故四制香附丸可以治疗气滞血瘀痛经病证,但由于人们在感情上难以接受童便,所以四制香附丸所用的现多是盐水。郁金同时也治疗倒经,所谓倒经指的是女子在来月经之时,不是下部出血,而是人体上部出血,表现为周期性的鼻出血、牙龈出血、吐血、咳血等,这种情况多是由于血分有热,影响血液不循常道而出血,郁金是治疗倒经的要药,主要还是取其清热凉血作用。但在语言表述方面,一般是不说郁金止血的。

2.疏肝解郁:香附、郁金均能疏肝解郁,治疗肝气郁滞证,同用加强疏肝作用。香附药性平和,善治肝郁气滞之月经不调。郁金的疏肝作用较好,对于肝郁病证常首选。临床体验,郁金配伍香附以后,解郁作用加强,因此有郁金为血中之气药,香附为气中之血药之说。郁金药性寒凉,既入血分,又入气分,尤以血热兼瘀者为宜。故在调经方面,二药配伍同用,可以加强作用,调经作用更好。

3. 走血分:郁金对于瘀滞肿胀具有破有形之瘀,散无形之郁的特点。所以郁金走血分并无异议。李时珍认为香附"炒黑则止血"(《本草纲目·卷14·莎草香附子》),也就是说香附也是走血分之药,可以治疗出血病证,尤以治疗妇人崩漏为好,但必须炒黑。临床上香附是治疗气分病证为主,还是治疗血分病证为主,在这里就有争议。香附主要走气分,因为其乃是气病之总司,女科之主帅。《汤液本草·卷3·香附子》载:"《图经》云:膀胱、两胁气妨,常日忧愁不乐,饮食不多,皮肤瘙痒瘾疹,日渐瘦损,心忪少气。以是知益气,血中之气药也。方中用治崩漏,是益气而止血也。又能逐去凝血,是推陈也。与巴豆同,治泄泻不止,又能治大便不通,同意。"在这里王好古认为香附主要是治疗血分病证,实际上香附主要还是治疗气分病证,李时珍说得非常清楚,"乃气病之总司",所以笔者认为香附应为气中之血药,非血中之气药,而郁金才是血中之气药。

【常用剂量】

郁金5～12g,研末服2～5g。香附6～10g。

【用药体会】

临床上笔者尤其喜将二药配伍同用,治疗妇科月经不调、痛经,有一首验方香附调经汤,其中就将二药配伍同用(见238页)。取疏肝解郁作用,二者配伍应用较单用效果好。

郁金 姜黄

【单药性能】

姜黄:苦、辛,温。①活血行气:用于血瘀气滞所致的胸腹疼痛,经闭痛经,产后腹痛者,跌打损伤之瘀肿疼痛。②通经止痛:用于风湿臂痛。本品祛风寒湿邪,行气血而通经止痛,尤长于行肢臂而除痹痛。

郁金:见 299 页。

【主治病证】

气滞血瘀病证之胸腹疼痛,痛经,跌打损伤。

【配伍应用】

活血行气:均能活血散瘀、行气止痛,用于气滞血瘀之证,如胸腹疼痛,痛经,跌打损伤等。郁金因凉血,以治血热瘀滞之证为宜。姜黄行散祛瘀力强,如如意金黄散,以治寒凝气滞血瘀之证为好,且可祛风通痹而用于风湿痹痛。尤以肩臂部位之病证为宜,如蠲痹汤。行散之力胜于郁金。故有破血之说。

【常用剂量】

郁金 5~12g。姜黄 3~10g。

【用药体会】

姜黄偏于活血化瘀,主治心胸胁腹气血瘀滞病变,片姜黄主治风湿肩臂部位疼痛。凡肩臂部因血瘀、寒湿、气滞所致的各种疼痛病证为最常用。止痛效果好。李时珍曰"治风痹臂痛","治风寒湿气手臂痛,戴原礼《要诀》云:片子姜黄能入手臂止痛。其兼理血中之气可知。此药性气过于郁金,破血立通,下气最速,凡一切结气积气,癥瘕瘀血并皆有效"。是以古今将片姜黄作为治疗肩周病变的主药。严用和《济生方》蠲痹汤治臂背痛即用之。片姜黄横行肢节,行气活血,蠲痹通络,是治疗肩臂痹痛之要药,笔者多将其与羌活配伍同用,如颈椎舒筋汤(见 15 页)。

郁金　栀子

【单药性能】

　　郁金:见 299 页。

　　栀子:见 129 页。

【主治病证】

　　1. 湿热黄疸。

　　2. 血热病证。

【配伍应用】

　　1. 退黄疸:均能利湿退黄,用于湿热黄疸。栀子乃是治疗湿热黄疸的要药,走三焦而解毒,利湿退黄,如茵陈蒿汤。郁金多用于瘀血病证。

　　2. 清热凉血:均能治疗血热病证,可以配伍同用,并走气血。栀子入气分而泻火,入血分而凉血,清热凉血作用强于郁金。郁金入气分而行气,疏肝解郁,入血分而凉血活血,治疗黄疸常与茵陈、大黄同用。

【常用剂量】

郁金 5～12g。栀子 5～15g。

【用药体会】

郁金以功效为名，主要功能在于解郁，既入气分以疏肝解郁，又入血分以活血祛瘀。川郁金（温郁金）活血祛瘀的功效较好，广郁金行气解郁的作用较强。

郁金　虎杖

【单药性能】

郁金：见 299 页。

虎杖：见 203 页。

【主治病证】

1. 瘀血病证。

2. 湿热黄疸。

【配伍应用】

1. 活血：均能活血化瘀，用于瘀血病证，且均偏于肝经的瘀血。郁金疏肝作用好，虎杖一般不作为活血常药。

2. 退黄：均能利胆退黄，用于湿热黄疸，可以同用，以加强作用，虎杖作用更佳。

【常用剂量】

郁金 5～12g。虎杖 10～15g。

【用药体会】

临床治疗湿热黄疸，二药配伍应用加强祛湿退黄的作用，同时也有利于排出胆道的结石。

郁金　金钱草

【单药性能】

郁金：见 299 页。

金钱草：见 196 页。

【主治病证】

湿热黄疸。

【配伍应用】

退黄：均能利胆退黄，用于湿热黄疸，胆道结石，常同用。在祛除湿热方面，金钱草作用强。郁金因能活血化瘀，对于兼有瘀血病证所致黄疸作用好。

【常用剂量】

郁金 5～12g。金钱草 15～60g。

【用药体会】

二药的利胆作用好，对于胆道结石病证为首选，配伍同用作用更好。金钱草对肾结石、输尿管结石、膀胱结石也是常用之品，在使用方面，剂量应大，方能达到效果。

姜黄　桂枝

【单药性能】

姜黄：见 302 页。

桂枝：见 1 页。

【主治病证】

1. 肩臂疼痛。

2. 痛经，经闭。

【配伍应用】

止痛:均能通行气血,温经散寒,用于风湿痹痛,以上肢多用,尤其是治疗肩臂疼痛配伍后作用增强,也用于瘀血痛经病证。

【常用剂量】

姜黄 3～10g。桂枝 6～10g。

【用药体会】

笔者治疗肩周病变,尤喜将二药配伍同用,以加强止痛作用,所立颈椎舒筋汤中就配伍有此二药(见 15 页)。

乳香　没药

【单药性能】

乳香:辛、苦,温。①活血行气止痛:用于一切血瘀气滞引起的痛证,如胸痹心痛,胃脘疼痛,痛经,经闭,跌打损伤瘀肿疼痛,本品内能宣通脏腑气血,外可透达经络,辛散走窜,味苦通泄,既入气分,又入血分。②化瘀生肌:用于瘀血阻滞疮疡,无论是疮疡初起或疮疡溃烂者均宜。

没药:辛、苦,平。①活血行气止痛:用于血瘀气滞之胸痹心痛,胃脘疼痛,痛经,经闭,跌打损伤,风寒湿痹。②化瘀生肌:用于疮疡,无论是初起或溃烂者均宜。本品外用生肌敛疮,内服消肿止痛,为外科常用要药。

【主治病证】

1. 瘀血病证之身体各个部位的疼痛,跌打损伤,癥瘕积聚等。

2. 疮疡,跌打损伤。

3. 经闭,痛经。

4. 痹证日久,肢体筋脉挛缩。

【配伍应用】

1. 活血:二药作用相似,气香走窜而善行,常配伍同用,治疗跌打损伤,瘀血肿痛,如仙方活命饮、活络效灵丹。也同用治疗经闭、痛经。由于乳香、没药的味道不好闻,入煎剂病人难以接受,所以更多的是外用。乳香、没药外用较内服作用更好,尤其是治疗跌打损伤方面作用好,如七厘散。乳香长于行气活血,止痛力强,行气力强于没药,痹证多用。没药偏于活血散瘀,破泄力大,散瘀力优于乳香,痛证多用。

2. 生肌:均用于痈疽肿痛或久溃不敛以及筋脉拘挛,如小活络丹。外科及伤科将二药配伍使用,增强活血止痛作用。

【常用剂量】

乳香 3～10g,宜炒去油用。外用适量,生用或炒用,研末外敷。没药 3～10g。

【用药体会】

治疗疼痛病证,二药配伍作用更佳,自立一首治疗骨质增生的方子,命名为骨质增生消退散。

组成:白芥子、大黄、肉桂、吴茱萸、乳香、没药、樟脑、细辛、麻黄、桂枝。各等量。

本方具有祛风散寒,活血止痛的作用。主治各个部位的骨质增生,疼痛,风湿痹痛。骨质增生一般多见于老年人,与感受风寒湿邪,痰湿内阻,瘀血阻络,肝肾亏虚、长期的局部受刺激、外伤等有关。外用使药物直达病所,所谓外治之理即内治之理,外治之药即内治之药,所异者,法耳。使用方法是上药各等分,研末后用醋调成糊状,外敷病变部位。上方中的白芥子外用会导致皮肤起泡,应用的时间不宜太长,否则会流水,瘙痒。但根据笔者的经验体会,若外用药物导致皮肤起泡,将其用消毒的针挑破后使其流水后,作用会更好。

蒲黄　五灵脂

【单药性能】

蒲黄:甘,平。①止血:用于外伤出血和吐血、衄血、咳血、尿血、便血、崩漏及皮下出血等,单用或配伍其他止血药同用。本品行血止血,又收敛止血,有止血不留瘀的特点,为止血行瘀之良药。对出血证无论属寒属热,有无瘀滞,均可应用,但以属实夹瘀者尤宜。②活血化瘀:用于经闭痛经,产后腹痛及心腹疼痛,跌打损伤等瘀血作痛者。③利尿通淋:用于血淋,尿血。

五灵脂:苦、咸、甘,温。①活血止痛:用于瘀血阻滞引起的脘腹胁痛、痛经经闭、产后腹痛及一切血滞作痛之证。为治瘀滞疼痛之要药。《本草纲目》记载:可治"男女一切心腹胁肋少腹诸痛"。②化瘀止血:用于瘀血阻滞、血不归经之出血证,临床以妇女崩漏,色紫多块,少腹刺痛者多用,可单味炒后研末,温酒送服。另外古方常用五灵脂配伍雄黄同用,治疗毒蛇咬伤。

【主治病证】

1. 瘀血病证之脘腹疼痛,痛经,经闭,跌打损伤等。

2. 身体各个部位的出血病证。

【配伍应用】

1. 活血:均能活血化瘀,用治瘀血病证所致的痛经,经闭,产后腹痛以及血滞作痛,跌打损伤等,常同用,如失笑散、少腹逐瘀汤。蒲黄在化瘀方面作用不强,五灵脂活血作用强于蒲黄。治疗瘀血病证,从传统用药来看,蒲黄并不作为首选。在止痛方面,五灵脂作用强。

2. 止血:均能止血,用于血瘀导致的出血病证,蒲黄的止血作用较广泛,既能化瘀止血,同时因略具涩味,又有收敛止血之功。因为在服用方面不及三七、茜草方便,故不及二药多用。其止血的力度较二药弱,笔者个人更喜用三七止痛,茜草止血。

【常用剂量】

五灵脂 3～10g,醋炒可以去其腥味,并增强药效。蒲黄 3～10g。二药入煎剂,宜包煎。

【用药体会】

五灵脂是鼯鼠科动物或其他近缘动物的粪便。李时珍释其名曰:"其屎名五灵脂者,谓状如凝脂而受五行之灵气也。"五灵脂止痛作用好,可单味服用,但实际在临床中却不首选,主要是因为味道有一股腥味和臊味,并且入煎剂时混于水中,汤液难看,病人在感情上难以接受此药,故笔者比较慎用。

五灵脂　夜明砂

【单药性能】

五灵脂：见 308 页。

夜明砂：辛，寒。①清热明目退翳：用于目赤肿痛，雀目，夜盲，内外翳障。②散瘀消积除疳：用于小儿疳积，泻痢，积聚，瘰肿。

【主治病证】

血瘀病证。

【配伍应用】

活血：二药均为动物粪便的药材，能活血散瘀，用于血瘀病证。夜明砂偏走上，长于清肝热而明目，散瘀血而消积，主要用于肝瘀目暗病证。五灵脂气浊而走下，散瘀力强于夜明砂，偏治妇科瘀血病证。

【常用剂量】

五灵脂 3～10g。夜明砂 3～5g。

【用药体会】

目前对于二药的使用相对较少，主要是因为为动物粪便的缘故。其气味也较难闻，病家一般不太愿意接受。

丹参　益母草

【单药性能】

丹参：苦，微寒。①活血调经：用于各种瘀血病证，胸痹心痛，脘腹刺痛，跌打损伤。本品药性平和，能祛瘀生新，为妇科调经常用药。《本草纲目》谓其"能破宿血,补新血。"并有"一味丹参散,功同四物汤"之说。②凉血除烦:用于热入营血之烦躁不安或神昏,血不养心之心悸失眠。③祛瘀消痈:用于痈肿疮痛。

益母草:辛、苦,微寒。①活血调经:用于血滞之经闭痛经、月经不调,可单味熬膏服用。亦用于跌打损伤之瘀痛。为妇科经产要药。②利水消肿:用于水瘀互结之水肿,可单味煎服。亦可治血热及瘀滞之血淋尿血。③清热解毒:用于疮痈肿毒,皮肤瘾疹。

【主治病证】

1. 瘀血之经闭、痛经、月经不调,跌打损伤。
2. 疮疡。

【配伍应用】

1. 治疗妇科疾病:均可以治疗诸如月经不调、痛经、产后诸病。益母草向有"妇科经产要药"之谓,因乾属阳,坤属阴,妇人属阴,故又名益母草为坤草。通常所用益母草是用的刚开花时割取后晒干入药的,而在古代还有用新长的嫩益母草,称为童子益母草,并认为此药有微弱的补血作用,但现代临床极少使用童子益母草。丹参因颜色为紫色,又名紫丹参。丹参主要是通过活血作用达到治疗瘀血目的的。《本草纲目》中有一段记载:"丹参色赤味苦,气平而降,阴中之阳也。入手少阴,厥阴之经,心与包络血分药也。按《妇人明理论》云:四物汤治妇人病,不问产前产后,经水多少,皆可通用,惟一味丹参散,主治与之相同。盖丹参能破宿血,补新血,安生胎,止崩中带下,调经脉,其功大类当归,地黄,芎藭,芍药故也。"这是说丹参有类似于四物汤的作用,但丹参是通过活血,达到祛除瘀血以生新血,而四物汤是具有直接的补血作用,二者作用机制并不相同。

2. 活血:均用于瘀血所致跌打损伤等。习惯上益母草多用于妇科疾病,其活血作用并不强。丹参活血化瘀,主治的病变部位较广,更多用于心脑血管疾病方面疾病,善治胸痹心痛。

【常用剂量】

丹参 5～15g。益母草 10～30g。煎服、熬膏或入丸剂。单味用于利尿消肿时,剂量可增至60～120g。

【用药体会】

益母草、丹参均可以治疗妇科疾患,但现代临床使用丹参主要是治疗心血管疾病。益母草、茺蔚子同出一物,均能活血化瘀,调经止痛,用于妇女月经不调,经闭,痛经,产后恶露不尽,瘀滞腹痛以及跌打损伤,瘀血作痛等证。益母草为地上部分的全草。在活血方面,用于妇人胎前产后,月经诸病,皆有良效,故有益母之称,乃妇科经产要药。茺蔚子为益母草的种子,先师熊魁梧认为二药在使用方面的区别是,益母草治疗经产疾病,主要是治疗实证,茺蔚子主要用于实中夹虚证。具体使用方面是根茎花叶专于行,子则行中有补也。二味活血祛瘀之功近似,若论利水,则益母草为胜。

丹参　川芎

【单药性能】

丹参：见 310 页。

川芎：见 294 页。

【主治病证】

1. 血瘀之月经不调、经闭、痛经以及头痛,胁痛,癥瘕等。

2. 跌打损伤。

【配伍应用】

活血:均能活血化瘀,调经止痛,用于瘀血所致的痛经,月经不调病证。通过活血又能治疗跌打损伤。《医学心悟》之益母胜金汤即配伍有二药。川芎活血作用强于丹参,且止痛作用好。丹参现主要用于心脑血管因瘀血所致的疾病。

【常用剂量】

丹参 5～15g。川芎 3～10g。

【用药体会】

川芎有行气作用,而丹参则只有活血作用,二药配伍尤宜于心脑血管疾病,同用加强作用,可以达到气血并行。笔者认为丹参治疗心血管疾病作用更好一些。使用丹参可以剂量加大,而川芎则不能使用大剂量,否则有令人暴亡之虑。

丹参　郁金

【单药性能】

丹参：见 310 页。

郁金:见 299 页。

【主治病证】

1. 瘀血病证。

2. 血热病证。

【配伍应用】

1. 活血:均能活血化瘀,用于瘀血所致的如跌打损伤、癥瘕等。此作用丹参较多用。

2. 凉血:均能清心凉血,用于血热神昏,常配伍应用。在凉血方面,丹参较郁金更多用。

3. 调经:均能调经止痛,用于痛经、经闭、产后瘀阻腹痛,郁金对于血瘀兼有气郁的病证多用,治疗妇科疾患,郁金较丹参多用,这是因为郁金具有疏肝解郁之效。

【常用剂量】

丹参 5～15g。郁金 5～12g。

【用药体会】

二药在调经止痛方面可以同用,郁金作用佳,治疗诸如痛经、月经不调、闭经,笔者多将其为首选,如香附调经汤(见 238 页)。而治疗倒经尤为郁金的特长。

丹参　牡丹皮

【单药性能】

丹参:见 310 页。

牡丹皮:见 109 页。

【主治病证】

1. 癥瘕积聚,肿块。

2. 月经不调。

3. 血热斑疹。

4. 痈肿。

【配伍应用】

1. 活血：二药通过活血作用，可以治疗因瘀血导致的多方面病证，如癥瘕积聚，现用于肝脾肿大、包块、痈肿。

2. 凉血：二药治疗血热病证方面作用均佳，如清营汤中配伍丹参清营血分热，犀角地黄汤中用牡丹皮治疗热扰心营之出血病证。

【常用剂量】

丹参 5～15g。牡丹皮 6～12g。

【用药体会】

二药均用于瘀血病证，笔者认为丹皮作用较丹参要强，所以古今治疗癥瘕病证更多选用丹皮。二药同用加强活血作用。

益母草 泽兰

【单药性能】

益母草：见 311 页。

泽兰：苦、辛，微温。①活血调经：用于血瘀经闭、痛经、产后瘀滞腹痛。本品行而不峻，活血不猛，调经作用好。②祛瘀消痈：用于跌打损伤，瘀肿疼痛及疮痈肿毒等。③利水消肿：用于瘀血阻滞、水瘀互结之水肿尤为适宜。

【主治病证】

1. 瘀血所致月经不调，痛经。

2. 水肿,小便不利。

【配伍应用】

1. 利水消肿:益母草、泽兰均能利水消肿,现用于治疗肾炎水肿,具有消蛋白尿的作用,主要作用机制通过活血化瘀,恢复肾脏功能。二药可以配伍同用。《神农本草经》认为泽兰主"大腹水肿,身面四肢浮肿,骨节中水",这一点和益母草作用相似,而从临床用药来看,性寒之品较多用,益母草利水作用较泽兰为强。

2. 治疗妇人疾病:古代本草记载治疗妇人疾病,如经闭,痛经,一般是首选益母草,从组方来看,用泽兰较少,但临床可以泽兰代益母草使用。李时珍、缪希雍等均认为泽兰为妇人经产要药,故泽兰主要还是偏重治疗妇科疾病。二药活血祛瘀不伤正,利水祛浊而消肿,通经止痛可生新。

【常用剂量】

益母草 10~30g。泽兰 10~15g。

【用药体会】

李时珍说:"泽兰走血分,故能治水肿,涂痈毒,破瘀血,消癥瘕,而为妇人要药"(《本草纲目·卷14·泽兰》)。由于泽兰作用较平和,所以使用时剂量可以稍大一些。其和益母草可以互相代用,改善血液的浓、黏、凝、集状态,从而消除炎症和尿蛋白。

益母草　半枝莲

【单药性能】

益母草：见 211 页。

半枝莲：见 93 页。

【主治病证】

1. 疮疡。

2. 瘀血病证。

3. 水肿。

【配伍应用】

1. 解毒：均能清热解毒，用于疔疮肿毒，作用均不强，半枝莲尚用于咽喉疼痛、肺痈、癌肿和毒蛇咬伤，其寒性较益母草稍甚，治疗热毒疮肿较益母草常用，尤为治疗肿瘤常用药。

2. 活血化瘀：均可以用于跌打损伤，取活血作用，半枝莲的活血作用不强。益母草主要是用于妇科的瘀血病证，如痛经、月经不调等。益母草苦味较半枝莲稍甚，其活血化瘀较半枝莲多用，为经产要药。

3. 利尿消肿：二药可以治疗水肿，小便不利，利尿作用不强，多作为辅助药物使用。此作用益母草多用。

【常用剂量】

益母草 10～30g。半枝莲 15～30g。

【用药体会】

二药从功效来分析，有相似之处，但在具体使用方面却不同，半枝莲现多作抗癌药物使用，在辨证论治的基础之上,可以加用之。益母草则主要用于妇科疾病。

泽兰 佩兰

【单药性能】

泽兰:见 315 页。

佩兰:见 159 页。

【主治病证】

湿浊病证。

【配伍应用】

祛湿:均芳香,能治疗湿浊病证,但机制不同。佩兰用于外感暑湿之发热恶寒,头胀胸闷以及湿阻脾胃之胸脘胀闷,食少体倦,恶心呕吐,泄泻,口甘多涎等,善除中州秽浊陈腐之气,为治脾瘅要药,其尤以治疗口甘、口臭为佳。泽兰利水,用于水湿内停之水肿病证。泽兰以活血为功,兼能利湿祛水。佩兰以辟秽为用,长于化湿解暑。

【常用剂量】

佩兰 5～10g。泽兰 10～15g。

【用药体会】

李时珍说:"兰草、泽兰气香而温,味辛而散,阴中之阳,足太阴,厥阴经药也。脾喜芳香,肝宜辛散。脾气舒,则三焦通利而正气和;肝郁散,则营卫流行而病邪解。兰草走气道,故能利水道,除痰癖,杀蛊辟恶,而为消渴良药;泽兰走血分,故能治水肿,涂痈毒,破瘀血,消癥瘕,而为妇人要药。虽是一类而功用稍殊,正如赤、白茯苓,芍药,补泻皆不同也"(《本草纲目·卷14·泽兰》)。这就将佩兰与泽兰的功效、作用部位进行了区别。治疗脾胃湿浊病证笔者更喜用佩兰。

桃仁　红花

【单药性能】

红花：辛,温。活血通经:用于血滞之经闭,痛经,产后瘀阻腹痛,跌打损伤。为治瘀血病证的常用药。

桃仁：苦、甘,平。①活血祛瘀:用于血滞经闭、痛经,产后瘀滞腹痛,瘀血日久之癥瘕积聚,跌打损伤,瘀血疼痛之证。②润肠通便:用于肠燥便秘证。因其质润多脂,润燥滑肠。③止咳平喘:用于咳嗽气喘证,以其降肺气之故。④消散内痈:用于治疗肺痈,肠痈等证。

【主治病证】

1. 血瘀经闭,痛经,产后腹痛。
2. 痈肿疮疡。
3. 跌打损伤。
4. 心脉瘀阻之心腹疼痛。

【配伍应用】

活血：均具有良好的活血化瘀的作用,常配伍同用,如桃红四物汤、复元活血汤、补阳还五汤。一般认为,红花活血力量中等,量大破血,常用量活血,量小能和血兼养血。《本草汇言·卷3》云:"红花,破血,行血,和血,调血之药也。主胎产百病,因血为患,或血烦血晕,神昏不语,或恶露抢心,脐腹绞痛,或沥浆难生,或胞衣不落,子死腹中,是皆临产诸证,非红花不能治。若产后血晕,口噤指搦,或邪入血室,谵语发狂,或血闷内胀,僵仆如死,是皆产后诸证,非红花不能定。又如经闭不通而寒热交作,或过期腹痛而紫黑淋漓,或跌扑损伤而气血瘀积,或疮疡痛痒而肿溃不安,是皆气血不和之证,非红花不能调。"故一般将红花作为治疗妇科疾病的主药。从作用来看,红花之功类似于苏木。从治疗瘀血病证来看,对于全身各个部位之瘀血均可以使用,但更偏于治疗月经病变。桃仁配伍红花以后比单用的活血效果要好。在治疗瘀血病证方面主要是治疗某一局部瘀血证,这是其与红花的主要区别点,所以张仲景用桃仁治疗瘀血乃是作为常用之药的。红花在《金匮要略》中称为红蓝花,《本草图经》解释红蓝花即红花。治瘀方面,桃仁治瘀在一处,红花治瘀在多处。

【常用剂量】

红花 3～10g。桃仁 5～10g。

【用药体会】

笔者喜用桃仁治疗心胸部位病证,但在使用时一般不用大剂量,这是因为其有通便的作用,量大则滑肠。在治疗咳喘方面,其作用虽弱于杏仁,但可以选用之。缪仲淳认为此药善破血,对血结、血秘、血瘀、血燥、留血、蓄血、血痛、血瘕等证,用此立通。笔者认为桃仁活血作用还是比较平和的,力量中等。

桃仁 冬瓜仁

【单药性能】

桃仁：见 319 页。

冬瓜仁：甘，凉。①清肺化痰：用于肺热咳嗽，肺痈，肠痈。②利湿排脓：用于带下，白浊等证。

【主治病证】

1. 肺痈，咳唾脓痰。
2. 面色晦黯。

【配伍应用】

消痈：皆能消散内痈，用于治疗肺痈，肠痈，常同用，如苇茎汤、大黄牡丹汤。桃仁活血以消痈，作用强。冬瓜仁清热以消痈。冬瓜仁排脓消痈作用平和，在古方中是将冬瓜仁作为首选之药的，但由于力量不强，需要大剂量使用。

【常用剂量】

桃仁 5～10g。冬瓜仁 10～15g。

【用药体会】

冬瓜仁驻颜悦色，祛斑增白，轻身减肥，《神农本草经》云"主令人悦泽，好颜色，益气不饥。久服轻身耐老"，为历代美容常用药，古代美容方中多选用冬瓜子。从现代临床应用来看，冬瓜仁美白作用较好。个人体会，需要大剂量使用，并且无副作用。笔者常用此药 40g 以上，煎水内服。若嫌麻烦，也可以直接用冬瓜仁泡水饮服。通过多年的临床实践总结的一首美容的经验方，命名为七白汤。

组成:白茯苓 15g、白芷 10g、白及 10g、白芍 15g、白扁豆 15g、白蒺藜 15g、白僵蚕 15g、百合 12g、山药 15g、冬瓜仁 30g、天花粉 12g、葛根 10g、薏苡仁 30g。

本方具有美白靓肤,润肺除皱的作用。主治皮肤粗糙,面部黑斑,蝴蝶斑,皱纹多。方中选用 7 种在命名上带有"白"字的药物,故名七白汤。水煎服,或做成膏剂外用。美白用药有一个过程,一般内服或外用均可以美白,不要用刺激皮肤的药物,以免导致不必要的色素沉着。一些命名上带有"白"字的药物具有美白作用,可以选用。若药材颜色为白色者也多具有美白之功。所以本方用药均为白色药品。在加减应用中,要结合药物特点,并根据病人的性别、年龄、病程诸多因素选加药物。

桃仁 决明子

【单药性能】

桃仁:见 319 页。

决明子:见 55 页

【主治病证】

肠燥便秘。

【配伍应用】

润肠:均富含油脂能润肠通便,用于肠燥便秘,以年老津枯,大便秘结者多用。配伍应用作用加强。从通便方面来说,决明子更多应用,因其性质比较平和,而肠燥便秘患者尤以年老之人多见,决明子有软化血管作用,更适合于老年人使用。二者的区别是,决明子以气分病多用。桃仁以血分病多用。

【常用剂量】

桃仁 5~10g。决明子 10~15g。

【用药体会】

现临床上用决明子多将其微炒后用,这样便于有效成分被煎煮出来,若久煎后,通便作用减弱,故提倡微炒。生品则可以泡服,也能达到通便的作用。

川牛膝　怀牛膝

【单药性能】

怀牛膝:苦、酸,平,①活血通经:用于血瘀经闭,痛经,胞衣不下,跌打伤痛。②补益肝肾,强壮筋骨:用于肝肾不足之腰膝酸痛,软弱无力,痹痛日久,湿热下注之足膝痿软、肿痛。尤以治疗下半身腰膝关节酸痛为其长。③利尿通淋:用于多种淋证,如热淋、血淋、石淋以及水肿,小便不利。④引火(血、热)下行:用于肝阳上亢的眩晕头痛,火热上炎之牙龈肿痛、口舌生疮,血热妄行之吐血、衄血等证。本品性善下行,能降上炎之火。⑤引药下行:能引导其他药到达人体下半身,治疗下半身疾病多用。

川牛膝:同上。

【主治病证】

二药主治病证相同,如上述。

【配伍应用】

1. 药材：牛膝有怀牛膝、川牛膝、土牛膝。通常所说的牛膝指的是前二种，现也有认为牛膝就是怀牛膝者。2010 年版《中国药典》所载牛膝指的是怀牛膝。怀牛膝主产于河南。川牛膝主产于四川。牛膝既是祛邪之药，如活血化瘀、利尿通淋，又是扶正之品，如补益肝肾、强壮筋骨。补益作用主要是用于腰膝疼痛等。《本草纲目·牛膝》中所用"土牛膝"实乃牛膝。古代将牛膝与土牛膝混为一谈的医家并不少见，如《本草衍义补遗·牛膝》云："牛膝，能引诸药下行。泛用土牛膝，春夏用叶，秋冬用根，惟叶汁之效尤速。"这里朱丹溪将牛膝、土牛膝的名称混在一起，其实这里的土牛膝实际上是牛膝。土牛膝性味同牛膝，虽有类似牛膝的活血化瘀之功，但无牛膝的补益之效，土牛膝主要以清利咽喉、泻火解毒作用为优，用于咽喉肿痛，口舌生疮，痈肿丹毒。为治咽喉肿痛要药。土牛膝不能作为牛膝使用。

2. 下行作用：牛膝有下行之功，包括三个方面：其一是引血下行，用于人体上部血热出血证，如吐血、衄血、咯血、牙龈出血等；其二是引热下行，用于热盛火旺之牙龈肿痛，口舌生疮等上部火热证，如玉女煎；其三是引药下行，能引导其他药物下行，以达到人体下半身，治疗下半身疾患，《本草衍义补遗》谓："能引诸药下行"，即指此而言，如三妙散。对于阴阳失调，气血并走于上，阴虚阳亢致眩晕，头痛亦用，如镇肝熄风汤，能引导其他药物更好地发挥沉降作用。因此前人有"无牛膝不过膝"的经验之谈。怀牛膝以补益肝肾见长。川牛膝以活血化瘀见长,而下行之功更好。处方写牛膝,药房给付的是怀牛膝。

【常用剂量】

怀牛膝 6～15g。川牛膝 6～15g。

【用药体会】

牛膝既是祛邪之品,同时也是补益之药,对于腰腿疼痛,笔者喜将怀牛膝、川牛膝同用,这是因为川牛膝以活血见长,下行作用好,怀牛膝的补益作用好,同用对于缓解疼痛效果好。由于高血压常导致头昏头痛,取牛膝的下行作用,对于眩晕作用好。笔者有一首治疗腰腿疼痛的方子名杜仲强腰汤,其中就配伍有牛膝(见 482 页)。

土鳖虫　大黄

【单药性能】

土鳖虫:咸、寒。①破血逐瘀:用于血瘀经闭,产后瘀滞腹痛,癥瘕积聚。本品行散走窜,性猛力强。②续筋接骨:用于跌打损伤、筋伤骨折之瘀肿疼痛,可单用研末调敷。为伤科常用药。

大黄:见 125 页。

【主治病证】

1. 瘀血积久之形体羸瘦,肌肤甲错,两目黯黑,癥瘕积聚。

2. 跌打损伤。

【配伍应用】

活血:二药在活血方面常配伍同用,可以治疗因瘀血久郁化热,五劳虚极形体消瘦,腹满不能饮食,肌肤甲错,两目黯黑,如大黄䗪虫丸。鳖甲煎丸也是将二药配伍同用的。

【常用剂量】

土鳖虫 3~10g,煎服。研粉吞服,每次 1~1.5g。大黄 5~15g。

【用药体会】

土鳖虫亦名䗪虫,在活血方面作用较强,擅长治疗跌打损伤,《本草经疏·卷21》云:"治跌扑损伤,续筋骨有奇效。"传统均认为其接骨作用佳,可以单味药研末吞服。临床治疗跌打损伤常配伍续断、自然铜、苏木、血竭、骨碎补诸药同用。中医对于动物药有一个认识,即介类潜阳,虫类搜风,就是说虫药多有入络搜剔之功,有血者走血,无血者走气,飞者可升,走者能降,治疗有形之癥瘕包块,非虫药不能奏功,而土鳖虫对此乃是常用之品。

刘寄奴　凌霄花

【单药性能】

刘寄奴:苦,温。①散瘀止痛,疗伤止血:用于瘀血证,如跌打损伤,瘀滞肿痛,可单用研末以酒调服。治创伤出血,可单用鲜品捣烂外敷。②破血通经:用于血瘀经闭,产后瘀滞腹痛。③消食化积:用于食积不化,腹痛泻痢,可单用煎服。

凌霄花:辛,微寒。①活血通经:用于血瘀经闭,癥瘕积聚,跌打损伤。②祛风止痒:用于周身瘙痒,风疹,皮癣。本品入血分,尤宜于血分有热病证。③凉血止血:用于血热便血和崩漏。

【主治病证】

瘀血病证。

【配伍应用】

活血:均用于瘀血所致跌打损伤。也能破血通经,用于血瘀经闭,产后瘀阻腹痛等。刘寄奴善治创伤出血。凌霄花取其活血化瘀,多用治腹部肿块,癥瘕积聚,如鳖甲煎丸,通过活血凉血祛风,用治皮癣、痤疮等,其活血作用并不强,但有的书籍记载此药功效时云其破血,临床上一般不将其作为破血药看待。

【常用剂量】

刘寄奴 3~10g。凌霄花 3~10g。

【用药体会】

凌霄花的凉血作用很好,尤对于血热证又兼有瘙痒方面的病证,此药不可缺。笔者认为此药乃是治疗血热瘙痒的要药,临床中将其作为首选之品。

月季花　凌霄花

【单药性能】

月季花:甘、淡、微苦、平。①活血调经,疏肝解郁:用于气血瘀滞之月经不调、痛经、闭经及胸胁胀痛,可单用开水泡服。亦用于跌打损伤,瘀肿疼痛。②消肿止痛：用于瘀肿疼痛，痈疽肿毒，亦治瘰疬肿痛未溃。

凌霄花：见 327 页。

【主治病证】

瘀血病证。

【配伍应用】

活血：均能活血化瘀，用于瘀血阻滞之跌打损伤，月经不调，经闭，痛经诸证。月季花善治痛经、闭经，长于开郁调经，消肿止痛。凌霄花善治癥瘕疟母，长于活血化瘀。对于妇科疾患可以配伍同用。

【常用剂量】

月季花 2～5g。凌霄花 3～10g。

【用药体会】

在活血方面，月季花尤擅长治疗妇科疾患，以女子月月行经，月季月月开花，取类比象而常用之。凌霄花尤善治疗皮肤病变，其活血作用并不强，李时珍说凌霄花"行血分，能去血中伏火，故主产乳，崩漏诸疾及血热生风之证也"。《本草求真》也认为乃女科必用之药。

月季花　玫瑰花

【单药性能】

月季花：见 327 页。

玫瑰花：见 250 页。

【主治病证】

月经不调，痛经。

【配伍应用】

1. 药材：月季花,玫瑰花很相似。月季：每个小分叉上有3～5片叶子,花茎上的刺又长又稀,花大,香味浓,刺少,叶泛亮光,颜色多样,茎干低矮,花期长。玫瑰：每个小分叉上有5～9叶子,花茎上的刺又短又密,花小,香味淡,刺多,叶无亮光。一般为粉红色,玫瑰茎干粗壮。

2. 作用：月季花乃是治疗妇科疾病良药,用于闭经或月经稀薄,色淡而量少,小腹痛,兼有精神不畅和大便燥结等。其偏走血分,活血作用强,故月经病变更多用。玫瑰花偏走气分,行气解郁力强,以肝郁病证更多用。二药为伍,气血双调,其调经活血,行气止痛之功甚好。对妇科常见病,用月季花单方也很有效。鲜月季花开水泡服,还可活血美容。

【常用剂量】

月季花2～5g。玫瑰花2～10g。

【用药体会】

玫瑰花的药性温和,可疏发体内郁气,浓郁的玫瑰芳香具镇静与松弛的特性,缓解疲惫的肌肤、舒缓紧绷的情绪,起到镇静、安抚、解郁的功效。女性在月经前或月经期间的烦躁,用玫瑰花通过调经可起到调节作用。根据活血化瘀的特点,玫瑰花可促进新陈代谢,并可添增食物的清香。尤其是在调经方面效果极佳。一般认为此为气中之血药。笔者体会配伍佛手后作用增强。

苏木　月季花

【单药性能】

月季花:见 327 页

苏木:甘、咸、辛,平。①活血疗伤:用于跌打损伤,骨折筋伤,多与自然铜和乳香、没药配伍同用,如八厘散。本品有较好的活血散瘀,消肿止痛作用,为治跌打伤痛常用药。②祛瘀通经:用于血瘀经闭、痛经、产后瘀滞腹痛。

【主治病证】

1. 跌打损伤。

2. 经闭腹痛。

【配伍应用】

活血:均能活血化瘀,调经止痛,用于血瘀经闭,痛经,跌打损伤等。苏木善治跌打损伤,其功颇似红花,活血作用胜于月季花。月季花善治月经不调。

【常用剂量】

苏木 3～10g。月季花 2～5g。

【用药体会】

苏木的作用主要是活血化瘀,用于瘀血病证。《本草求真·卷 7》云苏木:"功用有类红花,少用则能和血,多用则能破血。但红花性微温和,此则性微寒凉也。故凡病因表里风起,而致血滞不行,暨产后血晕胀满以(欲)死,及血痛血痕,经闭气壅,痛肿、跌扑损伤等症,皆宜相症合以他药调治。"《本草纲目·35 卷》云:"少用则和血,多用则破血。"所以苏木的作用与红花很相似,同样是治疗瘀血病证以及妇科疾患,红花的作用要强一些。笔者体会,将苏木外用煎水热敷,具有良好的止痛作用,自立验方麻桂止痛液中就配伍有此药(见4页)。

骨碎补　狗脊

【单药性能】

骨碎补:苦,温。①活血续伤:用于跌打损伤,筋骨损伤,或创伤之瘀滞肿痛,可单用其浸酒服,并外敷。亦可水煎服。本品以其入肾能治骨碎伤损而得名,为伤科之要药。②补肾强骨:用于肾虚腰痛脚弱。治肾虚之耳鸣,耳聋,牙痛,久泻。此外,本品还可治疗斑秃、白癜风等病证。

狗脊:苦、甘,温。①祛除风湿,用于肝肾不足兼风寒湿邪之腰痛脊强,不能俯仰,腰膝酸软,下肢无力。尤善祛脊背之风湿而强腰膝。②温补固摄:用于肾虚不固之尿频、遗尿。亦用于冲任虚寒,带下过多清稀。

【主治病证】

肾虚腰痛,足膝软弱。

【配伍应用】

补肾:均有强壮腰膝的作用,用于肾虚腰痛,足膝软弱。骨碎补对于肾虚耳鸣、牙痛、久泻具有良好的效果。这是因为肾开窍于耳之故。狗脊通过补肾而治疗风湿痹痛,但作用较弱,以善治脊的病变为主。

【常用剂量】

骨碎补 10～15g。狗脊 6～12g。

【用药体会】

狗脊是治疗脊椎病变的主要药物,尤其是对脊强,俯仰困难作用好,由此认为狗脊乃是治疗督脉病变的主药。通过多年的临床实践,笔者体会其作用不强,一般需配伍具有强壮作用的药物同用,才能达到治疗效果。肾虚则腰背强,除湿益肾,脊坚则俯仰自利,故狗脊为常用之药。骨碎补的生发作用很好,为治疗白发、脱发的常用药,一般是将其用酒浸泡后外搽,临床上也可以将其煎服。根据个人的体会,使用骨碎补时剂量应该大些方能达到效果。笔者有一首治疗脱发的方子,其中就选用了骨碎补,命名为侧柏叶生发酒(见 276 页)。

血竭　蒲黄

【单药性能】

血竭:甘、咸,平。①活血定痛:用于瘀血之跌打损伤,瘀肿疼痛,心腹刺痛及产后瘀滞腹痛、痛经。本品为伤科及其他瘀滞痛证的要药。②化瘀止血:用于瘀血阻滞、血不归经之出血病证,若治外伤出血,可单用研末外敷患处,本品有止血不留瘀的特点。③敛疮生肌:用于疮疡久溃不敛之证,常单品研末外敷。

蒲黄:见 308 页。

【主治病证】

1. 瘀血所致跌打损伤。
2. 血瘀出血病证。

【配伍应用】

活血,止血:均用于瘀血及多个部位出血以及外伤出血病证。止血可以外用。血竭止血作用佳,内服、外用均可,此药生肌作用尤佳,将其研末外撒,尤对于疮疡溃后久不收口作用好,为止血常用药,常配乳香、没药等同用,如七厘散,血竭散。蒲黄止血的作用范围较广,但作用不及血竭强。

【常用剂量】

血竭多入丸、散剂。研末服,每次 1～2g。蒲黄 3～10g。

【用药体会】

血竭的活血止血作用非常好,《本草纲目·卷34·麒麟竭》称其"除血痛,为和血之圣药"。尤其是对于疮疡溃破以后久久不收口者效果尤佳。在用其收口方面可以直接将其外用,为伤科要药。古代许多治疮疡的方中均以血竭为主药。既能活血化瘀,又能止血,具有双向调节作用。经隧之中,既有瘀血盘踞,则新血不能安行无恙,终必妄行而吐溢。许多血证,因为瘀血内阻,脉络不通,血不循经而妄行外溢,故治法不是盲目止血,而是以活血化瘀为主,血竭为常药。笔者曾治疗一位因阑尾炎术后创面久久不收口的患者,伤口一直微微流水,每天到医院换药已达 3 年之久,病人甚至怀疑得了癌症,曾用多种药物,包括高档进口药不能最后愈合,不堪其苦,后笔者乃以一味血竭研末撒在创面上,第2天伤口就收口了,连病人都感到惊奇无比,这是血竭良好的止血生肌特点。

三棱　莪术

【单药性能】

莪术:苦、辛,温。①破血行气:用于气滞血瘀的癥瘕积聚,跌打损伤,血瘀经闭,痛经,胸痹心痛。②消积止痛:用于饮食积滞之脘腹胀痛。

三棱:辛、苦,平。①破血行气:用于癥瘕积聚,血滞经闭,心腹刺痛。本品功用与莪术相似。临床每与莪术相须配用。②消积止痛:用于食积气滞之脘腹胀痛。

【主治病证】

1. 血瘀气滞病证之经闭,经行腹痛。
2. 食积脘腹胀痛。
3. 癥瘕、积聚。
4. 跌打损伤。

【配伍应用】

1. 活血行气:均能破血行气,李时珍云:"三棱能破气散结,故能治诸病,其功可近于香附而力峻,故难久服"(《本草纲目·14卷》)。《医学衷中参西录·药物·三棱莪术解》云:"三棱气味俱淡……为化瘀血之要药。以治男子痃癖,女子癥瘕,月闭不通,性非猛烈而建功甚速。其行气之力,又能治心腹疼痛、胁下胀疼,一切血凝气滞之证。若与参、术、芪诸药并用,大能开胃进食,调血和血。若细核二药之区别,化血之力三棱优于莪术,理气之力莪术优于三棱。"临床上癥瘕积聚结块,未有不由血瘀、气结、食停所致,所以能治一切凝结停滞有形之坚积也。三棱破血作用很强,但若配伍黄芪之后,就不会损耗正气。莪术、三棱破血,现用其抗肿瘤作用极佳,可以用于多种肿瘤。治疗肿瘤,非重剂不足以祛癥,现临床上多将二药配伍应用。

2. 消积:均具有消积作用,用于饮食积滞病证,也常同用,在治疗脾胃病方面,尤其是胃胀突出时加用之,可以开胃化食,帮助消化。现代认为莪术擅长治疗胃癌,并能改善病证,增进食欲,促进病情稳定,明显减轻疼痛。三棱破血作用强于莪术,消积止痛作用弱于莪术。莪术破气作用强于三棱,消肿抗癌是其特长。

【常用剂量】

莪术 3～10g。三棱 3～10g。

【用药体会】

笔者认为,莪术所治疗的病症主要还是血分病证,但区别于三棱,则莪术偏治气病,三棱偏治血病,莪术有血中之气药一说。根据临床应用来看,一般适用于瘀血重证。笔者的一首验方,常将二药外用治疗肿块病证,命名为甲状腺肿大外敷散。

组成:姜黄 50g,白蔹休 50g,黄药子 50g,延胡索 50g,大黄 50g,三棱 50g,莪术 50g,天花粉 50g,乳香 50g,没药 50g,细辛 30g,樟脑 20g,肉桂 20g。

本方具有活血化瘀，散结止痛的作用。主治甲状腺肿大以及其他部位的肿块，如痰核、包块、瘰疬。此方是笔者根据内病外治的原则，选用具有活血化瘀、散结消肿的方法而组方的。使用时将上述药物一起研末，每次取适量，以红醋调成糊状后，外敷局部。每次外敷一般不要超过3小时，若时间过长，会导致局部皮肤瘙痒、破溃，影响后来用药。若已经出现皮肤破溃，应停药，待皮肤转为正常后再用药。切忌一次大剂量使用。

水蛭　土鳖虫

【单药性能】

水蛭：咸、苦、平。破血通经，逐瘀消癥：用于血滞经闭，癥瘕积聚，跌打损伤，心腹刺痛。本品为破血逐瘀之峻药。

土鳖虫：见325页。

【主治病证】

瘀血所致各个部位的病证。

【配伍应用】

活血：均属虫类药，有毒。其破血消癥用于血滞经闭，腹中肿块蓄血，癥瘕积聚。作用峻猛，多用于瘀血重证，常同用，如大黄䗪虫丸。水蛭破血作用较土鳖虫更强，主要用于瘀血重证。张仲景抵当汤、大黄䗪虫丸等均用之，从活血作用来看，如动物药具有活血作用，一般多较植物药要强。张锡纯《医学衷中参西录·水蛭》赞此药"破瘀血而不伤新血……破瘀血者乃此物之良能……纯系水之精华生成……于气分丝毫无损,且服后腹不觉疼,并不觉开破,而瘀血默消于无形,真良药也。"对其评价甚高。吴鞠通的化癥回生丹选用了本品,此方的特点是"无微不入,无坚不破……久病坚结不散者,非此不可"(《温病条辨·秋燥·化癥回生丹》)。据此用其治疗腹部癥瘕积聚、子宫肌瘤、卵巢囊肿等疾患。土鳖虫的活血作用虽弱于水蛭,但此药乃为破血之品,张仲景大黄䗪虫丸、鳖甲煎丸、下瘀血汤、土瓜根散四方,均以其破瘀血,《长沙药解·卷2·䗪虫》云其:"善化瘀血,最补损伤。《金匮要略》鳖甲煎丸方在鳖甲。用之治病疟日久,结为癥瘕;大黄䗪虫丸方在大黄,用之治虚劳腹满,内有干血;下瘀血汤方在大黄,用之治产后腹痛,内有瘀血;土瓜根散方在土瓜根,用之治经水不利,少腹满痛,以其消癥而破瘀也。"土鳖虫主治心腹血积,癥瘕血闭诸证,又治疟母为必用之药。若瘀血重证可以选用此药。水蛭活血作用强于土鳖虫,作用持久。土鳖虫性较水蛭缓和。

【常用剂量】

水蛭1.5~3g,多入丸、散。研末服每次0.3~0.5g。土鳖虫3~10g。

【用药体会】

水蛭尤对于凝血因素过强所致瘀血效果好。在实践中,人们发现被蚂蟥叮咬以后会导致局部出血不止,这是因为蚂蟥所含水蛭素是一种抗凝血蛋白质,其破坏了血小板的作用,影响了凝血机制而导致出血,据此,现代根据其破坏凝血机制的特点,笔者常用此药治疗中风后遗症引起的半身不遂,既可以入煎剂,也可以将水蛭研末装入胶囊后内服。

水蛭　虻虫

【单药性能】

水蛭:见 336 页。

虻虫:苦,微寒。小毒。破血逐瘀:用于癥瘕,积聚,血瘀经闭,跌打损伤。

【主治病证】

1. 腹中瘀血内结所致癥瘕,积聚。

2. 瘀热癫狂。

3. 瘀血之妇人经水不利。

【配伍应用】

破血:均具有活血逐瘀的作用,力强,用于瘀血重证,善治恶血不除,瘀血积久之证,可以同用,如抵当汤、抵当丸。水蛭相对于虻虫而言,药力较缓,稳而持久,主治在下。虻虫药力猛烈,作用急而短暂,主治在上。二药同用的特点是,性迟者可消积于久缓,力速者可逐瘀于顷刻。

【常用剂量】

水蛭 1.5～3g。虻虫 1～1.5g。

【用药体会】

虻虫乃是逐瘀之猛药,临床应用当严格掌握适应病证和剂量,根据张仲景的用法,可以改汤剂为丸剂,以防伤正。

穿山甲 王不留行

【单药性能】

穿山甲:咸,微寒。①活血消癥:用于癥瘕,血瘀经闭。②通经:用于风湿痹痛,肢体拘挛,中风瘫痪,关节不利。本品性善走窜,能内至脏腑,外通经络,透达关节,作用强。③下乳:用于产后乳汁少,乳汁不通,乳房胀痛。可单味研末,以酒冲服。本品为治产后乳汁不下之要药。④消肿排脓:用于痈疽肿毒,瘰疬。本品可使脓未成者消散,脓已成者速溃,为治痈疽肿痛要药。

王不留行:苦,平。①活血通经:用于经行不畅,痛经及经闭。其走而不守,行而不住,善于通利血脉。②下乳消痈:用于产后乳汁不下,乳痈肿痛。③利尿通淋:用于多种淋证,如热淋、血淋、石淋。

【主治病证】

1. 血瘀癥瘕积聚。

2. 产后乳汁少。

3. 月经不调,痛经,经闭。

4. 乳痈及其他痈疮。

【配伍应用】

1. 通乳汁:《本草纲目》载,若因乳汁不通,用穿山甲炮制后研末以酒冲服,乳汁即通,名涌泉散,好似泉水涌出。《本草纲目》除记载单用穿山甲名涌泉散外,还有一张方子是用王不留行、穿山甲、龙骨、瞿麦、麦冬等分为末服,用热酒送服,再服猪蹄羹,也名涌泉散(《本草纲目·卷16·王不留行·附方》)。

《本草纲目·卷16·王不留行》条下有"穿山甲,王不留,妇人服了乳长流",在卷43穿山甲条下亦载"穿山甲,王不留,妇人食了乳长流",二药是治疗妇女授乳期乳汁过少的良药。王不留行通过行血通经,实现催乳的作用,和穿山甲合用,增强疗效,据此也可以用治乳痈。产妇乳汁的有无和多少,与多种因素有关,王不留行对气血阻滞经络引起的乳汁少有效,对于其他原因引起的缺乳,应选择别的药物。如产妇身体虚弱造成缺乳,就要从补肝肾入手。缺乳由营养不良造成,要从调理脾胃着手。

2. 活血化瘀:均具有活血化瘀的作用,即通血脉。穿山甲性走窜,主行散,活血散瘀之功强。在通行血脉方面善治全身多部位瘀血病证,为治疗全身疼痛要药,尤其是瘀血日久的风湿性关节炎效果好。应用此药关键在于其搜风通络。李时珍认为穿山甲乃"风疟,疮科,通经,下乳,用为要药"(《本草纲目·卷43》)。近代医家张锡纯在《医学衷中参西录·药物·穿山甲》中记载:"其走窜之性,无微不至,故能宣通脏腑,贯彻经络,透达关节,凡血凝,血聚为病皆能开之。以治疗痈,放胆用之,立见功效,并能治疗癥瘕积聚,周身麻痹,二便闭塞,心腹疼痛。若但知其长于治疮,而忘其他长,犹浅之乎视山甲也。"张锡纯并记载,"身上若有血箭证,或金伤出血不止者,敷以山甲末立止,屡次用之皆效。"临床上穿山甲配伍王不留行后活血作用加强。

3. 通经脉:在通经脉方面,善治妇科月经不通、痛经、闭经的病证,若因血瘀所致者,单用就有效果。《本草纲目》称王不留行"性走而不住,虽有王命不能留其行,故名"。说明王不留行的特点是走而不守,其性甚急,下行而不上行。二药在通经方面,可以用于两个方面病证,一是治疗痛经,二是治疗经络阻滞的痹证。二药的功效用"三通"概括,穿山甲通经脉,通乳汁,通血脉。王不留行通经脉、通乳汁、通小便。特点是走而不守,善行血脉。王不留行通行力不及穿山甲。

【常用剂量】

穿山甲 3～10g。研末吞服,每次 1～1.5g。王不留行 5～10g。

【用药体会】

二药通行作用强,尤其是穿山甲作用好,对于某些关窍闭塞的病证,例如鼻塞、耳闭、经络阻滞导致的疼痛可以选用,达到通行之功。

王不留行　冬葵子

【单药性能】

王不留行:见 339 页。

冬葵子:见 184 页。

【主治病证】

1. 多种淋证。

2. 乳汁不通,乳少。

【配伍应用】

1. 通淋:均具有良好的通淋作用,淋证有热淋、石淋、血淋、砂淋、膏淋等,《本草纲目》引载《资生经》云："一妇人患淋卧久,诸药不效。其夫夜告予。予按既效方治淋,用剪金花十余叶煎汤,遂令服之,明早来云,病减八分矣。再服而愈。剪金花一名禁宫花,一名金盏银台,一名王不留行是也。"可见王不留行是治疗小便异常的主要药物。在《本草纲目》中记载有"利小便"的作用。冬葵子的"三通"作用,即通小便,通大便,通乳汁,而以通淋作用最佳,是治疗小便异常的要药,王好古云:"滑可以去着,冬葵子,榆白皮之属是也"(《汤液本草·卷上·十剂》)。所谓滑可去着,即用润滑通利的药物治疗体内病邪留滞的方法。冬葵子可以治疗石淋,尿中夹砂石,排尿困难,或尿时疼痛,或腰痛难忍,尿色黄赤而浑浊。《金匮要略》葵子茯苓散用治"妊娠有水气,身重,小便不利,洒淅恶寒,起即头眩",也是取其通利作用。

2. 通乳:均具有通乳汁的作用,用于产后乳汁少或乳汁不通的病证,可以同用,但王不留行作用强,较之更多用。冬葵子乃通淋,通乳,通便之药。

【常用剂量】

王不留行 5～10g。冬葵子 3～10g。

【用药体会】

笔者体会王不留行通淋作用极佳,尤其是治疗小便不利配伍冬葵子、牛膝后通淋作用加强,对尿道阻滞所致小便不利,淋沥涩痛,如热淋、血淋、石淋,作用很好,单用不及配伍作用好。现尤多用治前列腺炎,对尿路结石,如膀胱结石、输尿管结石、肾结石亦有非常好的效果。

十三、化 痰 药 类

半夏　陈皮

【单药性能】

　　半夏:辛,温。有毒。①燥湿化痰:用于脾不化湿,湿痰阻肺之咳嗽气逆,痰多色白者。亦治寒痰咳嗽,痰白清稀者。尤为治疗湿痰的要药。②降逆止呕:用于痰饮或胃寒所致的呕吐。为止呕要药。③消痞散结:用于痰热互结,胸脘痞闷之结胸;痰浊阻滞,胸阳不振之胸痹心痛;气郁痰结之梅核气。④消肿止痛:用于痈疽肿痛及乳疮,瘰疬等,常以生半夏研末,鸡子白调敷患处。

　　陈皮:见 231 页。

【主治病证】

　　1. 湿痰病证。

　　2. 恶心呕吐。

【配伍应用】

　　1. 燥湿化痰:均为燥湿化痰要药,用于痰湿中阻,肺气不利之咳嗽气逆,痰多清稀,甚则痰逆头眩等,尤以湿痰病证多用,如二陈汤、六君子汤。二陈汤是以半夏为君而治疗湿痰的主方,源自《太平惠民和剂局方》。关于半夏燥湿的机制有二说:①以白矾炮制而燥湿。半夏多为矾制品,其燥涩之性多来源于白矾,而非半夏本身。矾制半夏在

343

增加了半夏燥湿之性的同时,也降低了其本身的辛味。②具有辛味能燥湿。从药性理论来说,苦能燥湿,而半夏并不具备苦味,云其燥湿,是因为某些辛味药也具备燥湿之功,除半夏外,其他如白芷、草果也是。半夏燥湿化痰作用配伍陈皮后加强,以湿阻中焦病证为宜。李时珍认为陈皮"其治百病,总是取其理气燥湿之功。同补药则补,同泻药则泻,同升药则升,同降药则降,脾乃元气之母,肺乃摄气之籥(yue 古代吹火的管子),故橘皮为二经气分之药,但随所配而补泻升降也。"还有认为同消痰药则能祛痰,伍消食药则能化食,各从其类以为用。根据临床用药来看,应用补药、收涩药多要配伍陈皮以防壅气,所以在补益药中配伍陈皮就具有补而不滞的特点。

2. 止呕:均能降逆止呕,用于多种呕吐证候,但以痰湿呕吐更为多用,常配伍同用,如《济生方》之橘皮竹茹汤。以半夏治疗呕吐,效果很好,临床称半夏为止呕要药。张锡纯记载:一英国军医屡屡吐,绝食者久矣。一日本医生和美国医生协力治疗之,呕吐卒不止,已认为患者为不起之人,遂求张锡纯"一决其死生",张用小半夏加茯苓汤(半夏、生姜、茯苓),"一二服奇效忽显,数日竟回复有之康健"(《医学衷中参西录·药物·半夏》)。半夏对于寒热虚实病证所致呕吐均适宜。

【常用剂量】

半夏 6～10g。陈皮 3～10g。

【用药体会】

二药配伍同用加强作用,所以在古方中治疗痰证、呕吐将其作为首选。由于咳喘多夹有痰,而痰多又能导致咳喘,所以常选用之。笔者有一首验方,命名为一二三四五六汤,其中就配伍二药以祛痰(见 376 页)。

半夏　天南星

【单药性能】

半夏:见 343 页。

天南星:苦、辛,温。①燥湿化痰:用于湿痰阻肺,咳喘痰多,胸膈痞闷,癫痫。②祛风止痉:用于风痰眩晕,半身不遂,口眼㖞斜及破伤风等证。其善祛经络之风痰。③散结消肿:用于痈疽肿痛,可研末,醋调外敷。

【主治病证】

1. 多种痰证。

2. 痈疽肿毒。

【配伍应用】

1. 化痰:均具有化痰作用,常同用,如导痰汤。半夏善治痰滞脾胃的湿痰,天南星善治痰阻经络的风痰。同时,半夏偏于主治狭义之痰,天南星偏于主治广义之痰。从对于“痰”的认知来看,呼吸道所现之痰多为狭义的痰,痰阻经络之痰多为广义的痰。半夏为最常用化痰药,可以治疗多种痰证,但以治疗湿痰为主,而对于寒痰、热痰、燥痰、风痰以及其他广义之痰也常用,故为治痰要药。而风痰指痰扰肝经的病证,多现眩晕、头风、眼目昏花,痰色青而多泡,故天南星为风痰要药。

2. 燥湿:在燥湿方面也常同用,从力量来说,天南星作用强,但半夏多用。在临床应用中,半夏常与苦降之药配伍,具有辛开苦降的作用,如半夏泻心汤。临床应用此方,只要见到黄白相兼的舌苔就可以选用。

3. 散结消肿:外用均具有治疗痈肿的作用。生半夏外用,可以治疗疮痈疖肿,若用于鸡眼,将其研末,以鸡蛋清调后外敷效果明显。《本草纲目·卷17·半夏》"附方"介绍治疗"痈疽发背及乳疮。半夏末,鸡子白调,涂之。《肘后方》。吹奶肿痛,半夏一个,煨研酒服,立愈。一方:以末,随左右嗜鼻效。刘长春《经验方》。打扑瘀痕,水调半夏末涂之,一宿即没也。《永类钤方》。"上方中的用半夏研末吹鼻效果极佳,笔者试用,立见效。通过散结消肿作用而具有止痛的特点。

【常用剂量】

半夏 6～10g。天南星 3～10g。

【用药体会】

治疗肿痛病证,笔者的一首验方,其中就配伍有二药,命名为六生液。

组成:生川乌 30g,生草乌 30g,生马钱子 10g,生半夏 30g,生南星 30g,生狼毒 30g,樟脑 10g。

本方具有散寒止痛,消肿散结的作用。主治风湿痹痛,骨质增生,寒性疼痛。方中所选药物全部是毒药,因都是用的生品,故名六生液。用法是将前6味药煎开后再煎30分钟,倒出药液,投入樟脑,趁热以毛巾蘸药液外敷病变部位,或直接用热水外泡,若水凉后再加热,此药可反复应用,若不外用于前阴、后阴,一般在夏季连用2～3天,冬季可连用3～4天。此方还可以制成药液外搽。制作方法是先将前6味药浸泡在麻油中2～3天,入铁锅中将药榨枯,去药渣,过滤,加入樟脑搅匀,装瓶备用,每次以少许药液搽抹,直至局部发热为度。此方有剧毒,严禁内服,严禁入口、入眼。皮肤有外伤者不宜应用。方中将乌头与半夏同用,属于配伍禁忌,通过长期的临床观察,将其同时外用,不内服,并无不良反应。古方亦有将其同用的先例,如《仙拈集·卷4》之麻药散(川乌、草乌、生半夏、生南星、胡椒、蟾酥)《证治准绳·疡医·卷6》之麻药(川乌、草乌、南星、半夏、川椒)等。

半夏　黄芩

【单药性能】

半夏:见343页。

黄芩:见64页。

【主治病证】

1. 呕吐。

2. 腹泻。

3. 痰壅之咳嗽痰多。

【配伍应用】

燥湿:二药药性相反,根据临床应用来看,均具有燥湿作用,可以治疗湿邪为患的病证,如呕吐,腹泻,常配伍同用,如半夏泻心汤。脾主运化,若湿不运化则可生痰,因脾为生痰之源,湿盛痰多又会导致肺失肃将出现咳嗽,痰多,半夏乃是治疗痰证的要药,配伍黄芩则治疗热痰病证。

【常用剂量】

半夏6~10g。黄芩5~15g。

【用药体会】

治疗呕吐,有认为生半夏止呕作用更好,疗效优于法半夏,张仲景书中所用半夏只注一"洗"字,即洗去泥沙,皆系生半夏。有认为生半夏久煮,生者变熟,则无毒性,但生半夏的毒性较大,其毒性成分会麻痹呼吸肌,引起窒息而死亡。笔者曾亲眼见我校一老中医用生半夏6g,煎汤内服治疗一癫痫病人,导致该患者险致死亡,所以临床应用生半夏内服还是应慎重。

白附子　天南星

【单药性能】

白附子:辛、甘,大热,有毒。①祛风止痉:用于痰阻经络,风痰壅盛所致经脉拘急,抽搐,口眼㖞斜,语言謇涩,以及破伤风所致角弓反张,四肢强直抽搐等,另外对顽固性头痛,偏头痛亦有疗效,止痛效果好。②燥湿化痰:用于痰厥头痛,偏头痛。本品功似天南星,温燥毒烈之性强。③解毒散结:用于瘰疬,痰核,毒蛇咬伤,可鲜品捣烂外敷。

天南星:见 345 页。

【主治病证】

1. 抽搐及口眼㖞斜,语言謇涩。

2. 痰核瘰疬,毒蛇咬伤。

【配伍应用】

1. 止痉:均用于痰涎壅盛之眩晕抽搐,口眼㖞斜,手足顽麻,半身不遂以及癫痫,破伤风等,常同用,如青州白丸子、玉真散。白附子的作用更强。

2. 燥湿化痰:均有毒,具有化痰作用,用于顽痰,湿痰所致咳嗽,痰多而稀薄,胸膈满闷者。尤为祛风痰的要药。天南星较白附子多用。天南星若与牛胆汁充分拌和,晾干,其性变凉,即胆南星,具有清化热痰作用,用于痰热咳嗽,如清气化痰丸。

3. 解毒:均能解毒散结,用于痈疽痰核瘰疬,多外用,白附子作用强。

【常用剂量】

白附子 3～6g。天南星 3～10g。

【用药体会】

白附子毒性大,为治风痰要药,较天南星作用强,其尤善祛头面风痰。笔者认为使用白附子时,剂量不能太大。现临床所用白附子系独角莲的块根,而古代本草书籍中记载的白附子为关白附,系毛茛科植物黄花乌头,毒性很大。白附子毒性较关白附要小。

附子　白附子

【单药性能】

附子:见 206 页。

白附子:见 348 页。

【主治病证】

寒湿所致的多种疼痛。

【配伍应用】

散寒:均为燥烈之品,散寒止痛,用于寒湿所致的多种疼痛。附子用于风湿痹痛,以周身骨节疼痛偏于寒盛者为宜,即主治寒痹,如甘草附子汤(《伤寒论》)。附子散寒的范围广,还可用于阳虚外感寒邪,故内外之寒皆可祛。白附子善祛头面风痰,用于顽固性头痛,偏头痛亦有疗效。为治风痰要药。通常所说的白附子为禹白附。

【常用剂量】

附子 3~15g。白附子 3~6g。

【用药体会】

白附子为力量较强的祛痰药,而痰包括广义之痰和狭义之痰,通常白附子所治之痰主要是广义之痰。此药乃治疗风痰的主要药物,风痰阻络所致面部口眼㖞斜为其主要适应病证。其祛痰作用强于半夏、天南星,特点是上行作用较好,故对于风痰上壅之证较为多用,如牵正散。

白芥子　莱菔子

【单药性能】

白芥子:辛,温。①温肺祛痰:用于寒痰壅滞引起的胸胁胀满,咳嗽气逆,痰多稀薄等证。寒饮壅滞于胸膈之胸满胁痛者。本品有较强的祛痰之力。②利气通络,散结消肿:用于阴疽流注,肢体麻木,关节肿痛。本品可透达经络凝聚之寒痰,为治疗皮里膜外之痰要药。

莱菔子:见 254 页。

【主治病证】

咳喘痰多。

【配伍应用】

化痰:均能降气化痰:用于痰涎壅滞所致咳嗽气喘,胸胁胀满等,如三子养亲汤。在化痰方面有所区别。白芥子利气豁痰,尤以皮里膜外之痰为宜,亦可与其他药研末贴于肺俞、心俞穴以治哮喘,取其辛温气锐行善走散。莱菔子主治呼吸道之痰,但若生用则升,升则涌吐风痰,除上焦气闷不舒之中风痰涌,炒用则降,三子养亲汤中莱菔子多炒用。

【常用剂量】

白芥子 3～6g。莱菔子 6～12g。

【用药体会】

俗有白芥子祛皮里膜外之痰的说法,也就是能祛除广义之痰,可以治疗诸如皮下、胁下的痰核、痰包、痰浊病证,对于痰注关节及肌肤之关节疼痛,肢体不利有良好的效果。

白芥子　天南星

【单药性能】

白芥子:见 351 页。

天南星:见 345 页。

【主治病证】

多种痰证。

【配伍应用】

化痰:均能化痰,散结消肿,用于痰阻病证。白芥子利气通络,温肺散寒,用于寒痰壅肺,咳喘胸闷,痰多难咯,如三子养亲汤。其走经络以寒痰阻滞经络之关节不利,肢体麻木,骨节肿痛为宜,还可以将其外用,用来治疗皮肤、皮下的痰核、痰包病证者。善祛皮里膜外之痰。天南星善祛风痰,多用于痰壅于头面部所致眩晕等。

【常用剂量】

白芥子 3～6g。天南星 3～10g。

【用药体会】

白芥子也是治疗狭义之痰的常用药,如三子养亲汤。古代本草记载能搜剔内外痰结及胸膈寒痰,冷涎壅塞病证。在外用方面,外敷肺俞穴能治疗咳喘病证。也可以治疗痰注经络的病证,但是若外用时间过久,又会导致皮肤起疱。笔者体会,如果外用致皮肤起疱后流水,作用反而更好,诸如各个部位的骨质增生、关节炎性肿胀就可以选用。笔者常将白芥子配伍大黄、肉桂等配伍在一起应用,命名为骨质增生消退散,效果良好(见 307 页)。

旋覆花　半夏

【单药性能】

旋覆花:苦、辛、咸,微温。①降气化痰:用于寒痰喘咳,痰多清稀。②降逆止呕:用于痰浊中阻,胃气上逆而噫气呕吐,胃脘痞硬者。

半夏:见 343 页。

【主治病证】

1. 痰壅咳喘。

2. 呕吐噫气。

3. 支饮,胸闷短气。

【配伍应用】

1. 祛痰:均能祛痰,用于痰饮壅肺所致的咳嗽,胸膈痞满等证。旋覆花下气消痰,用于痰多胶黏,咯出不爽及胸腹水饮,胁痛胀满证,其沉降作用较强。半夏乃是治疗湿痰要药。

2. 止呕:均能降逆止呕,用于胃气上逆所致呕吐、噫气等,常同用,如旋覆代赭汤。

【常用剂量】

旋覆花 3~10g。半夏 6~10g。

【用药体会】

《神农本草经·下品》记载旋覆花具有"除水"的作用,乃是消痰之功,即消痰水。以其主治胸胁下气,胀满不适,尤以伏饮停留,唾如胶漆,心胁痰水病证多用,为消痰饮之常用药。现代据此用其治疗胸膜炎,胸腔积液。根据古代医家的用药经验,多配伍香附同用。在治疗呃逆方面,则多配伍半夏同用。因有"诸花皆升,惟旋覆花独降"之说,取其降的特点,可以治疗梅核气,即咽中有异物感,似有痰核黏滞,咽之不下,咯之不出。

旋覆花　白前

【单药性能】

旋覆花:见 353 页。

白前:辛、苦,微温。降气祛痰止咳:用于肺气壅实,痰多气逆而咳嗽不爽之证。本品性微温而不燥热,善于降气化痰止咳。

【主治病证】

痰多咳嗽证。

【配伍应用】

化痰:均能降气化痰,用于痰多咳嗽证。白前性质平和,不论寒证、热证所致咳嗽经适当配伍均可使用,如止嗽散。旋覆花性下降,也能用治喘证。又能降逆止呕,用于痰壅气逆,胸膈痞实诸证。

【常用剂量】

旋覆花 3~10g。白前 3~10g。

【用药体会】

白前的止咳作用比较平和,对于寒热虚实病证均可以应用,乃肺病咳嗽之要药,但却不用于治疗喘证。

旋覆花　礞石

【单药性能】

旋覆花：见 353 页。

礞石：甘、咸，平。①坠痰下气：用于顽痰、老痰胶固之证，症见咳喘痰壅难咯，大便秘结。本品善消痰，乃坠痰要药。②平肝镇惊：用于热痰壅塞引起的惊风抽搐，以煅礞石为末，用薄荷汁和白蜜调服；也治痰积惊痫，大便秘结。为治惊痫之良药。

【主治病证】

痰证。

【配伍应用】

化痰：均能下气消痰，治疗咳喘，但途径不同。礞石主要用于顽痰，老痰浓稠胶结，气逆证，为诸药中消痰作用较甚者，故俗云其坠痰下气，为利痰圣药。常配沉香、大黄等同用，如礞石滚痰丸。旋覆花用于痰涎壅肺，痰饮蓄结，痰多证。

【常用剂量】

旋覆花 3～10g。礞石 6～10g。

【用药体会】

礞石的祛痰作用强，俗称坠痰之品，主要是治疗肝经之痰，由于其容易伤正气，所以临床并不多用。一般临床所云坠痰，主要是针对肝经而言，而所选用的药物又主要指的是礞石。

皂角刺 穿山甲

【单药性能】

皂角刺：辛，温。①消肿排脓：用于痈疽疮毒初起或脓成不溃之证。②祛风杀虫：用于皮癣瘙痒等。若外用，醋煎涂患处。

穿山甲：见 339 页。

【主治病证】

疮疡不溃。

【配伍应用】

溃坚排脓：二药具有很好的透脓作用，治疗疮疡常同用，而痈肿疮毒，多由气血凝聚、壅遏血脉导致气血运行不畅，而同用则加强作用，如仙方活命饮、透脓散。

【常用剂量】

皂角刺 3～10g。穿山甲 3～10g。

【用药体会】

笔者体会临床上将穿山甲与皂角刺同用后其透脓作用增强，尤其是排出脓液，溃坚效果良好。因穿山甲善于走窜，通行经络而直达病所，对于疮痈肿毒尤为有效，并能使痈肿未成脓者消散，已成脓者速溃，加速病变愈合。在治疗痈肿方面，因现在穿山甲价格高昂，可用皂角刺代之。皂角刺亦名皂角针、天丁，其对于青年痤疮导致面部硬结，在治疗的同时，加天丁 6g 后，收效好。

川贝母　浙贝母

【单药性能】

川贝母:苦、甘,微寒。①清热化痰,润肺止咳:用于虚劳咳嗽,肺热燥咳,内伤久咳。乃润肺止咳要药。②散结消肿:用于痰火郁结之瘰疬,热毒壅结之乳痈,肺痈。

浙贝母:苦,寒。①清热化痰:用于风热咳嗽及痰热郁肺之咳嗽。本品功似川贝母而偏苦泄。②散结消肿:用于痰火郁结之瘰疬,结核,瘿瘤,乳痈,肺痈。

【主治病证】

1. 多种咳嗽。
2. 瘰疬。
3. 乳痈。
4. 肺痈。

【配伍应用】

1. 止咳:均具有良好的止咳作用。川贝母又名小贝母、尖贝母。其止咳作用极好,一般称此药乃止咳要药,如百合固金汤即以川贝母为宜,虽然治疗热咳是其主要的特点,但也可以用于其他原因的咳嗽。通常所说的贝母指的是川贝母。由于川贝母价格相对而言较贵,所以临床应用时一般是将其研末冲服。在止咳化痰润肺方面,无论痰多痰少均可选用,特别是用于热痰,燥痰,肺虚劳嗽,久嗽,痰少咽燥,痰中带血等最为对证。所以临床上许多止咳方多以川贝命名,如川贝止咳露,川贝清肺膏,川贝枇杷膏等,因其药性和缓,气味不浓,故小儿与年老体弱病人久服亦不伤胃,川贝母研末冲服的效果更好一些。若热痰、热咳,可以将川贝母研细粉后,置入挖空的梨膛中,加入适量冰糖,隔水蒸熟后吃,治疗阴虚燥咳的作用很好。此方尤其是在秋季出现燥咳时使用效果良好。浙贝母又名大贝母、象贝母,其止咳作用较川贝母要弱一些,可用于外感风热,痰火郁结之咳嗽,痰黄稠等,如桑杏汤,在止咳方面不及川贝母多用。

2. 散结消肿:浙贝母散结作用很好,消瘰丸(贝母、玄参、牡蛎)中一般多用浙贝母。从药性来看,浙贝母的苦寒之性较川贝母要强,其清火散结之力则强于川贝母。另有一种土贝母,与川贝母、浙贝母不同。能清热解毒,消肿散结,主要用于疮疡肿毒,痰核瘰疬,无止咳化痰之功,不可代用川贝母、浙贝母。

【常用剂量】

川贝母 3～10g,研末服 1～2g。浙贝母 3～10g。

【用药体会】

川贝母乃治疗咳嗽要药,临床一般将其研粉单用即有良好的疗效。此药虽可以入煎剂,一般不提倡入煎剂。若治疗燥咳,可以取梨子去核,将川贝粉置于梨膛中,加适量冰糖蒸后吃梨子,饮汤。

贝母　半夏

【单药性能】

贝母:见 357 页。

半夏:见 343 页。

【主治病证】

咳嗽,痰多。

【配伍应用】

1. 化痰:均能止咳化痰,用于咳嗽。二药一润一燥,相反相成,贝母乃是治疗咳嗽的要药,因清化热痰,用于热痰,燥痰。通常取其止咳多用川贝母。半夏用于湿痰咳嗽。二药配伍,灵活取舍剂量,可以治疗多种咳嗽。二药配伍也用于痫证,如定痫丸。

2. 散结:均具有散结消肿的作用,用于痈疽肿毒病证。在散结方面,多用浙贝母。取半夏散结,多生用。

【常用剂量】

贝母 3~10g。半夏 6~10g。

【用药体会】

生半夏散结之功,可以用其治疗乳痈的病证。《本草纲目·卷 17》介绍用生半夏研末吹鼻效果良好。

贝母　瓜蒌

【单药性能】

贝母:见 357 页。

瓜蒌:甘、微苦,寒。①清热化痰:用于痰热阻肺,咳嗽痰黄,质稠难咯,胸膈痞满者。或燥热伤肺,干咳无痰或痰少质黏,咯吐不利者。②宽胸散结:用于痰气互结,胸阳不振之胸痹疼痛,胸膈痞满。此外,本品还有消痈散结之功,用于肺痈、肠痈、乳痈等内外痈。

【主治病证】

痰热病证,咳痰不爽,咽喉干燥。

【配伍应用】

1. 化痰:均具有化痰作用,常同用,如贝母瓜蒌散。主治肺燥而咳痰不爽,涩而难出,咽喉干燥。但贝母止咳作用强。瓜蒌皮在临床上也作为常用药。由于瓜蒌的价格相对较川贝母便宜,所以瓜蒌比贝母多用。朱丹溪《本草衍义补遗》载其"为治嗽之要药",结合其性能来看,主要还是治疗热痰、燥痰,所以刘若金《本草述·卷11·栝楼》云:"若用之于寒痰、湿痰,气虚所结之痰,饮食积聚之痰,皆无益而有害者也。"贝母属清润之品,瓜蒌属清利之品,由于贝母有川贝母、浙贝母之分,根据临床需要,可以灵活取舍。

2. 散结:二药可以散结,治疗乳痈,肺痈,但所治部位稍有不同。贝母散结多用于瘰疬、痈疽肿毒,如消瘰丸。瓜蒌散结多用于结胸,如小陷胸汤。

【常用剂量】

贝母 3~10g。瓜蒌皮 6~12g。

【用药体会】

瓜蒌实包括瓜蒌皮、瓜蒌仁。通常所云瓜蒌主要指的是瓜蒌皮，如《金匮要略》中的瓜蒌薤白白酒汤。现在的中药书籍记载瓜蒌的同时也包括瓜蒌仁在内。如果既要用皮，又用仁则需要书写全瓜蒌。瓜蒌在古代的本草书中也写作栝楼。处方书写瓜蒌，一般给的是瓜蒌皮。笔者认为瓜蒌皮对于胸中气滞病证作用好。

贝母　知母

【单药性能】

贝母：见 357 页。

知母：见 47 页。

【主治病证】

燥热咳嗽。

【配伍应用】

止咳：均能清热润肺止咳，配伍应用于咳嗽，痰壅气逆，肺痨，如二母散。也用于因气虚咳久气喘者，如人参蛤蚧散。知母清肺胃气分实热，贝母清润而化痰，故用于燥热咳嗽痰多。

【常用剂量】

贝母 3～10g。知母 5～15g。

【用药体会】

二药同用，主要是治疗燥咳，如咽喉干燥，发痒，通常在止咳方面，用川贝母。若燥咳可以单用川贝研末随汤液冲服，每次 2g 左右。

瓜蒌　白芥子

【单药性能】

瓜蒌:见 360 页。

白芥子:见 351 页。

【主治病证】

痰多咳嗽。

【配伍应用】

化痰:均能行气宽胸化痰,用于痰浊阻于胸肺之气机不利,胸痛憋闷等。白芥子宜于寒痰壅滞之胸胁支满,亦治阴疽漫肿,善治皮里膜外之痰。瓜蒌宜于痰热互结之胸膈满闷及胸痹,胸痛,亦治阳性疮肿。

【常用剂量】

瓜蒌皮 6～12g。白芥子 3～6g。

【用药体会】

瓜蒌性寒,白芥子性温,二药配伍,可用于寒热痰多的病证,再根据寒热邪气的程度,灵活取舍二药。笔者认为白芥子祛痰作用较好。

薤白　瓜蒌

【单药性能】

薤白:见 251 页。

瓜蒌:见 360 页。

【主治病证】

胸痹心痛。

【配伍应用】

治疗胸痹:均能宽胸散结,用于胸痹胸痛,如瓜蒌薤白半夏汤、瓜蒌薤白白酒汤。薤白温通作用好,用于寒湿痰浊滞于胸中,阳气不得流通所致胸闷疼痛等。通常云薤白乃是治疗胸痹之要药。从食疗来说,可以单用藠头(薤白)腌食。冠心病患者可以多吃藠头。

【常用剂量】

瓜蒌皮 6~12g。薤白 3~10g。

【用药体会】

二药配伍应用历史悠久,现主要用其治疗胸痹病证,笔者认为,治疗胸痹在辨证论治的情况下,将《金匮要略》中的几张治疗胸痹的方子同用较之单用效果要好。这几张方子是瓜蒌薤白白酒汤、瓜蒌薤白半夏汤、枳实薤白桂枝汤、茯苓杏仁甘草汤、橘枳姜汤。薤白上能通胸中之阳气以散结,下能下气以治泻痢后重。瓜蒌皮上能利气降浊消肿以散结,下能润燥以治肠燥便秘(瓜蒌仁)。另外以薤白治疗痢疾,源于《伤寒论》四逆散中的加减法:"泄利下重者,先以水五升,煮薤白三升,煮取三升,去滓,以散三方寸匕内汤中,煮取一升半。"后人据此用薤白治疗痢疾。因薤白乃是行气之品,故调气则后重自除,乃选用之。从临床来看,以薤白治疗痢疾并不多用。取薤白止泻,可单用薤白一把,煮粥食用。

桔梗 枳壳

【单药性能】

桔梗:苦、辛,平。①宣肺祛痰:用于咳嗽痰多,无论寒热病证皆可应用。本品乃治疗咳嗽要药。②利咽开音:用于外感、热毒、阴虚所致咽痛音哑之证。为利咽要药。③消痈排脓:用于肺痈咳吐脓痰,咳嗽胸痛等证。④载药上行:桔梗上行作用好,以引导其他药物到达人体上身,治疗上半身病变,同时通过上行,达到开宣肺气而通二便,用治癃闭、便秘,俗有舟楫之剂之谓。

枳壳:苦、辛、酸,微寒。①行气化痰:用于脾胃气滞所致之咳嗽,饮食不佳。②宽中除胀:用于痰阻胸中之满闷疼痛,脘腹胀满。

【主治病证】

咳嗽,痰多。

【配伍应用】

1. 止咳:桔梗具有良好的治疗咳嗽的作用,临床上配伍枳壳以后作用会更好,因为桔梗主升,开宣肺气,枳壳行气兼有微弱的降气特点,二者配伍,升降相依,相反相成,正符合肺的特性,故临床使用桔梗止咳,一般多要配伍枳壳同用,如杏苏散、败毒散、荆防败毒散、参苏饮。桔梗治咳,故又为治疗音哑、失音要药,特点是无论风寒、风热、肺虚等所致病证均可以选用。

2. 祛痰:均具有祛痰作用,由于痰是诱发咳嗽的主要因素,通过祛痰达到治疗咳嗽病证,可以治疗多种痰证,包括热痰、寒痰、湿痰、燥痰。现代认为桔梗所以化痰,是因为含有皂苷的原因。

3. 升降特点:桔梗主升,枳壳主降,二药具有升降相依,达到协调的作用特点,用于气机不利的病证,或因为气机不利而导致的瘀血病证,取气行则血行,配伍同用,具有加强药物作用的特点,如血府逐瘀汤将升提的桔梗、柴胡与沉降的牛膝、枳壳同用,再结合活血化瘀的桃仁、红花等同用,以治疗血行不畅的疼痛病证。

【常用剂量】

桔梗 3～10g。枳壳 3～10g。

【用药体会】

咳嗽产生的原因有多种,但多与痰浊有关,治疗咳嗽,要把握祛痰这个关键,即使患者表述无痰时,也要时时重视祛痰,在应用止嗽散止咳时,虽原方中无枳壳,一般也是将桔梗、枳壳配伍同时应用的。桔梗同时也是治疗声音嘶哑、咽喉肿痛的主要药物。笔者治疗咽喉肿痛,有一首验方,命名为土牛膝利咽汤。

组成:土牛膝 15g,玄参 15g,桔梗 10g,麦冬 12g,山茱萸 15g,牡丹皮 10g,山药 15g,茯苓 15g,生地黄 15g,泽泻 10g,青果 15g,甘草 6g。

本方具有清热解毒,利咽开音的作用。主治咽喉干燥,肿痛,喉痹。此方以土牛膝为主,合以玄麦甘桔汤、六味地黄汤,再加青果组成。水煎服。每日 1 剂。若咽喉吞咽困难,可以加山慈菇 15g,声音嘶哑加木蝴蝶 15g、诃子 15g。

桔梗　牛膝

【单药性能】

桔梗：见 364 页。

牛膝：见 323 页。

【主治病证】

气机不利,升降失司的多种病证。

【配伍应用】

升降作用:桔梗具有升举的作用,主治气机下陷的病证,而牛膝具有下行的特点,主治腰膝以下的病变,也就是说桔梗主升,牛膝主降,二药配伍,升降结合,可以治疗因气机不利,血瘀阻滞的病证,尤对于胸中血瘀,血行不畅而导致的胸痛,头痛日久不愈,痛如针刺而有定处等有良好的效果,如血府逐瘀汤即配伍有此二药。

【常用剂量】

桔梗 3～10g。牛膝 6～15g。

【用药体会】

临床将桔梗、牛膝配伍在一起使用,可以治疗因气血运行不畅的病证,须结合病变的部位以及程度来决定二药剂量的多寡。因桔梗升提作用强,若有阳亢病证者对此应慎用,但配伍具有下行作用的牛膝后,则少有此虑。

桔梗　前胡

【单药性能】

桔梗：见 364 页。

前胡：苦、辛，微寒。①降气祛痰：用于痰热壅肺，肺失宣降之咳喘胸满，咳痰黄稠量多。因其性微寒，亦也用于湿痰、寒痰证。②疏散风热：用于外感风热，身热头痛，咳嗽痰多。能宣能降乃是其特点。

【主治病证】

咳嗽痰多。

【配伍应用】

化痰：均能宣肺祛痰，用于外邪犯肺咳嗽痰多，鼻塞胸闷，失音等证。桔梗开提肺气，用于咽痛音哑等，不论寒热，皆可配用，如治风寒咳嗽之杏苏散，用治风热咳嗽之桑菊饮。乃治疗声音嘶哑、痰多咳嗽的要药。因其能宣通肺气之壅滞，亦可间接疏通肠胃，下通膀胱，取病在下取之上，可用于大肠气滞，小便癃闭。桔梗利咽排脓，专于升举开宣。前胡宣肺之功胜于桔梗，所以可以解表，用于风热犯肺病证为宜，其降气化痰，用于肺气不降之痰稠，咳痰不爽证，如苏子降气汤。前胡能宣能降，但以降气消痰见长，降中寓宣。

【常用剂量】

桔梗 3～10g。前胡 6～10g。

【用药体会】

临床应用中，桔梗治疗咳嗽较前胡更多用，其升提作用强，一般是不用于喘息病证的，前胡则咳喘兼治。李时珍认为前胡"其功长于下气，故能治痰热喘嗽，痞膈呕逆诸疾。气下则火降，痰亦降矣,所以有推陈致新之绩,为痰气要药"(《本草纲目·卷12》)。笔者体会,从临床使用来看,前胡作用并不强,偏治痰热病证。

桔梗　胖大海

【单药性能】

桔梗:见364页。

胖大海:甘,寒。①清肺化痰,利咽开音:用于肺热咳嗽,咽喉疼痛,声音嘶哑,可单味泡服。②润肠通便:用于便秘,可单味泡服,或配清热泻下药以增强药效,作用缓和。

【主治病证】

1. 咳嗽。

2. 声音嘶哑。

【配伍应用】

开音:均能开宣肺气、利咽开音,用于声音嘶哑,为咽喉疾病良药。胖大海清肺化痰,用于肺热声嘶,咳嗽,为治音哑要药,可单味泡服。桔梗祛痰作用好,用于咳嗽痰多。

【常用剂量】

桔梗3～10g。胖大海3～4枚。

【用药体会】

胖大海清宣肺气,可以用于风热犯肺所致的咽喉肿痛,如感冒时身体感到发热,嗓子疼,口干,同时伴有干咳,主要作用是治疗声音嘶哑,一般是将其直接泡水服,但此作用不及木蝴蝶好,且不及木蝴蝶多用,将其泡水服时,当胖大海泡发后,不太好饮用,而木蝴蝶则不存在此问题,所有笔者在临床上更喜欢使用木蝴蝶泡水饮服。

前胡　麻黄

【单药性能】

　　前胡:见 367 页。

　　麻黄:见 1 页。

【主治病证】

　　1. 咳嗽喘息。

　　2. 外感病证。

【配伍应用】

　　治咳喘:均能宣能降,其宣,主治外感表证;其降,用于咳嗽喘息。前胡性凉,专除肺热,咳嗽多用,宣散而用于风热病证。其降用于肺失降泄所致咳痰不爽,痰黄稠等。麻黄性温,专散肺寒,喘证多用,宣散而用于风寒病证,所以又有宣肺平喘之功。其降则取其利水消肿之功。

【常用剂量】

　　前胡 6～10g。生麻黄 3～6g,炙麻黄 6～10g。

【用药体会】

　　前胡的作用主要是能宣能降,宣指的是散风热,宣不过散,降指的是治咳喘,降不过下,但偏于治疗咳嗽。张璐根据李时珍的认识,认为前胡"其功长于下气,故能治痰热喘嗽、痞膈诸疾。气下则火降,痰亦降矣,为痰气之要味,治伤寒寒热,及时气内外俱热"。从临床使用来看,前胡主要还是治疗痰热病证。

前胡　白前

【单药性能】

　　前胡:见 367 页。

　　白前:见 354 页

【主治病证】

　　多种咳嗽。

【配伍应用】

　　止咳:均能降气化痰,用于多种咳嗽喘气病证,但偏于止咳。虽可治喘,不多用。二者作用均平和。前胡性偏寒,降中有升,能升能降,既宣散风热,又降泄肺气而化痰。白前性偏温,只降不升,为治疗咳嗽常药。治咳方面用于痰湿或寒痰阻肺病证。

【常用剂量】

　　前胡 6～10g。白前 3～10g。

【用药体会】

　　二药治疗咳嗽,配伍以后作用更佳,为比较平和的止咳药。前胡治疗热痰所致痰稠喘满,咳痰不爽及风热郁肺,咳嗽痰多等证。笔者常将二药配伍应用。

前胡　牛蒡子

【单药性能】

　　前胡:见 367 页

牛蒡子：见 30 页。

【主治病证】

风热感冒。

【配伍应用】

解表：均能宣能降，宣散以除肺经风热，用于外感表证。前胡宣肺以止咳为主，宣散作用不及牛蒡子力强。降泄主治痰热咳嗽喘气。牛蒡子宣肺气又具透发之性，故透疹常用。其降泄作用不同。

【常用剂量】

前胡 6～10g。牛蒡子 3～10g。

【用药体会】

治疗外感咳嗽，牛蒡子、前胡常同用，但笔者更喜用牛蒡子。牛蒡子有透发与清泄两种功效，既能疏散风热，又能清解热毒，但透发的力量较弱，并无明显的发汗作用，故在用于外感风热或透发麻疹时，须与薄荷等同用，始能收到透发之效。

前 胡 柴 胡

【单药性能】

前胡：见 367 页。

柴胡：见 37 页。

【主治病证】

外感表证。

【配伍应用】

解表：均能宣散风热，用于外感风热表证，

可同用,如荆防败毒散。前胡能升又能降,其降气化痰,用于风热咳嗽,痰热咳喘。柴胡以升散为主。

【常用剂量】

前胡 6~10g。柴胡 3~10g。

【用药体会】

二药虽宣散,由于柴胡退热作用好,一般外感病证发热明显者柴胡首选,而前胡在退热方面较柴胡少用。

海藻　昆布

【单药性能】

海藻:咸,寒。①消痰软坚:用于瘿瘤,瘰疬,睾丸肿痛。②利水消肿:用于水肿,小便不利,但单用力薄。

昆布:咸,寒。消痰软坚,利水消肿:其应用同海藻,常与海藻相须为用。

【主治病证】

1. 瘿瘤、瘰疬、睾丸肿痛。

2. 水肿,小便不利。

【配伍应用】

1. 散结作用:二药散结作用在临床上比较多用,主治体内的赘生物,除用于瘰疬,瘿瘤外,也同于肿块、疝气,如橘核丸。现代也用于癌肿,可以同用,如海藻玉壶汤。海藻玉壶汤中的昆布、海带分别作为二药使用,现将二者均作为昆布的名称使用。昆布的来源有两种,包括海带和昆布。所谓昆仲,昆就是大的意思,仲是第二的意思。布,有宽的意思。古代的这种植物长得很大很宽,故名昆布。昆布在生长的过程中,由于人们的采集,其宽度越来越窄,犹如带子。也就是说,昆布长而宽,海带长而窄。《本草纲目·卷19》分别载有海带、昆布。对于海带,李时珍引用掌禹锡的话说:"海带,出东海水中石上,似海藻而粗,柔韧而长。今登州人干之以束器物,医家用以下水,胜于海藻、昆布。"所以在海藻玉壶汤中既有昆布,又有海带。在散结方面也用于疝气、睾丸肿痛,如《济生方》之橘核丸。

2. 祛痰:本草书中有昆布祛顽痰,利结气,消瘿瘤的说法。这里所说的"痰"并非呼吸道所排出的痰,而是指的广义之痰,是因为水湿代谢失司所导致的病变,所以其治疗的痰证则偏于瘰疬、瘿瘤、痰核。

3. 利水:海藻、昆布具有微弱的利水作用,古代许多本草书籍有记载,而临床使用方面并不作为常用之药。昆布作用较海藻稍强。

【常用剂量】

海藻10～15g。昆布6～12g。

【用药体会】

孟诜云:"昆布下气,久服瘦人"(引自《本草纲目·卷19·昆布》)。《本草汇言·卷7·昆布》有"此性雄于海藻,不可多服,令人瘦削"的记载,若按照现代的说法就是具有减肥之功,古代医家多有此说，认为海藻、昆布下气消痰殊捷，久服又能损人，无此疾者不可服食。所以若此说成立，瘦人是不可多用的。而对于肥胖之人，可以用其减肥。在临床上，笔者就常嘱咐肥胖之人多吃海带。

十四、止咳平喘药类

杏仁　紫苏子

【单药性能】

杏仁:苦,微温。①止咳平喘:用于多种咳喘病证,如风寒咳喘,胸闷气逆,风热咳嗽,发热汗出,燥热咳嗽,痰少难咯。本品为治咳喘要药,可随证配伍。②润肠通便:用于老人或产后肠燥便秘等证。

紫苏子:辛,温。①降气化痰,止咳平喘,用于痰壅气逆,咳嗽气喘,痰多胸痞。②润肠通便:用于肠燥便秘。本品富含油脂,能润燥滑肠,降泄肺气以助大肠传导。

【主治病证】

1. 咳喘。

2. 肠燥便秘。

【配伍应用】

1. 止咳平喘:均具有良好的止咳平喘作用,二药配伍同用加强作用,如华盖散。杏仁苦降温宣,用于多种咳喘证,如治外感之麻黄汤、桑菊饮,疗内伤之清气化痰丸、清燥救肺汤、定喘汤等均取杏仁降气定喘,宣肺止咳之功,故无论外感、内伤、因寒、因热、因燥、因虚、因实之咳嗽,喘息,经适当配伍均可应用。经统计,《伤寒论》与《金匮要略》

二书中共 34 处用到杏仁,如麻黄汤、大青龙汤、麻杏薏甘汤等广泛用于各种咳喘病证。杏仁中含有微量的氢氰酸,且杏仁中的苦杏仁苷分解后也产生少量氢氰酸,而氢氰酸能抑制呼吸中枢,使呼吸运动趋于安静而发挥止咳平喘作用。所以杏仁乃是治疗咳喘要药。紫苏子可以增强杏仁的止咳平喘作用。

2. 润肠通便:均富含脂液,濡润大肠,通导大便,用于肠燥津枯,腑气不通,传导失司,大便秘结者。杏仁的作用更强。

【常用剂量】

杏仁 3～10g。紫苏子 5～10g。

【用药体会】

在治疗咳喘方面,笔者常将二药配伍在一起使用。在多年的临床中,笔者总结一首验方,可以治疗多种咳喘病证,命名为一二三四五六汤。

组成:葶苈子 15g,陈皮 10g,法半夏 12g,茯苓 15g,莱菔子 15g,白芥子 10g,紫苏子 10g,炙麻黄 10g,杏仁 12g,党参 15g,白术 12g,炙甘草 10g。

此方具有健脾化痰,止咳平喘的作用。主治各种咳喘病证,包括寒热虚实证,有痰或无痰所致的咳喘均可以应用。本方由一味葶苈子、二陈汤、三子养亲汤、三拗汤、四君子汤、五味异功散、六君子汤组成,故名一二三四五六汤。水煎服。方中葶苈子用治咳喘痰多,乃治疗咳喘要药。二陈汤主治痰色白易咯,恶心呕吐,胸膈痞闷,肢体困重,或头眩心悸。三子养亲汤降气快膈，化痰消食，用于痰壅气滞证，咳嗽喘逆，痰多胸痞。三拗汤宣畅肺气，止咳平喘。四君子汤健脾补气，以杜生痰之源。诸药合用，共奏止咳平喘，降气化痰之功。

杏仁　麻黄

【单药性能】

　　杏仁：见 375 页。

　　麻黄：见 1 页。

【主治病证】

　　咳喘。

【配伍应用】

　　平喘：均用于咳嗽，喘气，其特点是能宣能降，常配伍同用以加强止咳平喘的作用，如麻杏石甘汤、三拗汤。杏仁乃是治疗咳喘的要药，无论寒热虚实病证均可以选用。麻黄则主要用于寒性病证。二药配伍应用的特点是，有助于发汗祛邪，有助于宣通鼻窍，有助于开宣肺气，有助于通调水道而减少痰涎清稀。

　　麻黄主治喘证，为缓解发散作用多将其炙用，也可捣绒用。张仲景的小青龙汤中平喘药物主要是麻黄。用麻黄治疗喘咳，最好配上杏仁。麻黄宣通肺气以平喘止咳，杏仁降气化痰以平喘止咳，麻黄性刚烈，杏仁性柔润，二药合用，可以增强平喘止咳的效果，所以临床上用杏仁者，以为麻黄之臂助也，麻黄开肌腠，杏仁通肺络；麻黄性刚，杏性柔,麻黄外扩,杏仁内抑,二者合而邪乃尽除。关于麻黄与杏仁的配伍关系,清代周岩的《本草思辨录》表述得非常清楚。

【常用剂量】

杏仁 3～10g。生麻黄 3～6g,炙麻黄 6～10g。

【用药体会】

张仲景治疗水饮湿肿之证,往往配伍杏仁,使气化则湿亦化,如茯苓杏仁甘草汤,治疗"胸痹,胸中气塞,短气",将杏仁与茯苓配伍,对于肺失肃降,脾失健运所致水气停于胸中之背痛尤有效验。又如苓甘五味加姜辛半夏杏仁汤,因"水去呕止,其人形肿者,加杏仁主之"(《金匮要略·痰饮咳嗽病篇》)。徐忠可说:"形肿谓身肿也,肺气已虚,不能遍布,则滞而肿,故以杏仁利之,气不滞则肿自消也"(引自《金匮要略论注》)。若水湿较重,邪盛证实者,则将杏仁与攻逐之品并用,如大陷胸丸即杏仁和葶苈、甘遂、大黄、芒硝并用。若风湿在表,一身尽疼,麻黄、杏仁常同用,如麻杏薏甘汤、麻黄加术汤。这里就谈到了用杏仁除水湿的问题,张仲景的经验可以借鉴。先师熊魁梧就常提示弟子在治疗水湿病证方面,若兼有外感时,应适时加用杏仁。

杏仁 牛蒡子

【单药性能】

杏仁:见 375 页。

牛蒡子:见 30 页。

【主治病证】

1. 肠燥便秘。

2. 咳嗽。

【配伍应用】

1. 通便：均富含油脂，能润肠通便，用于肠燥便秘。又能宣能降，然作用不同。牛蒡子宣肺以疏散风热，降泄以滑肠。杏仁宣肺以止咳平喘，降泄以润肠通便。

2. 宣肺：均能宣畅肺气，用于肺气不宣之咳嗽。杏仁能平喘。临床一般不用牛蒡子治疗喘息。

【常用剂量】

杏仁 3～10g。牛蒡子 3～10g。

【用药体会】

在治疗咳嗽方面，张锡纯认为牛蒡子与山药并用，最善止嗽（见《医学衷中参西录·资生汤》）。其所载资生汤、醴泉饮、参麦汤方中均使用了二药。二者清补结合，据此有认为牛蒡子能祛痰。从临床来看，一般不用牛蒡子祛痰，至于中药书籍云牛蒡子宣肺祛痰，乃是通过宣肺以达到痰少之作用，而治疗咳嗽，配伍杏仁后作用更佳。

杏仁　桔梗

【单药性能】

杏仁：见 375 页。

桔梗：见 364 页。

【主治病证】

咳嗽。

【配伍应用】

止咳：均为常用的止咳之品，具有宣肺气的作用，常同用，如杏苏散。杏仁以降为主，咳喘均宜，乃治疗咳喘要药。桔梗以宣为主，因其祛痰作用较好，尤以痰多病证多用。

【常用剂量】

杏仁 3～10g。桔梗 3～10g。

【用药体会】

桔梗有很强的升提作用，俗有"舟楫之剂"的说法，可以引导其他药物到达人体上身，以治疗上半身病证，临床上治疗喘证不能用桔梗。又由于其有升提作用，古代云其作用有"提壶揭盖"之说，主要是指下部的疾患可通过开宣肺气达到治疗目的，如大便不通，小便不利等。桔梗的升提作用正好与牛膝引药下行相反，但是有时又将二药配伍在一起使用，有欲降先升，欲升先降的作用，如血府逐瘀汤中就配伍有此二药。临床之中可以根据升降的作用趋势，灵活选用此二药，并合理应用其剂量。

杏仁　厚朴

【单药性能】

杏仁：见 375 页。

厚朴：见 164 页。

【主治病证】

1. 咳喘。

2. 便秘。

【配伍应用】

1. 平喘：均能平喘，用于肺气壅遏所致咳喘病证，常同用，如桂枝加杏子厚朴汤。杏仁乃咳喘要药，其特点是对于各种各样的病证均可以选用，包括寒热，虚实，内伤，外感等多种病证。杏仁有苦、甜两种。作为药用则用苦杏仁，食用则用甜杏仁。也善治咳嗽。取厚朴平喘在《伤寒论》中有灵活应用的经验，其平喘机制尚有争议，产生喘气的原因有多种，那么厚朴是否就是通过化痰来达到平喘目的的。①认为化痰：《名医别录》有"消痰下气"的说法，也就是说其可以祛痰，张仲景的许多治痰饮的方子也选用了厚朴。②认为平喘与化痰无关。厚朴所以平喘，是因为具有降气的作用，而降气也就达到平喘，所以不少医家在表述厚朴作用时，多不明确说厚朴化痰，而从燥湿的这个角度进行解释，因为厚朴苦温燥湿，芳香化湿，若湿停聚而为饮为痰，故厚朴用治喘气。笔者认为厚朴非化痰药物，乃是行气、降气而达到平喘的。

2. 通便：均能治疗大便秘结，常同用，如麻子仁丸。杏仁因富含脂液，能濡润大肠，达到通便的作用。厚朴因行气导滞，促进气机通畅，进而达到通便的作用，如承气汤方中就配伍有此药。

【常用剂量】

杏仁 3～10g。厚朴 3～10g。

【用药体会】

杏仁乃是治疗咳喘的要药,而厚朴虽也能平喘,但较杏仁要少用,一般气机不利方选用此药。厚朴降气消痰治咳喘,《金匮要略》的厚朴麻黄汤,就是用厚朴来治疗咳喘的。笔者个人认为厚朴主要还是以治疗腹部胀满为主。

杏仁　桃仁

【单药性能】

杏仁:见 375 页。

桃仁:见 319 页。

【主治病证】

1. 肠燥便秘。

2. 咳喘。

【配伍应用】

1. 通便:均富含油脂,能濡润大肠,润肠通便,治疗肠燥便秘,常同用,如《世医得效方》之五仁丸。李时珍《本草纲目·卷29·杏》引李杲语云:"杏仁散结润燥,除肺中风热咳嗽。杏仁下喘,治气也;桃仁疗狂,治血也。俱治大便秘,当分气、血。昼则便难,行阳气也;夜则便难,行阴血也。故虚人便闭,不可过泄。脉浮者属气,用杏仁、陈皮;脉沉者属血,用桃仁、陈皮。"这是说桃仁以治疗夜间大便不通作用好,因桃仁走血分,血属阴,夜晚属阴,故云夜则便难行用桃仁,而杏仁走气分,气属阳,白天属阳,故云昼则便难行用杏仁。从现在的认识来看,多不细分。

2. 治疗咳嗽气喘:桃仁、杏仁在治疗咳嗽喘息方面作用相似,前人对于二药的区别有如此认识:"杏为心果,而又主肺气之咳逆,是心药而主肺用也。桃为肺果,而又主血脉之瘀闭,是气药而主血用也。宋人庞安常尝以二药相兼用,有理也"(《本草汇言·卷15·桃仁》)。根据临床使用来看,杏仁主治咳喘,桃仁主治瘀血病证。临床治疗咳喘,应予注意的是:①治咳不离乎肺,又不限于肺,咳、喘都是肺系疾患的主要证候,咳久可以致喘,喘亦可由咳引起。②重视健脾,因脾乃是运化水湿之脏器,水湿停留则成饮成痰,健运脾胃以杜绝痰的生成。③治疗咳喘,当予祛痰,因为脾为生痰之源,而肺为贮痰之器。外邪袭肺不论是寒是热,必然聚湿酿痰,经热灼蒸,则更胶结,阻气机之肃化,碍治节之下行,气不得降,必然为咳为喘。

【常用剂量】

杏仁3～10g。桃仁5～10g。

【用药体会】

传统认为杏仁、桃仁有毒,毒性成分在皮尖上,经水解后生成氢氰酸,过量会导致呼吸抑制,故临床不提倡量大。因此临床应用时,多需要去掉外皮及皮尖。而二药的平喘作用机制就是因为外及皮尖含有氢氰酸之故,若不去皮,则用量应小。

紫苏子　牛蒡子

【单药性能】

　　紫苏子:见 375 页。

　　牛蒡子:见 30 页。

【主治病证】

　　1. 肠燥便秘。

　　2. 咳嗽。

【配伍应用】

　　1. 通便:皆富含油脂,质脂而润滑,润滑大便,用于肠燥便秘。同用加强作用。紫苏子的作用强。

　　2. 止咳:临床上二药均可以治疗咳嗽病证,一般痰多者选用紫苏子,而牛蒡子主要是治疗外感咳嗽。

【常用剂量】

　　紫苏子 5～10g。牛蒡子 3～10g。

【用药体会】

　　紫苏子治疗内伤咳嗽,根据应用来看,以痰多者常用,紫苏子的止咳作用不及杏仁多用,但也是较常用的止咳之品,紫苏子咳喘兼治,而牛蒡子多限于咳嗽。

紫苏子　白芥子

【单药性能】

　　紫苏子:见 375 页。

白芥子:见351页。

【主治病证】

咳喘。

【配伍应用】

治咳喘:均能降气化痰,用于咳喘痰多病证。紫苏子质润,性较白芥子平和。白芥子温燥性烈,善走经络,主治皮里膜外之痰。温肺则主治寒痰壅肺之悬饮胸满胁痛等。

【常用剂量】

紫苏子5~10g。白芥子3~6g。

【用药体会】

从临床来看,紫苏子的祛痰作用并不强,但是在配伍莱菔子、白芥子后作用又加强,因此三药常同用,以加强祛痰之功。莱菔子偏消腹胀,紫苏子偏于利胸膈。

百部　杏仁

【单药性能】

百部:甘、苦,微温。①润肺:用于多种咳嗽病证。②杀虫灭虱:用于蛲虫、阴道滴虫、头虱及疥癣。

杏仁:见375页。

【主治病证】

多种咳嗽。

【配伍应用】

止咳:均质润,能润肺止咳,用于多种咳嗽,如寒热虚实诸证。百部的止咳作用很好,凡是咳嗽均可以选用,其性质平和,不温不燥。其不论新久、寒热、虚实咳嗽均可以使用,如止嗽散,其力量并不峻猛,为常用之品。尤其是治疗肺痨咳嗽为要药。按现代的研究来看,主要是杀痨虫(杀结核杆菌)。治疗肺痨可以选用四百(白)二冬,即百部、百合、白及、白果、天冬、麦冬,四药配伍后作用加强。

【常用剂量】

百部 5～15g。杏仁 3～10g。

【用药体会】

百部在止咳方面作用佳,而杏仁则用于咳喘病证,笔者治疗咳嗽喜将二药配伍应用。

紫菀　款冬花

【单药性能】

紫菀: 苦、甘、辛,温。润肺止咳化痰:用于多种咳嗽气逆症,不论寒、热或是外感、内伤,皆可配伍使用。

款冬花: 辛、微苦,温。润肺化痰止咳:用于多种咳嗽。无论寒热虚实,皆可随证配伍。

【主治病证】

寒热虚实等多种咳嗽。

【配伍应用】

止咳:二药的止咳作用是不温燥,不滋腻,不伤阴,不助阳,温而不热,辛而不燥,甘而不滞,不论外感,内伤,新久,寒热,虚实,皆可施用,为润肺化痰止嗽之良药。以炙用为佳，配伍后作用增强。多同时选用。如射干麻黄汤中就同时配伍有二药以祛痰下气平喘。《本草衍义·卷10·款冬花》记载治疗咳嗽的一种特殊用法，云："有人病嗽多日，或教以燃款冬花三两枚，于无风处，以笔管吸其烟，满口则咽之，数日有效。"宋代药学家苏颂的《图草本经》也如此认为："疗久咳熏法，每旦取款冬花如鸡子许，稍用蜂蜜拌润，纳入一密闭铁铛内，铛上钻一小孔，插入一笔管。铛下着炭火，等烟从笔孔口出，以口含吸烟之，烟尽乃止，数日必效。"嗅鼻法是中医外治法之一，多用于急性昏迷病，用药大都为芳香开窍药物。而单独用款冬花烟熏吸入以止咳，这不能不说是一种颇有创意的发明。二药温而不热，质润不燥，性质平和。紫菀长于开泄肺郁，亦用于风邪外袭，肺气壅塞之咳嗽痰多证，如止嗽散，重在祛痰。款冬花尤以肺虚久嗽证多用，重在止咳。

【常用剂量】

紫菀5～10g。款冬花5～10g。

【用药体会】

紫菀、款冬花在治疗咳嗽方面，笔者认为关键是掌握其润肺的特点，因为其止咳作用不强，化痰的作用亦不强，但润肺作用较好，从药材来看，其柔软正符合其作用的特点，所以当燥咳，痰少，而又不伴随喘的情况下，使用紫菀则比较合适。除糖尿病患者外，多采用炙用者。

紫菀　百部

【单药性能】

　　紫菀：见 386 页。

　　百部：见 385 页。

【主治病证】

　　多种咳嗽。

【配伍应用】

　　止咳：均能润肺止咳，治疗多种咳嗽，不论寒，热或是外感，内伤，皆可配伍使用。同用加强作用，如止嗽散。从临床来看，百部润肺更多应用，紫菀苦降，具祛痰作用，二药配伍后，润肺又不妨碍祛痰，祛痰又不辛燥，所以常同用。

【常用剂量】

　　紫菀 5～10g。百部 5～15g。

【用药体会】

　　二药在止咳方面，作用均不强，紫菀兼走血分，用于咳血痰嗽。百部甘润力更好，为肺痨咳嗽咳血要药。临床上虽然止嗽散为常用止咳要方而配伍有二药，但力量还不强，还可以选加贝母、瓜蒌等同用。

桑白皮　葶苈子

【单药性能】

　　桑白皮：甘，寒。①泻肺平喘：用于肺热咳喘。或肺虚有热而咳喘气短，潮热，盗汗者。②利水消肿:用于全身水肿,面目肌肤浮肿,胀满喘急,小便不利者。此外,本品还有清肝之功,可治肝阳上亢,肝火偏旺之高血压病。

葶苈子:苦、辛,大寒。①泻肺平喘:用于痰涎壅滞,肺气不降之咳嗽痰多,喘息不得平卧及胸痛等实证。本品降泻之力颇强。②利尿消肿:用于水肿,悬饮,胸腹积水,小便不利。

【主治病证】

1. 多种咳喘。

2. 水肿,小便不利。

【配伍应用】

1. 泻肺平喘:均能平喘,但作用机制稍有不同。张仲景的《金匮要略》有葶苈大枣泻肺汤治疗"支饮不得息,葶苈大枣泻肺汤主之"。葶苈子是治疗饮邪阻于胸膈,痰涎壅塞,肺气不利,胸闷喘咳,呼吸困难的要药。临床应用中,将其与大枣配伍同用,既能达到泻肺作用,又能防止葶苈子的作用太强伤正气。从现在使用情况来看,此药对于咳喘痰多,痰涎壅盛者效果很好。个人体会,临床用葶苈子也并不一定要配伍大枣同用,只有在身体虚弱的情况下配伍大枣可以防止损伤正气。葶苈子有苦葶苈、甜葶苈之分。苦葶苈降泄力强,泻肺行水而力猛,既能泻肺且能伤胃,临证多以大枣辅之,如葶苈大枣泻肺汤。甜葶苈降泄力缓,泻肺消肿之力较苦葶苈稍逊。《汤液本草》谓:"葶苈,苦、甜二味,主治同,仲景用苦,余方或有甜者,或有不言甜、苦者,大抵苦则下泄,甜则稍缓,量病虚实用之,不可不审,本草虽云治同,甜、苦二味,安得不异。"比较概括地说明了苦、甜葶苈的区别。甜葶苈临证少用。桑白皮药性较缓,长于清肺热,降肺火,多用于肺热咳喘,痰黄。

2. 利水:均可以治疗水肿,作用部位稍有不同。桑白皮在利水消肿方面,根据中医对于药材的认识,有以皮达皮的特点,也就是用皮类药物可以治疗皮肤的水肿,如五皮饮。桑白皮擅长治疗皮肤水肿,现用其治疗肾炎水肿。葶苈子则长于泻胸腹积水,现用于治疗胸腔积液,腹水,如己椒苈黄丸。

【常用剂量】

桑白皮 5～15g。葶苈子 5～10g,研末服,3～6g。

【用药体会】

笔者在临床上常用桑白皮煎水外洗头部,具有防止头发掉落的作用,也具有很好的祛头皮屑的作用,一般初次洗就有效果,若连续应用效果更加明显。洗头后一般不再用清水清洗,同时也不要用任何洗发精洗头,据此又用来治疗脱发,尤其是对于脂溢性脱发效果好。笔者治疗脱发就常选用此药,其能促使新发生长,无副作用。后来在《备急千金要方》中检索到孙思邈就有此用法(见《备急千金要方·卷13·心脏·头面风第八》),原文为:"治脉极虚寒,鬓发堕落,令发润泽沐头方。桑根白皮,切,三升,以水五升淹渍,煮五六沸,洗沐发,数数为之,自不复落。"桑白皮并能降低血糖。

桑白皮　麻黄

【单药性能】

桑白皮:见 388 页。

麻黄:见 1 页。

【主治病证】

1. 咳嗽喘息。

2. 水肿,小便不利。

【配伍应用】

1. 平喘:均能治疗咳嗽喘息,可以配伍同用,如华盖散(《太平惠民和剂局方》)。麻黄主要是治疗外感病证,桑白皮主要治疗内伤病证。从治疗咳嗽喘息方面来看,二药均已治疗喘息为主要适应病证,而以治疗咳嗽方面相对要少用。

2. 治疗水肿:二药均可以利水消肿,治疗水肿,但具体使用方面有区别。麻黄主治腰以上水肿,风水恶风,如越婢汤。桑白皮主治皮肤水肿,有以皮达皮之效,如五皮散。

【常用剂量】

桑白皮 5～15g。生麻黄 3～6g,炙麻黄 6～10g。

【用药体会】

笔者个人更喜用麻黄平喘,临床炙用后其温散作用减弱。

葶苈子　麻黄

【单药性能】

葶苈子:见 389 页。

麻黄:见 1 页。

【主治病证】

1. 喘息。

2. 水肿。

【配伍应用】

1. 平喘:均能平喘,用于喘证。葶苈子用于痰涎壅盛之喘证,麻黄用于肺气壅遏喘证。笔者更喜用葶苈子。

2. 消肿:均具有利水消肿的作用,用于水肿,小便不利。葶苈子用于胸腹积水,麻黄用于风水水肿。

【常用剂量】

葶苈子 5～10g,研末服,3～6g。生麻黄 3～6g,炙麻黄 6～10g。

【用药体会】

黄宫绣的《本草求真·卷 5·葶苈》曰:"葶苈辛、苦、大寒,性急不减硝黄,大泻肺中水气膹急,下行膀胱,故凡积聚症结,伏留热气,水肿痰壅,嗽喘、经闭、便塞至极等症,诸证皆就水气停肺而言,无不当用此调。"这是说葶苈子的作用很强,药性不亚于芒硝、大黄。黄宫绣的这个说法源于李杲《医学发明·卷 2·泄可去闭》:"泄,可以去闭,葶苈、大黄之属是也。此二味皆大苦寒,气味俱厚,葶苈子不减大黄,又性过于诸药。"所以自李杲之后,很少有人用葶苈子治疗痰饮,咳喘,加之黄宫绣这样一说,就更加少用了,其实葶苈子的作用虽然强,但祛除痰饮作用极佳,尤其是对于老年性咳喘效果好。笔者体会,凡治疗咳喘,葶苈子应作为首选。现代所说的胸腹积水,如胸腔积液,渗出性胸膜炎,肝硬化腹水,当为要药。所以笔者的验方一二三四五六汤中,见 376 页,将其作为必用之品。

葶苈子　椒目

【单药性能】

葶苈子:见 389 页。

椒目:苦,寒。利水消肿,降气平喘:用于水肿胀满、痰饮咳喘等。

【主治病证】

1. 水肿。

2. 喘息。

【配伍应用】

消肿:均能利水消肿,平喘:用于水肿胀满,痰饮喘咳,常同用,如已椒苈黄丸。葶苈子寒性较重,作用更强,以平喘为主,主治肺部病变。椒目为花椒的种子,以消肿为主,治膀胱病变为主,疏凿饮子中配伍有本品。

【常用剂量】

葶苈子 5～10g。椒目 3～10g。

【用药体会】

葶苈子可以利水,根据现在的认识,葶苈子有强心的作用,若风心病及肺心病并发心力衰竭者均可用之。而从中医的认识来看,若水气凌心就会导致水肿,故葶苈子能较快地缓解心衰的病证,稳定病情。

枇杷叶　竹茹

【单药性能】

枇杷叶:苦,微寒。①清肺止咳:用于肺热咳嗽,燥热咳喘,咳痰不爽,口干舌红者,可单用制膏服用。②降逆止呕:用于胃热呕吐、呃逆。

竹茹:甘,微寒。①清热化痰:用于肺热咳嗽,痰黄黏稠,痰火内扰,胸闷痰多,心烦不寐。②清胃止呕:用于胃虚有热之呕吐,胎热之恶阻呕逆。

【主治病证】

1. 痰热咳嗽。

2. 胃热呕吐。

【配伍应用】

作用:二药作用相似。竹茹主要作用于肺胃病证,是性质平和之品。一般多只作为辅助药物使用。枇杷叶主要用于肺热咳嗽,蜜炙后作用加强。竹茹、枇杷叶在功效方面可以互相代用,只是枇杷叶偏于止咳,竹茹偏于化痰。另外枇杷叶与马兜铃也有相似之处,即均能清肺热,祛痰,但枇杷叶一般不用于喘证,而马兜铃可以用于喘证。枇杷叶可以止呕,而马兜铃因有毒,反致呕。

【常用剂量】

枇杷叶 5～10g。姜汁炒治呕逆好;蜜炙治咳嗽良。竹茹 6～10g。生用清化热痰;姜汁炙用止呕。

【用药体会】

枇杷叶虽具有止咳作用,临床上应炙用为佳,既可以防止其对于咽喉部的刺激,也因蜜炙后加强止咳作用。笔者认为竹茹因药材疏松,占容积大,入煎剂需要水多,所以对于不喜饮水之人较少应用。

竹茹　半夏

【单药性能】

竹茹:见 394 页。

半夏:见 343 页。

【主治病证】

咳嗽痰多。

【配伍应用】

止呕:均能化痰止呕,用于胆虚痰滞郁结之烦闷不宁,反胃呕吐为宜,常同用,如温胆汤。半夏善治湿痰呕哕,痞结不舒。竹茹以痰热呕哕,心神不宁为宜。

【常用剂量】

竹茹 6～10g。半夏 6～10g。

【用药体会】

竹茹主要作用于肺胃病证。是性质平和之品。一般多只作为辅助药物使用。在古方中主要是将其作为止呕之品。

竹沥　生姜汁

【单药性能】

竹沥：甘，寒。①清热豁痰：用于痰热咳喘，痰稠难咯，顽痰胶结者最宜。本品性寒滑利，祛痰力强。②定惊利窍：用于中风口噤，小儿惊风。

生姜汁：辛，温。①化痰开窍：用于中风猝然昏厥。②温胃止呕：用于呕逆不止。③解毒：用于半夏、天南星中毒所致喉舌麻木肿胀。

【主治病证】

1. 呕吐。

2. 神昏。

【配伍应用】

化痰：均能祛痰浊，止呕吐，用于中风痰迷，口噤不语及痰壅癫狂等。不入煎剂。二药兑在一起饮服。生姜汁宜于寒痰，湿痰病证。竹沥宜于燥痰、热痰，其对于痰热咳喘，痰稠难咯，顽痰胶结者较适合，也善于祛除经络中痰。

【常用剂量】

竹沥 30～50g，冲服。生姜汁每次 3～10 滴。

【用药体会】

生姜能解半夏、南星之毒，那么生姜汁也应该能解半夏、南星之毒，诸书中均无此记载，笔者认为应该能解毒。竹沥性质很滑利，俗谓其为豁痰之品，善于治疗热痰、燥痰。其特点是通达上下百骸毛窍，《本经逢原·卷3》云："竹沥善透经络，能治经脉拘挛,痰在皮里膜外,筋络四肢,非竹沥不能化之。"祛痰作用强于竹茹,但较竹茹少用。古人取竹沥之法,"以青竹断二尺许,劈开火炙,两头盛取用之"(《本经逢原·卷3》)。也可以将青竹捣烂榨取汁液,使用时多以水冲服。

天竺黄　胆南星

【单药性能】

天竺黄:甘,寒。清热化痰,清心定惊:用于中风痰壅,痰热癫痫,痰热咳喘,热病神昏谵语。

胆南星:苦、微辛,凉。清热化痰,息风止痉:用于痰热惊风,中风,癫痫。

【主治病证】

1. 痰热咳嗽。

2. 热病神昏。

【配伍应用】

化痰:均能清热化痰,用于痰热咳嗽,也用于热病神昏,中风癫痫,如小儿回春丹配伍二药治疗小儿急惊风神昏惊厥。天竺黄清心定惊作用好。天南星是用牛胆汁充分浸拌后的加工品,清肝作用好,对于肝风病证多用。

【常用剂量】

天竺黄 3~6g;研粉冲服,每次 0.6~1g。胆南星 3~6g。

【用药体会】

天竺黄用的是竹的分泌液干燥后的块状物,也有云此药为"天竹黄"者,其化痰作用比较强,主要是治疗广义之痰,如痰阻心经所致病证。

白果　杏仁

【单药性能】

白果:甘、苦、涩,平。有毒。①敛肺化痰定喘:用于多种喘咳痰多证,如寒喘痰多由风寒之邪引发,外感风寒而内有蕴热以致喘咳气急,痰多黄稠者,肺肾两虚之虚喘。②收涩止带:用于妇女带下,属脾肾亏虚,色清质稀者最宜。

杏仁:见 375 页。

【主治病证】

咳喘。

【配伍应用】

平喘:均用于喘咳痰多气逆等证,常同用,如定喘汤。白果亦名银杏,收敛肺气以定痰喘,若肺热痰喘气促亦可配伍应用。杏仁不仅能平喘,且善止咳,宣肺又能降肺,乃是治疗咳喘的要药。

【常用剂量】

白果 5~10g。杏仁 3~10g。

【用药体会】

笔者治疗咳喘,若病程时间长,喜将二药配伍同用,但杏仁平喘作用更佳。

海蛤壳　海浮石

【单药性能】

海蛤:咸,寒。①清肺化痰:用于热痰咳喘,痰稠色黄,或痰火内郁,灼伤肺络之胸胁疼痛咯吐痰血。②软坚散结:用于体内赘生物,如瘿瘤、痰核、瘰疬等,因其味咸能软坚。此外,利尿、制酸,用于水气浮肿,小便不利及胃痛反酸之证。收涩敛疮,治湿疮、烫伤。研末外用。

海浮石:咸,寒。①清肺化痰:用于痰热壅肺,咳喘咳痰黄稠者。或肝火灼肺,久咳痰中带血者。②软坚散结:用于瘰疬、瘿瘤。③利尿通淋:用于淋证。

【主治病证】

痰热咳嗽,痰黏不易咳出。

【配伍应用】

1. 化痰:均能清肺化痰,用于痰热咳嗽,咳痰稠黏,咳血,尤以顽痰胶结之咯出艰难,痰火凝结之胸胁疼痛为宜。海浮石化痰黏积块为好,多用于痰不易咳出。

2. 散结:均能软坚散结,用于瘰疬,瘿瘤等证。作用不强。

3. 利尿:均能利尿,用于水肿,小便不利,力量较弱,但少用。

【常用剂量】

海蛤壳 10～15g;蛤粉宜包煎。海浮石10～15g。

【用药体会】

从消痰方面来说,海浮石偏治痰结,善化稠痰,老痰,顽痰病证,对于久久不去的痰涎病证可以选用。海蛤粉对于痰黏不易咳出效果好。

海蛤壳　瓦楞子

【单药性能】

海蛤壳：见 398 页。

瓦楞子：咸，平。①消痰软坚：用于瘰疬等。以其咸能软坚，消痰散结。②化瘀散结：用于气滞血瘀及痰积所致的癥瘕痞块，可单用，醋淬为丸服。③制酸止痛：用于肝胃不和，胃痛吐酸者。

【主治病证】

1. 瘰疬、痰核。

2. 胃痛反酸。

【配伍应用】

1. 软坚：均能消痰软坚，用于瘰疬、痰核。尤宜于稠黏之痰稠病证。古代本草认为瓦楞子消痰之功最大，凡痰在膈之病用之。其实瓦楞子多用于广义之痰，即瘿瘤，瘰疬。一般不用于呼吸道之痰。

2. 制酸：均能制酸止痛，用于胃痛反酸。瓦楞子多用。

【常用剂量】

海蛤壳 10～15g。瓦楞子 10～15g。

【用药体会】

瓦楞子的制酸止痛作用很好，凡胃痛反酸、胃痛嘈杂，为首选之品。笔者体会，认为此药的制酸止痛作用强于他药，并常用。

海蛤壳　青黛

【单药性能】

海蛤壳：见 398 页。

青黛：见 86 页。

【主治病证】

肝火犯肺之咳嗽阵作,痰稠难咯,痰中带血。

【配伍应用】

止咳:海蛤壳清肺化痰,青黛善于清泄肝火,配伍应用,即黛蛤散,为清肝泻肺之妙方,善消胸膈之热痰,为治疗肝郁化火,上犯肺络导致咳嗽、咳血的对药。南宋张杲《医说·卷四·喘嗽》载:"绶带李防御,京师人,初为入内医官。直嫔御阁妃苦痰嗽,终夕不寐,面浮如盘,时方有甚宠。徽宗幸其阁,见之以为虑,驰遣呼李。李先数用药弗应。诏令往内东门供状,若三日不效,当诛。李忧伎穷,与妻对泣,忽闻外间叫云:咳嗽药一文钱一帖,吃了今夜得睡。李使人市药十帖,其色浅碧,用淡齑水滴麻油数点调服。李疑草药性犷,或使脏腑滑泄,并三为一自试之,既而无他,于是取三帖合为一,携入禁庭授妃,请分两服以饵。是夕嗽止,比晓面肿亦消。内侍走白,天颜绝喜,锡金帛厥直万缗。李虽幸其安,而念必宣索方书,何辞以对?殆亦死尔。命仆俟前卖药人过,邀入坐,饮以巨钟。语之曰:我见邻里服汝药多效,意欲得方,傥以传我此诸物,为银百两,皆以相赠不吝。曰:一文药,安得其直如此?防御要得方。当便奉告,只蚌粉一物,新瓦炒令通红,拌青黛少许尔。扣其所从来。曰:壮而从军,老而停汰,顷见主帅有此,故剽得之,以其易办,姑借以度余生,无他长也。李给之终身焉。"这就是讲李防御从民间求得蛤粉、青黛治疗咳嗽的验方,因青黛善于清泻肝火,蛤粉善于止咳,而宋徽宗妃子因肝火旺盛导致咳嗽病,肝火一清,咳嗽自止。李防御因祸得福。此方后世命名为黛蛤散。

【常用剂量】

海蛤壳 10~15g。青黛内服 1.5~3g,一般作散剂冲服,或入丸剂服用。

【用药体会】

根据记载,若单用其中二药,止咳作用并不强,若配伍应用,作用加强,所以临床多同用。海蛤壳主入肺,清降痰热力好,以痰咳胸痛为宜。多治咳嗽。

十五、安神药类

朱砂　黄连

【单药性能】

朱砂：甘,寒。有毒。①镇惊安神:用于心火亢盛,阴血不足之心神不宁,高热神昏,惊厥,怔忡,烦躁不眠者。亦用于心肾阴虚,内热扰心之失眠多梦、虚烦少寐、癫痫。②清热解毒:用于疮疡肿毒,咽喉肿痛,口舌生疮。

黄连：见 65 页。

【主治病证】

1. 热扰心神的虚烦少寐。

2. 热毒疮疡。

【配伍应用】

1. 治疗虚烦少寐:均能治疗热扰心神导致的失眠,烦躁不眠,可以同用,如朱砂安神丸。但二者的机制稍有不同,黄连清心除烦,是间接达到安神之功,故在表述时不直接云其安神,而朱砂具有直接的安神作用,此药安神力量非常强,但并不常用,主要是因为有毒,久用或剂量过大,就容易导致中毒。

2. 治疗疮疡:均能治疗热毒疮疡,同时也治疗热病高热,神昏谵语,可以同用,如安宫牛黄丸、牛黄清心丸,但黄连多用。

【常用剂量】

朱砂每次 0.3～1g。内服,只宜入丸、散服。不宜入煎剂。外用适量。黄连 2～10g。

【用药体会】

临床使用二药,剂量要控制好,朱砂有毒,古代本草对于朱砂的作用有夸大、妄说之嫌,如明代的卢之颐用 18 年时间写成的《本草乘雅半偈》,在"第一帙·丹砂"竟然载有"只须丹砂一味,病莫不治,诸药俱可废矣。"简直把朱砂看成包治百病的灵丹妙药。现临床使用朱砂应持慎重态度。朱砂在临床使用中有四宜四不宜:①剂量宜小不宜大,常用量在 1g 以下。②宜暂用不宜久服,久服令人痴呆。③宜入丸、散剂不宜入煎剂,若入煎剂宜研细末拌其他药用。④宜生用不宜火煅,否则见火析出水银易致中毒。一般水飞用。另外对于肝肾功能不佳者也是不宜使用的。笔者体验,朱砂安神作用极好,只是应用要慎重。而黄连太苦,病家难以接受,也是应予注意的。

朱砂 磁石

【单药性能】

朱砂:见 403 页。

磁石:咸,寒。①镇惊安神:用于肾虚肝旺、肝火上炎、扰动心神或惊恐气乱、神不守舍所致的心神不宁,惊悸,失眠及癫痫。②平肝潜阳:用于肝阳上亢之头晕目眩、急躁易怒等证。③聪耳明目:用于肾虚耳鸣、耳聋;肝肾不足,目暗不明,视物昏花者。④纳气平喘:用于肾气不足,摄纳无权之虚喘。

【主治病证】

1. 失眠,多梦。

2. 癫痫。

【配伍应用】

安神:均属重镇之品,镇惊安神:用于心神不宁之惊悸,怔忡,健忘,失眠,多梦,癫痫等证。可以同用,如磁朱丸。朱砂镇心安神作用广泛,用于各种神志不安证,如治心火上炎所致烦热,怔忡,心悸失眠;治热邪炽盛所致高热神昏之安宫牛黄丸、紫雪丹;治心血不足所致心悸,健忘,口舌生疮之天王补心丹。为治疗心经热盛所致失眠要药。磁石的安神作用不及朱砂强。《日华子本草》云磁石"除烦躁",《本草从新·石类·磁石》云治"恐怯怔忡"。由此云其安神者,根据其安神镇静的特点,可以宁心定志,现用于心动过速。在安神方面,一般不将此药作为主药。

【常用剂量】

朱砂 0.3～1g。内服,只宜入丸、散服。磁石15～30g。宜打碎先煎。入丸散,每次 1～3g。

【用药体会】

笔者认为,磁石虽是安神之品,但临床用磁石安神并不多用,主要是矿物药多对胃有刺激,不及植物药物容易被患者接受。由于磁石的聪耳明目作用比较特殊,所以若耳病将其作为常用之品。

琥珀 血竭

【单药性能】

琥珀:甘,平。①镇惊安神:用于心神不宁,心悸失眠,健忘;心血亏虚之惊悸怔忡,夜卧不安。以及小儿惊风。②活血化瘀:用于血瘀气滞之痛经、经闭;心血瘀阻,胸痹心痛;癥瘕积聚;疮痈肿毒。③利尿通淋:用于多种淋证、尿频、尿痛及癃闭小便不利之证,单用有效。因琥珀能散瘀止血,尤宜于血淋。

血竭:见 332 页。

【主治病证】

1. 瘀血所致瘀肿疼痛,血滞经闭,跌打损伤病证。

2. 出血病证。

【配伍应用】

1. 活血:均能活血散瘀止痛,用于跌打损伤,瘀血肿痛,亦用于血滞经闭、痛经、产后瘀阻腹痛、癥瘕,以及血瘀阻滞的心腹刺痛。琥珀化心经之瘀则镇惊安神,化肝经之瘀则活血止痛,化膀胱之瘀则利尿通淋。

2. 止血:均能止血生肌,用于外伤出血,溃疡不敛,常研末外敷。血竭较琥珀为常用。血竭外用止血作用较琥珀为好,乃止血要药,而对于疮疡久溃不敛作用极佳。

【常用剂量】

琥珀 1.5～3g,研末冲服,或入丸散。血竭研末服,每次 1～2g。

【用药体会】

二药均以冲服效果为佳,若入煎剂效果反而差,对于出血病证多选用血竭,对于血淋则用琥珀。

琥珀　茯苓

【单药性能】

琥珀:见 406 页。

茯苓:见 172 页。

【主治病证】

失眠多梦。

【配伍应用】

1. 安神:均为松之余气所结而成,能安神,用于心神不安之心悸怔忡,琥珀作用好,主要是用于突受惊吓以后所导致的失眠病证,此乃是与其他药物在安神方面的主要区别点。若非突受惊吓所致失眠者,则用之较少。茯苓虽能安神,但不及茯神作用强。

2. 消水肿:均能利尿,用于小便不利,水肿。茯苓入气分,能补脾,甘淡渗湿以脾虚水肿为宜,作用平和。琥珀入血分而偏泻,化瘀通淋以膀胱湿热淋证为宜。

【常用剂量】

琥珀 1.5～3g,研末冲服,或入丸散。茯苓10～15g。

【用药体会】

琥珀的通淋作用主要是治疗血淋,对于精浊亦有较好的治疗作用。现主要用于泌尿道结石、前列腺炎。

酸枣仁　柏子仁

【单药性能】

酸枣仁:甘、酸,平。①养心安神:用于心肝阴血亏虚之心悸,怔忡,健忘,失眠,多梦,眩晕等证。本品为养心安神之要药。②收敛止汗:用于体虚自汗、盗汗。

柏子仁:甘,平。①养心安神:用于心阴虚及心肾不交之心悸失眠,惊悸、盗汗者。②润肠通便:用于年老、产后等阴虚血亏之肠燥便秘证。

【主治病证】

1. 失眠多梦。

2. 汗证。

3. 心悸、怔忡。

【配伍应用】

1. 安神:均为常用之安神要药,常同用,如天王补心丹。酸枣仁安神作用更强,早在汉代张仲景的《金匮要略》中即已使用,其所载的酸枣仁汤主治虚劳虚烦不得眠。在安神药中,从力度来讲,以朱砂力量最强,但由于朱砂有毒,在临床上却并不多用,而作用好,无副作用者当属酸枣仁。此药可以单味大剂量使用,一般无副作用。柏子仁的安神作用主要是用于心血虚病证,其安神作用不及酸枣仁作用强。根据古方记载,柏子仁有延年益寿的作用,尤对于老年人服用既可缓解大便燥结,又有滋养润肤之功。

2. 止汗:均具有止汗作用,《名医别录》载柏子仁具有"益血止汗"之功,用其治疗汗证,而从应用特点来看,柏子仁的止汗作用是通过养血达到的,而养血又能达到安神,只是止汗作用弱于酸枣仁。

3. 补益作用:均具有补虚的作用,主要是治疗血虚病证,如天王补心丹中就配伍二药。酸枣仁汤的主治病证就是因为肝血虚所致,从酸枣仁的颜色来看,也是符合补血之说的。笔者认为酸枣仁补益作用还比较强,对于血虚,阴虚病证可以选用。在古方中也用于气虚的病证,柏子仁本身就具有滋养作用,如柏子养心丸就主治营血不足的病证。

【常用剂量】

酸枣仁 10～15g。研末吞服,1.5～2g。柏子仁 10～20g。

【用药体会】

笔者使用酸枣仁治疗失眠,一般是大剂量用,此药性质平和,安全无副作用,常用量为 30g,而经常用到 60g。酸枣仁有生用和炒用的区别,但在古代的本草书中记载二者的作用是不同的,如《本草纲目》记载:"熟用疗胆虚不得眠,烦渴虚汗之证,生用疗胆热好眠。"意思是说,炒枣仁具有安神作用,而生枣仁则治疗好眠多睡的病证。从现代研究来看,认为二者均具有安神作用,不过因为酸枣仁的表面有一层薄皮,为了使有效成分充分的煎煮出来,一般是要将其炒后应用的。在炒制过程中,不能将其炒的太过,否则也会影响疗效。也有认为酸枣肉治多眠,酸枣仁治失眠,但酸枣肉并不入药。

柏子仁 牛蒡子

【单药性能】

柏子仁:见 408 页。

牛蒡子:见 30 页。

【主治病证】

肠燥便秘。

【配伍应用】

通便:均富含油脂,能润肠通便,用于肠燥便秘。柏子仁入血分具有滋养作用,多用于血虚肠燥便秘。牛蒡子润肠作用不强,多作为辅助药物使用。

【常用剂量】

柏子仁 10~20g。牛蒡子 3~10g。

【用药体会】

中药学教材中多不谈牛蒡子具有通便的作用,而事实上牛蒡子乃是种子而又富含油脂,性多滑利,具有濡润大肠的作用,而能润肠通便,如在介绍牛蒡子时,于"使用注意"条云"本品能滑肠,气虚便溏者忌用"。此实乃牛蒡子的通便作用。临床验证,牛蒡子通便作用颇佳,且并无明显副作用。用其通便,有"提壶揭盖"之妙,其适用于各种热毒肠燥便秘。牛蒡子不同于大黄,芒硝等攻下之品,泻下作用比较平和,便质多稀软,水样便少见,若在辨证论治基础上加用牛蒡子能取得明显效果。由于"润肠通便"这一术语多指的是甘味药物,而牛蒡子乃是苦寒之品,所以对此也可以说成是"滑肠通便"。

夜交藤　合欢皮

【单药性能】

夜交藤:甘,平。①养血安神:用于阴虚血少之失眠多梦,心神不宁,头目眩晕等。②祛风通络:用于血虚身痛,风湿痹痛。又兼有祛风湿止痒之功,用于皮肤瘙痒。治疗风疹疥癣等皮肤瘙痒症。

合欢皮:甘,平。①解郁安神:用于情志不遂,忿怒忧郁,烦躁失眠,心神不宁等证,能使五脏安和,心志欢悦,以收安神解郁之效。②活血消肿:用于跌打损伤,筋断骨折,血瘀肿痛之证。还可用于肺痈,疮痈肿毒。用治肺痈,胸痛,咳吐脓血,单用有效。

【主治病证】

失眠,多梦,健忘。

【配伍应用】

安神:均能安神,用于心神不宁,烦躁失眠,作用平和。夜交藤养心安神,略有补益之功,用于阴虚血少心神不宁,也有云夜交藤主治心肾不交之失眠。合欢皮解郁安神,用于忧郁忿怒,烦躁失眠。西晋·嵇康《养生论》载:"豆令人重,榆令人瞑,合欢蠲忿,萱草忘忧,愚智所共知也。"这是说合欢花能使人忘掉忧愁和烦恼,适用于虚烦不眠,抑郁不舒,健忘多梦等证。而作为药用的合欢皮安神作用主要是用于因情志不畅所致的病证,而情志不畅又是导致失眠的主要原因,因此合欢皮乃是治疗失眠的常用药。合欢皮、合欢花均解郁安神,用于心神不安之忧忿,健忘,烦躁,失眠等。合欢花解郁作用优于合欢皮,用于忧郁失眠,胸闷食少。

【常用剂量】

夜交藤 10～20g。合欢皮 6～12g。

【用药体会】

夜交藤的安神作用相对而言,比较平和,多只作辅助药物使用,并且需要大剂量应用。笔者使用此药,通常在 30g 以上。由于此药价格相对较便宜,货源充足,故为常用之品。夜交藤与何首乌乃是同出一物,而制首乌具有良好的补益作用,所以夜交藤也是可以治疗各种虚证的。对于白发也有一定作用。夜交藤可以养血,故用于血虚所致的失眠,对其他各种原因所致的失眠,亦可作为佐使药用之。

夜交藤 鸡血藤

【单药性能】

夜交藤:见 411 页。

鸡血藤：苦、微甘，温。①行血、补血、调经：用于血瘀月经不调、经闭痛经。本品药性和缓，温而不烈，既能行血散瘀而调经，又兼补血养血而调经，临床凡妇人血瘀、血虚之月经病证均可应用。②舒筋活络：用于风湿痹痛，手足麻木，中风手足麻木，肢体瘫痪。本品为治经脉不畅，络脉不和病证的常用药。

【主治病证】

风湿痹痛。

【配伍应用】

通络：均能通络止痛，用于血虚所致肢体疼痛，风湿痹痛等证，有补益作用。鸡血藤为补血之品，又能活血，其通络作用多宜于血虚兼瘀者，且活络、补益作用均胜于夜交藤。夜交藤为养心之品，其通络作用也宜于风邪入络者，故又治皮肤疮疹作痒。

【常用剂量】

夜交藤 10～20g。鸡血藤 10～30g。

【用药体会】

自清代《本草纲目拾遗》记载鸡血藤以来，多用其治疗月经不调，痛经，经闭，血虚萎黄，肢体疼痛、麻木，风湿痹痛等。笔者认为其通络方面作用平和，但因为具有活血化瘀的特点，现认为能改善微循环，故对于腰膝酸软，疼痛，肢体麻木，跛行，年老体虚，血不养筋，下肢乏力，鸡血藤有较好效果。

远志　茯苓

【单药性能】

远志:苦、辛,温。①安神益智:用于心肾不交之心神不宁、失眠、惊悸等。本品为交通心肾,安定神志,益智强识之佳品。②祛痰开窍:用于痰阻心窍所致之癫痫抽搐,惊风发狂,昏仆,痉挛惊厥等。其治痰有两个特点,其一用于痰留于肺所致的咳嗽,咳痰不爽;其二用于痰阻心窍所致的神志错乱,恍惚,惊痫等。③消散痈肿:用于痈疽疮毒,乳房肿痛,内服、外用均有疗效,内服可单用为末,黄酒送服。外用可隔水蒸软,加少量黄酒捣烂敷患处。

茯苓:见 172 页。

【主治病证】

心神不宁,惊悸,失眠,健忘等。

【配伍应用】

安神:均能宁心安神,常配伍应用,如天王补心丹,但二药在宁心安神机制方面又有所不同。远志由于有祛痰作用,所以如果因痰证引起的神志病变就比较多用了,既能开心气,又能通肾气而强志不忘,为交通心肾,安定神志,益智强识之佳品,尤其是在治疗健忘证方面,效果好,也就是说能加强记忆力。远志的安神作用并不强。茯苓宁心安神是取其健脾以宁心,使水不凌心,而心悸,失眠消除,故多用于心脾两虚证。

【常用剂量】

远志 3～10g。茯苓 10～15g。

【用药体会】

传统应用远志时是去掉木质心后使用的,其木质心对胃黏膜有刺激性,引起恶心呕吐,会导致心烦,闷满不适,而现在临床使用远志时一般是不去心的,因此使用远志剂量不宜过大。为了减缓远志副作用,在使用时一般将其蜜炙后使用。古代医家认为远志疏通气血之壅滞而消散痈肿,用于痈疽疮毒,乳房肿痛,内服、外用均有疗效,内服可单用为末,黄酒送服。笔者临床使用生远志,根据熊师的经验,剂量限制在 6g 以内。

远志　皂荚

【单药性能】

远志:见 414 页。

皂荚:辛、咸,温。有小毒。①祛除顽痰:用于顽痰胶阻,咳逆上气,时吐稠痰,难以平卧者,可单味研末,以蜜为丸,枣汤送服,如皂荚丸。②通窍开闭:用于痰涎壅盛,关窍阻闭所致中风、痰厥、癫痫、喉痹等。③杀虫止痒:用于皮癣,疮痒,可以陈醋浸泡后研末调涂。治疮肿未溃者,本品熬膏外敷即可。

【主治病证】

癫痫。

【配伍应用】

1. 开窍:均能祛痰,开窍,用于癫痫痰盛,皂荚力强。远志开窍只取其内服以开心窍,开窍作用不及皂荚。

2. 祛痰:均用于胸中痰涎盛引起的咳痰不爽。皂荚祛痰作用强,用于顽痰阻塞,胸闷咳喘,如皂荚丸(《金匮要略》)。开窍以关窍闭阻,不省人事,口噤不开为宜,多吹鼻取嚏,如通关散(《丹溪心法附余》)。远志祛痰作用也很强,可以作为内服药使用。

【常用剂量】

远志 3~10g。皂荚多入丸散服,1~1.5g;亦可入汤剂,1.5~5g。

【用药体会】

皂荚具有很强的祛痰作用。尤以祛除顽痰,老痰作用好。若用于诸如各种顽症咳喘,具有良好的效果。笔者体会,若喘息痰多,加用之,效果明显。皂荚煎服,在剂量上可以适当大一些,笔者常用量为 10g。

十六、平肝药类

石决明　决明子

【单药性能】

　　石决明:咸、寒。①平肝潜阳:用于肝阳上亢所致头晕目眩。本品清泻肝热,镇潜肝阳,清利头目,"为凉肝、镇肝之要药"(张锡纯语)。②清肝明目:用于肝火上炎目赤,翳障,视力减退或视物模糊等。本品清泻肝火而明目,为治目疾的要药。

　　决明子:见 55 页。

【主治病证】

　　视物昏花,目赤翳障。

【配伍应用】

　　明目:均用于肝热目赤肿痛,翳障,视力减退和视力模糊等证,为疗目疾要药。其名称就是因为能够明目才有决明之说。因决明子性质比较平和,临床更多用。决明子略能养阴,亦称草决明,偏清泻肝火。石决明质重沉降,乃平肝、镇肝要药,无论实证、虚证之目疾、阳亢均可应用。

【常用剂量】

　　石决明 3～15g。决明子 10～15g。

【用药体会】

　　从临床使用来看,石决明主要是治疗阳亢和视物昏花。近代名医张锡纯说石决明"善治脑中充血作痛作眩晕,因此证多系肝气,肝火挟血上冲也"(《医学衷中参西录·药物·石决明解》)。根据此段论述,亦为治疗肝阳上亢所致高血压的主要药物。对于决明子,根据能滑肠的特点,现常用其治疗肥胖病,如山楂瘦身汤(见 255 页)。

石决明　珍珠母

【单药性能】

　　石决明:见 417 页。

　　珍珠母:咸,寒。①平肝潜阳:用于肝阳上亢,头晕目眩,头痛耳鸣等。本品有类似于石决明的平肝潜阳,清泻肝火之效。②清肝明目:用于肝热目赤翳障及肝肾不足之视物不清。③镇心安神:用于心悸失眠,心神不宁,惊风抽搐,癫痫。此外,本品研细末外用,有吸湿之功,可用于湿疮湿疹,疮疡不敛,口舌生疮及水火烫伤等证。

【主治病证】

　　1. 肝阳上亢所致头痛、眩晕、耳鸣、烦躁等。

　　2. 肝经有热之头痛、眩晕、耳鸣、目疾,目昏翳障等证。

【配伍应用】

　　1. 平肝:均能平肝潜阳,用于肝阳上亢所致头痛,眩晕,耳鸣,烦躁等。石决明乃是平肝要药。

　　2. 明目:均能清肝明目,用治肝经有热之头痛、眩晕、耳鸣、目疾,目昏翳障等证。石决明清肝明目作用力强,又有滋养肝阴之功,尤适宜于血虚肝热之畏光、目暗、青盲等目疾,及阴虚阳亢之眩晕、耳鸣等证。

【常用剂量】

　　石决明 3～15g。珍珠母 15～30g。

【用药体会】

　　皆降火,珍珠母偏降心火,所以神志病变多用,石决明偏降肝火,所以肝阳上亢病证多用。笔者认为珍珠母作用不强,多只作为辅助药物使用。

龙骨　牡蛎

【单药性能】

　　龙骨:甘、涩,平。①镇惊安神:用于气血阴阳失调之心神不安,心悸怔忡,失眠多梦,烦躁不寐,惊痫抽搐,癫狂发狂者。②平肝潜阳:用于肝阴不足,肝阳上亢所致的头晕目眩,烦躁易怒等证。③收敛固涩:用于多种滑脱证,对于遗精、滑精、尿频、遗尿、崩漏、带下、自汗、盗汗等皆可用之。

　　牡蛎:咸,微寒。①平肝潜阳:用于阴虚阳亢之眩晕耳鸣等证。亦用于热病伤阴,虚风内动之四肢抽搐。本品并略兼益阴之功。②软坚散结:用于痰火郁结之痰核、瘰疬、瘿瘤等,气滞血瘀的癥瘕积聚。③收敛固涩:用于自汗、盗汗、遗精、滑精、尿频、遗尿、崩漏、带下等滑脱证。④重镇安神:用于心神不安,惊悸怔忡,失眠多梦等证。此外,煅牡蛎有制酸止痛作用。

【主治病证】

　　1. 心神不安之失眠多梦。

2. 肝阳上亢所致的头晕目眩,烦躁易怒等证。

3. 多种滑脱证,如遗精、滑精、尿频、遗尿、崩漏、带下、自汗、盗汗等。

【配伍应用】

1. 收涩作用:涩可固脱,二药均具有收敛作用,主要是治疗体虚滑脱的病证。滑脱病证是指因为体虚导致包括汗、血、尿、精、便、带而过分向外排泄所致,如自汗、盗汗、遗尿、尿频、遗精、滑精、久泻、久痢、崩漏、月经过多等诸虚证,从临床应用来看,二药多用治遗精,滑精,带下,如金锁固精丸、固冲汤、清带汤。根据其收敛作用,有认为可以止血,如治疗尿血,肠风下血等,不过从使用来看,一般不将其作为止血主药使用。

2. 镇静作用:均用于神志病变,其潜敛心神以达到安神作用,用于心神不安、烦躁、惊悸,失眠,多梦,健忘,故张仲景将龙骨、牡蛎配伍同用,《伤寒论》之桂枝甘草龙骨牡蛎汤、桂枝去芍药加蜀漆牡蛎龙骨救逆汤用其治疗烦躁不安,心悸怔忡,柴胡加龙骨牡蛎汤治胸满烦惊,谵语等神志病变。龙骨最大的特点是安神,配伍牡蛎作用加强,尤其是可以治疗烦躁失眠病证常同用。

3. 平肝:均具有平肝潜阳的作用,取重可镇怯,用于阴虚阳亢烦躁易怒,头晕目眩,惊狂,常同用,且须生用,如镇肝熄风汤、建瓴汤。根据其平肝作用,又用其治疗温病后期,阴血亏虚,筋脉失养证所致手足蠕动,甚或瘈疭,如三甲复脉汤中使用牡蛎。

【常用剂量】

龙骨 15～30g,宜先煎。牡蛎 10～30g,打碎先煎。

【用药体会】

二药属于收敛之品,对于滑脱病证可以选用,但在使用时对于患有诸如颈椎病、腰椎病等是不宜选用的,笔者体会若误用这些收涩之品,尤其是颈椎疾病,会使病情加重,在临床上多次遇到患者因前医误投二药而出现严重不适者,应予注意。

牡蛎　石决明

【单药性能】

牡蛎:见 419 页。

石决明:见 417 页。

【主治病证】

肝阳上亢所致头晕目眩,烦躁易怒。

【配伍应用】

平肝:均能平肝潜阳,又略能益阴,可以配伍同用。石决明平肝作用强于牡蛎。二药在平肝方面,同时也能养阴,但临床不强调养阴的作用。根据古代用药来看,在平肝方面,牡蛎较多应用,其对于阴虚阳亢所致烦躁、失眠作用好,对于阴虚所致口渴也可以选用。

【常用剂量】

牡蛎 10～30g。石决明 3～15g。

【用药体会】

牡蛎因有收敛作用,所以主治浮阳外越的病证,而石决明主治阳亢上扰的病证,即主降,张锡纯认为乃凉肝,镇肝之要药,所以高血压病证常用。

牡蛎　瓦楞子

【单药性能】

牡蛎:见 419 页。

瓦楞子:见 400 页。

【主治病证】

1. 胃痛反酸。

2. 瘿瘤、痰核。

【配伍应用】

1. 散结:均能软坚散结,用于痰核,瘿瘤等,牡蛎多用。古代本草认为瓦楞子消痰之功大,这是指用于广义之痰,即瘿瘤、瘰疬等,一般不用于呼吸道之痰。

2. 制酸:均能制酸止痛,用于胃酸过多,胃痛证,瓦楞子多用。

【常用剂量】

牡蛎 10~30g。瓦楞子 10~15g。

【用药体会】

瓦楞子的制酸止痛作用很好,凡胃痛反酸,胃痛嘈杂为首选之品。笔者体会,其制酸作用强于他药,如牡蛎、乌贼骨、海蛤壳、珍珠母等,并习用。对于胃痛反酸、吞酸、吐酸,笔者常将此药作为首选之品,一般需要20g以上的剂量。

代赭石 磁石

【单药性能】

代赭石:苦,寒。①平肝潜阳:用于肝阳上亢所致的头晕、目眩、耳鸣等证。为重镇潜阳常用之品。②重镇降逆:用于胃气上逆之呕吐、呃逆、噫气,肺气上逆的喘息。本品质重性降,为重镇降逆要药。③清热止血:用于迫血妄行之吐血、衄血,可单用煅烧醋淬,研细调服。

磁石:见404页。

【主治病证】

1. 肝阳上亢头痛眩晕。

2. 肺气上逆的喘息。

【配伍应用】

1. 平肝潜阳:均可以平肝潜阳,用于肝阳上亢的病证,如烦躁易怒等,并可以同用。代赭石在平降肝阳方面更多用,如镇肝熄风汤。磁石虽可以平降肝阳,但较代赭石要少用。

2. 平喘:均能降逆平喘:用于气逆喘息之证。代赭石的特点是降肺气平喘,用于肺气上逆所致的喘息。而磁石为纳气平喘之品,侧重于肾不纳气的喘息病证。总结代赭石的作用,可以用一个"降"字来概括,即降肝气而潜阳,降肺气而平喘,降胃气而止呕、止呃、止噫。

【常用剂量】

代赭石10~30g。磁石15~30g。

【用药体会】

传统认为磁石乃是治疗耳鸣耳聋的常用药物,而耳鸣、耳聋产生的原因有实证、虚证之分,磁石对此均可以选用。由于菖蒲能开窍,对于肾亏气机闭阻者可以将此二药同用。

代赭石　旋覆花

【单药性能】

旋覆花:见 353 页。

代赭石:见 423 页。

【主治病证】

呕吐,嗳气。

【配伍应用】

主沉降:均能降逆止呕,用于嗳气不舒,呃逆,呕吐,常同用,如旋覆代赭汤。也均能平喘,旋覆花消痰平喘,用于痰涎壅盛气逆及痰饮蓄结所致之咳喘痰多证,尤以痰结胸痞,唾如胶漆为宜。古代本草认为旋覆花除水,并非其能利尿,乃是消痰之功,即消痰水。旋覆花用其花,从药性理论来认识,一般花类药物质轻,主升浮,也就是治疗上部的病证,旋覆花不但不主升浮,反主沉降,用于气机上逆的病证,如胃气上逆的呕吐,嗳气,呃逆,肺气上逆的咳嗽,喘气等证,故有"诸花皆升,唯旋覆花独降"的说法。但是临床上也并非上部病证不选用旋覆花,如头痛皆以风药治之者,因巅高之上,惟风可到,但有时却要选用性降的药物,而旋覆花性主沉降,临床上遇头痛难治者,也可以通过旋覆花降的特性而收效。代赭石质重沉降,既能降胃气上逆止呕,亦能降肺肾气逆,用于喘息证。在主降方面,亦能平肝潜阳,清热止血。因属矿物,沉降之性较旋覆花为胜。

【常用剂量】

代赭石 10~30g。旋覆花 3~10g。布包入煎。

【用药体会】

历代将旋覆花、代赭石作为治疗多种呕吐的常用对药,中医认为胃气以下降为顺,早在汉代张仲景的《伤寒论》中就用其治疗呕吐病证,以痰浊呕吐更多用,二者配伍后作用加强,但由于代赭石乃矿物药,质重沉降,其煎出来的汤液颜色不耐看,故不及植物药物应用多。临床一般常用旋覆花配伍半夏、陈皮等同用,同样可以达到降逆止呕的作用。

代赭石　石决明

【单药性能】

代赭石:见 423 页。

石决明:见 417 页。

【主治病证】

肝阳上亢头痛,目赤。

【配伍应用】

平肝:均能平肝潜阳,用于肝阳上亢病证。石决明宜于阴虚而致阳亢者,或虚中夹实之阳亢证。代赭石宜于肝火肝阳亢盛者,且清血热,使血热下走,宜于邪火邪实之阳亢证。尚能降肺胃逆气达到平喘作用。

【常用剂量】

代赭石 10～30g。石决明 3～15g。

【用药体会】

笔者治疗肝阳上亢病证,多喜用石决明而少用代赭石,这主要是因为代赭石煎出的汤液漆黑,病家难以接受,而石决明的平肝作用好,对于头痛、眩晕、急躁易怒作用明显。

羚羊角　水牛角

【单药性能】

羚羊角:咸,寒。①平肝息风:用于肝风内动,惊痫抽搐,高热神昏及肝阳上亢,头晕目眩以及癫痫,惊悸等。②清肝明目:用于肝火上炎之头痛,目赤肿痛等证。③清热解毒:用于温热病壮热神昏,谵语躁狂,甚或抽搐,热毒斑疹等证。

水牛角:苦、咸,寒。①清热凉血:用于温热病热入血分,内陷心包之高热烦躁,神昏谵语,或惊风抽搐,血热吐衄。本品凉血作用好,可以代犀牛角使用。②泻火解毒:用于热毒壅盛之疮痈肿毒,咽喉肿痛。

【主治病证】

热毒病证。

【配伍应用】

解毒:皆能清热解毒,用于温热病热入营血之高热,烦躁,神昏狂乱以及吐衄发斑,抽搐惊厥等。羚羊角善清肝热,用于肝经热盛所致多种病变,尤以肝热热极生风效果好。水牛角善清心热,以清热解毒为主,并能凉血而无平肝息风的作用。在临床上,但见神昏,用水牛角不必用羚羊角,而神昏兼见痉厥,则需用羚羊角。

【常用剂量】

羚羊角粉1～3g。宜单煎2小时以上。磨汁或研粉服,每次0.3～0.6g。水牛角锉片或粗粉煎服,15～30g,宜先煎3小时以上。水牛角浓缩粉冲服。每次1.5～3g。

【用药体会】

羚羊角受货源及价格因素而少用,水牛角可以代犀角用,但在剂量上一般是犀角的10倍。

天麻　钩藤

【单药性能】

钩藤:甘,凉。①息风定惊:用于热极生风,四肢抽搐及小儿高热惊风证。②清热平肝:用于肝火上攻或肝阳上亢之头痛,眩晕等证。通过清肝热,亦可治小儿惊啼,夜啼。

天麻:甘,平。①息风止痉:用于各种病因之肝风内动,惊痫抽搐,破伤风痉挛抽搐、角弓反张,不论寒热虚实,皆可配伍应用。②平抑肝阳:用于肝阳上亢之眩晕、头痛。③祛风通络:用于中风手足不遂,筋骨疼痛等,其不仅能祛外风,且能通经络,止疼痛。为治眩晕、头痛之要药。

【主治病证】

肝阳上亢头痛,眩晕,烦躁易怒。

【配伍应用】

1. 平降肝阳:均用于肝阳上亢所致头痛,眩晕之证。在治疗眩晕方面,天麻更多用,古人医家认为天麻乃是养生上药,因此对于虚损病证可以选用,尤其是治疗眩晕,效果极佳,被视为要药。在民间有用其作食疗治疗眩晕者,可以将天麻与鸡炖吃。要注意的是,一定要先将鸡炖烂以后,在吃之前再将天麻放入鸡汤中,略炖 5 分钟后就可以食用。这是因为鸡很难炖烂,需要长时间炖,而天麻只需要炖几分钟就可以了。若将天麻与鸡同炖,必将降低天麻的药效,因为天麻的有效成分遇高温极易受损,不宜久煮,否则降低效果。也可以将天麻研末吞服或用煎好的药汁服。关于补益的具体脏腑,有认为乃是补益肝肾。治疗高血压、头痛,可以将天麻适量泡水服。现有用其治疗老年痴呆者。

2. 息风止痉:均用于肝风内动惊痫抽搐,半身不遂,肢体震颤,如天麻钩藤饮、小儿回春丹。钩藤通过息风,有一特殊作用,就是对于小儿夜啼具有良好的作用,一般要配伍蝉蜕同用效果会更好。天麻乃是治疗风证的要药,而主要是治疗内风证。天麻当块根成熟后,从头部长出一根箭杆一样的黄赤色独苗,故谓之赤箭。因其特点是有风不动,无风独摇,因其单杆直立,受风面积不大,摇动不够明显,又俗称定风草,而在阳光下尽管无风,但因照射而使杆变软,略微弯曲,一点微风也能使之摆动,又有独摇草、自动草之谓。

【常用剂量】

钩藤 3～12g。入煎剂宜后下,不宜久煎。天麻 3～10g。研末冲服,每次 1～1.5g。

【用药体会】

天麻尤其是对于眩晕效果极好。笔者认为此药治疗脱发效果尤佳,因为头居于高巅之上,唯风可达,而天麻乃是治疗风证要药,具有良好的祛风作用,故脱发、白发可以选用此药。参看本书侧柏叶生发酒(见 276 页)。一般祛风药多具燥性,但天麻甘润不燥,此为临床常用之依据。笔者也常用天麻治疗颈椎病伴随有手指发麻者。

羚羊角　钩藤

【单药性能】

羚羊角:见 426 页。

钩藤:见 427 页。

【主治病证】

1. 肝热头痛目赤。

2. 痉厥抽搐。

【配伍应用】

1. 平肝:均能清热平肝,用于肝阳上亢之头痛目赤,眩晕等证。钩藤轻清透达,对于肝热病证常用。

2. 止痉:均能息风止痉,用于热盛动风抽搐惊厥等。羚羊角乃是止痉要药,除用治热极生风证外,又能清热解毒,多用于高热神昏,热毒发斑等证。

【常用剂量】

羚羊角粉 1～3g。钩藤 3～12g。

【用药体会】

羚羊角的息风作用很强,主要用于肝风内动的重证,由于羚羊只有雄性才长角,而羚羊乃是国家保护动物,此药现在价格较贵,货源越来越少,因此此药实际上并不常用。现有认为需要用羚羊角者,可用山羊角代之,但用量应大。

全蝎　蜈蚣

【单药性能】

全蝎:辛,平。①息风止痉:用于各种原因之惊风、痉挛抽搐,每与蜈蚣同用。亦用于小儿急惊风之高热、神昏、抽搐以及破伤风痉挛抽搐,风中经络,口眼㖞斜。为治痉挛抽搐之要药。②攻毒散结:用于疮疡肿毒,瘰疬结核,取以毒攻毒之效。③通络止痛:用于风寒湿痹久治不愈,筋脉拘挛,甚则关节变形之顽痹,作用颇佳。

蜈蚣:辛,温。①息风止痉:用于各种原因引起的痉挛抽搐。亦可用于癫痫、风中经络,口眼㖞斜等证。本品与全蝎功效相似,然搜风止痉力更强,常与全蝎同用。②攻毒散结:用于恶疮肿毒,效果颇佳。又可治毒蛇咬伤。本品以毒攻毒,作用强。③通络止痛:用于风湿痹痛、游走不定、疼痛剧烈者,顽固性头痛或偏正头痛。

【主治病证】

1. 惊风,破伤风,痉挛抽搐,口眼㖞斜。

2. 疮疡肿毒。

3. 顽固性头痛,风湿痹痛。

【配伍应用】

1. 息风止痉:均具有治疗内风证所致的惊风抽搐,中风口眼㖞斜,破伤风,并且常同用,如止痉散。在止痉方面,全蝎力较缓,用于抽搐较轻证;蜈蚣性猛,用于抽搐重证。

2. 解毒散结:均用于瘰疬,疮疡肿毒等证。通常所云解毒,多为寒凉之品,而此二药均为温性,一般来说,所谓以毒攻毒,就是应用有毒的药物来治疗体内的毒证,临床正是应用此二药之毒,来治疗疮疡毒证。在解毒方面,蜈蚣还可以解蛇毒。全蝎更偏于治疗顽固性头痛以及面部的疾患,如牵正散。蜈蚣更多用于风湿痹痛。

【常用剂量】

全蝎3~6g。研末吞服,每次0.6~1g。蜈蚣3~5g。研末冲服,每次0.6~1g。

【用药体会】

蜈蚣祛风作用强于全蝎,在治疗内风证方面,主要是用于症状更重者,所以有蜈蚣治疗急惊风之说。如果抽搐的频率快,来势急迫就用蜈蚣,抽搐的频率慢,就用全蝎。临床使用方面,笔者对于头痛病证一般将全蝎作为较常用之品,可以单用此药研末后入胶囊服用。

蜈蚣　白花蛇

【单药性能】

蜈蚣:见 430 页。

白花蛇:见 143 页。

【主治病证】

1. 风湿顽痹。

2. 惊厥抽搐。

【配伍应用】

1. 通络:均性猛,善走窜,能祛风止痉,通络止痛,用于风湿顽痹,其内走脏腑,外达经络,为截风要药。白花蛇以祛风通络为主,风湿痹证更多应用。

2. 止痉:均能祛风止痉,用于破伤风,抽搐,瘛疭,手足麻木。蜈蚣以息风止痉为主,为治急慢惊风,破伤风要药。

【常用剂量】

蜈蚣 3～5g。白花蛇煎服,3～5g;研粉吞服,1～1.5g。

【用药体会】

从临床使用来看,蜈蚣在治疗风湿痹痛方面作用很好,尤其是对于顽固性风湿痹痛以疼痛较重者效果好。在治疗风湿痹痛时,如果是病程短,病情轻则不宜轻易选用此药,以免引邪入络,而导致病情久久难愈。另外用蜈蚣加盐浸油,取油擦小儿秃疮,疗效颇佳。以蜈蚣加茶叶同敷患处,可治瘰疬。30 多年前,笔者初学中医时,曾治疗一风湿病人,服药 5 剂,病人并无疗效,乃求教于一年长中医老师,老师只建议我在原方中加用 2 条蜈蚣,5 剂后病人高兴地告知,其作用非常好,自此笔者在治疗风湿病痛方面,若风湿日久者,乃加用蜈蚣,多能收效。

全蝎　白附子

【单药性能】

　　全蝎:见 430 页。

　　白附子:见 348 页。

【主治病证】

　　1. 中风口眼㖞斜。

　　2. 风痰壅盛之惊风,癫痫。

　　3. 顽固性头痛。

　　4. 瘰疬,痰核。

【配伍应用】

　　1. 祛风:均能祛风止痉,用于中风口眼㖞斜,破伤风,常同用,如牵正散。全蝎祛风作用更强。白附子性升散,除寒湿,善祛风痰眩晕及面部风邪,痰厥头痛。

　　2. 解毒:均用于痰核、瘰疬等。主要是取以毒攻毒,达到解毒作用。由于二药辛温,若热毒病证需要配伍清热解毒之品。白附子可治毒蛇咬伤。

　　3. 止痛:均具有良好的止痛作用,可以用于头痛,风湿痹痛,但二者在应用方面有区别。

【常用剂量】

全蝎 3～6g。白附子 3～6g。

【用药体会】

二药均治疗头痛,并且作用好。笔者体会,全蝎乃是治疗顽固性头痛的要药。从作用来说,蝎的药用精华主要在于蝎毒,蝎尾的药力较强,但现在一般都用全蝎,药肆中此物皆以盐渍,不用盐渍作用更强。

地龙 胆南星

【单药性能】

地龙:咸,寒。①息风定惊:用于热极生风所致的神昏谵语、痉挛抽搐及小儿惊风,或癫痫、癫狂等证。②通络止痛:用于关节红肿热痛之热痹,中风后气虚血滞,经络不利,半身不遂。③清热平喘:用于邪热壅肺,肺失肃降之喘息不止,喉中哮鸣者,单味研末内服即效。④清热利尿:用于水热互结膀胱,小便不通。此外,本品有降压作用,多用治肝阳上亢型高血压病。

胆南星:见 397 页。

【主治病证】

惊风抽搐。

【配伍应用】

均能清热定惊,用于高热惊风抽搐,烦躁以及肺热灼伤之咳喘等证,二药能清肺热以止咳喘,清肝热以止痉挛。地龙止痉作用多用于小儿疾病。

【常用剂量】

地龙 5～10g。胆南星 2～6g。

【用药体会】

地龙在治疗哮喘方面可以选用,笔者的用法是将地龙放入麻油锅中榨枯,去掉地龙,再以麻油炒菜食用,对于小儿哮喘有预防和治疗作用。

地龙　薏苡仁

【单药性能】

地龙:见 434 页。

薏苡仁:见 172 页。

【主治病证】

1. 热痹。

2. 小便不利。

【配伍应用】

1. 治痹:二药性寒,均能清热除痹,用于热痹,也治湿痹。薏苡仁主治湿痹,以肌肉麻木不仁为宜。地龙主治热痹,以关节不利为宜,根据其通络作用,对于中风后遗症所致肢体不利,半身不遂者多用,如补阳还五汤。

2. 利尿:均用于小便不利,作用平和。薏苡仁因为同时也是食品,所以常用。

【常用剂量】

地龙 5～10g。薏苡仁 10～30g。

【用药体会】

在通络方面,二药因性下行,可以用治四肢麻木,疼痛,屈伸不利,笔者更喜用薏苡仁,这主要是薏苡仁乃药品兼食品,口感好。

僵蚕　蝉蜕

【单药性能】

僵蚕:咸、辛,平。①息风止痉:用于热病惊风、癫痫而夹痰热者尤为适宜。②祛风通络:用于经络阻滞,风中经络,口眼㖞斜。③疏散风热:用于风热头痛,目赤,咽痛,风疹瘙痒。④化痰散结:用于痰核,瘰疬,单用即效。取其散结之功,亦可用治乳痈,痄腮,疔疮痈肿等。

蝉蜕:见 30 页。

【主治病证】

1. 风热头痛,风疹瘙痒。

2. 咽喉肿痛。

3. 热病惊风,破伤风。

【配伍应用】

1. 止痉:均能治疗惊风,惊厥,可以同用,如五虎追风散(蝉蜕、天南星、天麻、全虫、僵蚕)。僵蚕的作用和蝉蜕很相似,二者常配伍同用。从使用方面分析,所主治的病证就是"风",包括外风,内风。僵蚕的祛风作用不及蜈蚣,全蝎强。中医开处方也用"天虫",因在古代僵蚕多是直接将其放在桑树上喂养的,故名。蝉蜕祛风作用可以治小儿中风,口眼㖞斜。用蝉蜕,白面等份,研细,以醋调为糊,如牵正散治疗口眼㖞斜。治疗小儿惊风搐搦,对惊风,癫痫夹有痰热者尤为适宜,若急慢惊风僵蚕作用佳。

2. 治疗夜啼:均为治疗小儿夜啼的要药,婴儿夜啼,烦闹而无器质性或感染性疾病者,可以同用。用蝉蜕 15～20g,水煎加糖,睡前喂服,即可安然入眠。其主治夜啼,结合现在的认识,乃是安神作用。《神农本草经》认为僵蚕治"小儿惊痫夜啼",临床常用之。《本草思辨录·卷4·白僵蚕》云:"味辛气温而性燥,故治湿胜之风痰,而不治燥热之风痰……小儿惊痫夜啼,是肝热生风,又为痰湿所痼而阳不得伸,是以入夜弥甚。僵蚕劫痰湿而散肝风,故主之。"由于蝉蜕能治疗夜啼,所以有云其具有安神的作用。

【常用剂量】

僵蚕 5～10g。研末吞服,每次 1～1.5g。蝉蜕 3～10g。

【用药体会】

临床中笔者曾治疗本校一患痤疮的女生,因需美白,加用了僵蚕,服药以后,该生自述胸部较前丰满,经仔细推敲方中药物,偶然发现僵蚕具有丰乳作用,乃总结一验方,命名为僵蚕丰胸汤。

组成:当归 15g,川芎 10g,鸡血藤 30g,僵蚕 20g,制首乌 15g,葛根 15g,橘络 15g,刺蒺藜 15g,香附 10g,沙苑子 10g,菟丝子 10g,白芷 10g,路路通 30g。

本方具有疏通经络,丰乳疏郁的作用。主治乳房偏小,胸部曲线感不明显,性情乖戾。水煎服。也可以做成膏剂、丸剂应用。对于需要丰乳者,用药应选用疏肝,活血,补气之品,尽量不用具有峻补的温补肾阳之品,以免导致阳亢。在使用时可以适宜加用补气药物,一般胸部塌陷者身体多比较虚弱,可以选用党参、黄芪之类药物同用。

白僵蚕　刺蒺藜

【单药性能】

白僵蚕:见 436 页。

刺蒺藜:苦、辛,平。有小毒。①平抑肝阳:用于肝阳上亢,头晕目眩等。②疏肝解郁:用于肝郁气滞,胸胁胀痛,乳汁不通,乳房作痛。③祛风明目:用于风热目赤肿痛或翳膜遮睛等。为祛风明目要药。④祛风止痒:用于风疹瘙痒,白癜风。

【主治病证】

1. 外感风热病证。

2. 风疹瘙痒。

【配伍应用】

1. 疏风:均能疏散风热,用于风热头痛,目赤,作用均不强,僵蚕稍多用。刺蒺藜可用于风热上攻目赤翳障。

2. 止痒:均能祛风止痒,用于风疹瘙痒,可以配伍同用。白蒺藜亦用于白癜风。

【常用剂量】

僵蚕 5～10g。刺蒺藜 6～10g。

【用药体会】

笔者认为僵蚕具有美白作用,可以单用或配伍同用,将其命名为僵蚕美白粉。

组成:僵蚕。

本方具有美白靓肤,祛斑的作用。主治面色黯,无光泽,消除老年斑,色素沉着,去粉刺。《神农本草经》载白僵蚕"减黑皯,令人面色好",《本草纲目·卷 39·蚕》引《太平圣惠方》:"面上黑黯,白僵蚕末,水和搽之。"引《斗门方》称:"粉滓面皯,令人面色好,用白僵蚕,黑牵牛,细辛等分为末,如澡豆,日用之。"使用方法是将白僵蚕研细粉,用清水调成糊状,每晚用此涂脸。同时也能消瘢痕,《名医别录》载"灭诸疮瘢痕",《药性论》云"治疮灭痕"。使用方法是将生鸡蛋置于 45°左右白酒中 7 天后取出,取蛋黄与研末之白僵蚕调后,外敷于瘢痕处。本校一学生因刀伤致前臂留下伤迹,不敢穿短袖衣服,笔者在授课中将此方法介绍后试用,结果局部不仔细观察,难以发现局部曾有伤迹。在使用方法上还可以将其研末后入胶囊内服,也可以入煎剂使用。

十七、开窍药类

麝香 冰片

【单药性能】

麝香:辛,温。①开窍醒神:用于各种原因所致的闭证神昏,无论寒闭、热闭,用之皆效。如温病热入心包之热闭神昏以及中风痰厥,突然昏倒的寒闭证。本品有很强的开窍通闭,辟秽化浊作用,为开窍醒神之要药。②活血通经,止痛:用于痈疽疮疡,经闭,癥瘕,跌打损伤。

冰片:辛、苦,微寒。①开窍醒神:用于热病神昏,因其性偏寒凉,为凉开之品。治痰热内闭,暑热卒厥,小儿惊风等热闭证。本品芳香走窜,功效与麝香相似但作用稍逊,两者常相须为用。②清热止痛:用于目赤肿痛,咽喉肿痛,口舌生疮。③防腐生肌:用于疮疡溃后日久不敛,水火烫伤。

【主治病证】

神志昏迷。

【配伍应用】

1. 开窍作用:均用于热病神昏、中风痰厥、气郁窍闭、中恶昏迷等闭证,二者配伍后,寒、热闭证均可用,常同用,如安宫牛黄丸、至宝丹。麝香的开窍作用非他药可以媲美,凡神志昏迷因于实证者,皆为必用。若实证导致昏迷,可以用麝香研末,和匀灌之,有立竿见影之效。由于此药现在因价格高昂,已经很少使用。冰片主要是开窍,这是指将其作为内服药使用,而如果将其外用,适应的病证也很多,如李时珍介绍用冰片点鼻,能治疗鼻中息肉下垂。《本草纲目》中还记载治疗目生肤翳,用冰片点眼;头脑疼痛,用冰片以纸卷后熏鼻;酒渣鼻赤,用冰片、真酥、频搽等。其附方中记载共 13 方,其中竟有 11 个方子是外用的。说明冰片主要是外用,而作为开窍药治疗神昏,因神昏毕竟不是常见病,故用之较少。临床用冰片主要还是外用。

2. 治疗疮疡:均能治疗疮疡肿毒,麝香取其活血化瘀之功,现临床许多外用的方子配伍有本品,而冰片取其清热消肿作用,也善治目赤肿痛、咽痛、口疮、疮疡肿痛、溃后不敛、烧烫伤。外用,如冰硼散。

【常用剂量】

麝香 0.03～0.1g,内服只宜配入丸,散剂,不宜入煎剂。冰片 0.15～0.3g。内服只宜入丸、散剂,不入煎剂。

【用药体会】

麝香、冰片由于具有辛香的特点,笔者在临床上若外用药物时多加用冰片,其通过开窍作用,具有穿透皮肤的特点,能够促使药物更好的吸收,故外用方中常常配用冰片,参看腹水消肿散(见 137 页)、苦参止痒汤(见 79 页)。笔者认为冰片具有良好的止痒作用,一般是将其外用,煎水洗、泡,所以外用治疗皮肤病引起的瘙痒常选用之。

麝香 牛黄

【单药性能】

麝香:见440页。

牛黄:苦、寒。①化痰开窍:用于温热病热入心包及中风,惊风,癫痫等痰热阻闭心窍所致神昏谵语,高热烦躁,口噤,舌謇,痰涎壅塞等证。②息风止痉:用于小儿急惊风之壮热,神昏,惊厥抽搐等。或痰蒙清窍之癫痫发作,口吐涎沫。③清热解毒:用于火毒郁结之口舌生疮,咽喉肿痛,痈疽,疔毒,疖肿,亦可用治乳岩、瘰疬、恶疮等证。

【主治病证】

1. 神昏谵语。

2. 痈肿疮疡。

【配伍应用】

1. 开窍:均开窍醒神,用于神昏谵语及中风痰迷,也用于热毒疮肿等证。麝香开窍力较强,走窜力胜于牛黄,寒闭、热闭皆宜。

2. 治疗疮疡:均可以治疗疮疡,麝香因能活血化瘀,消肿止痛。其消散气血壅滞以消痈肿,用于初起未溃,瘀肿疼痛。牛黄的清热解毒作用极佳,凡热毒疮疡,丹毒,咽喉肿痛均将其视为要药,临床上以牛黄命名的成药就有许多,如牛黄上清丸、牛黄解毒片、牛黄清心丸等,最著名的当是安宫牛黄丸。

【常用剂量】

麝香 0.03～0.1g。牛黄入丸、散剂,每次 0.15～0.35g。外用适量,研末敷患处。

麝香 苏合香

【单药性能】

麝香:见 440 页。

苏合香:甘、辛,温。①开窍醒神:用于中风痰厥、惊痫等属于寒邪、痰浊内闭者,常与麝香、安息香等同用,如苏合香丸。本品作用与麝香相似而力稍逊,且长于温通、辟秽,为治寒闭神昏之要药。②辟秽,散寒止痛:用于胸腹冷痛,满闷。

【主治病证】

神昏痉厥。

【配伍应用】

开窍:均能开窍醒神,用于邪蒙心窍之中风所致突然昏倒,牙关紧闭,不省人事,如苏合香丸。主要用于寒闭证。然麝香开窍力强,为醒神要药,如安宫牛黄丸。苏合香开窍力弱。

【常用剂量】

麝香 0.03～0.1g。苏合香 0.3～1g。宜作丸剂,不入汤剂。

【用药体会】

麝香的透皮作用好,笔者治疗皮肤疾患,使用外用药时常常选用麝香,以便使药物能够被吸收,如腹水消肿散中就配伍此药。

牛黄 冰片

【单药性能】

牛黄:见 442 页。

冰片:见 440 页。

【主治病证】

神昏谵语,烦躁,惊痫抽搐。

【配伍应用】

1. 开窍:均能开窍醒神,用于高热神昏谵语,烦躁,惊痫抽搐等证,多同用,如安宫牛黄丸、至宝丹、行军散。

2. 消肿:均清热消肿,用于痈肿疔毒,咽喉疼痛,目赤,牙疳口疮。冰片清热消肿尤多用于咽喉肿痛,口疮,如冰硼散。牛黄作为治疗热毒病证的要药,凡壮热神昏,惊厥抽搐,中风,惊风,口噤,痰鸣,咽喉肿痛,溃烂及痈疽等均可选用。

【常用剂量】

牛黄入丸、散剂,每次 0.15～0.35g。冰片 0.15～0.3g。

【用药体会】

冰片的来源有多种,一般是从龙脑香科植物中提炼出者为龙脑香,又名梅片,开窍、清热生肌作用均好。其次是从艾纳香科植物中提炼出者为艾纳香,又称艾片。这两种均是天然药物,作用好。另外还有一种人工合成的冰片,是用松节油和樟脑作为原料,经过人工化学合成,称为机制冰片,其作用较差,但可以作为天然冰片的代用品。

笔者治疗皮肤瘙痒的一张方子苦参止痒汤（见79页），其中含有冰片，对于有些病证，使用天然药品止痒作用好，若用机制冰片作用不佳。笔者曾治疗一例患者，使用该方因用的是机制冰片不见效，而改用天然之品，立竿见影，说明与药材的质量有很大关系。

石菖蒲　远志

【单药性能】

　　石菖蒲：辛，温。①开窍醒神：用于中风痰迷心窍，神志昏乱，舌强不语，以及痰热湿浊蒙蔽，高热，头晕，嗜睡等。②化湿和胃：用于湿浊中阻之脘闷腹胀、痞塞疼痛。③宁神益志：用于健忘，失眠，耳鸣，耳聋。此外，还可用于声音嘶哑、痈疽疮疡、风湿痹痛、跌打损伤等证。

　　远志：见414页。

【主治病证】

　　1. 心神不宁，头脑不清，头昏。

　　2. 记忆力减退。

　　3. 中风后遗症。

【配伍应用】

　　1. 治疗健忘：均用于心神不宁健忘，也用于痰扰心神健忘证，二药所治基本相似，常同用，如安神定志丸。远志能通肾气上达于心，强志益志。石菖蒲能开心孔，利九窍，为治心肾不交要药。石菖蒲也是治疗痰证所致神志异常常用之药，如菖蒲郁金汤、清心温胆汤。

2. 益志:"益志"在有的本草书中也作"益智",根据临床应用来看,二药通过宁神,以其来治疗老年痴呆,或增强记忆力,《神农本草经》云石菖蒲"久服轻身,不忘、不迷或延年"。这里讲的不忘就是增强记忆力,不迷就是讲的不迷惑,头脑清醒,从临床来看,石菖蒲是治疗记忆力减退的常用药。

【常用剂量】

石菖蒲 3～10g,鲜者可增至 15g。远志3～10g。

【用药体会】

石菖蒲治耳鸣,是因能开窍,宜于清窍闭塞证。前人认为九节菖蒲利九窍,故除用于耳鸣以外,也用于心窍闭塞之神志昏乱癫狂,痴呆,后阴病变的噤口痢,前阴病变的小便不利以及目暗等。

石菖蒲　蝉蜕

【单药性能】

石菖蒲:见 445 页。

蝉蜕:见 30 页。

【主治病证】

声音嘶哑。

【配伍应用】

开音:二药均为治疗声音嘶哑的要药,石菖蒲对于痰阻清窍而发音不出作用较好,蝉蜕能宣肺,有利于肺气的通畅,故为治疗音哑的要药。

【常用剂量】

石菖蒲 3～10g。蝉蜕 3～10g。

【用药体会】

笔者认为石菖蒲是治失声的要药,因其开窍祛痰,俗谓其"通九窍、明耳目、出音声"(《神农本草经》),"凡寒饮闭塞,肺气不宣,则令人音喑,菖蒲能逐饮宣窍,而声自开"(《本草正义》)。此药专治金实不鸣失声,临床配伍蝉蜕作用更佳。笔者临床上治疗失声一般多将二药配伍同用以加强作用。

十八、补虚药类

人参　西洋参

【单药性能】

人参：甘、微苦，微温。①大补元气：用于元气虚脱，脉微欲绝的重危证候，可单用，如独参汤。本品为拯危救脱要药，其大补元气之功无药可代。②补脾益肺：用于肺气虚，短气喘促，懒言声微等证。③生津止渴：用于热病伤津口渴，汗多及消渴，口渴咽干、体倦气短。④安神益智：用于气血两亏，心神不安之心悸怔忡，失眠健忘者。

西洋参：甘、微苦，凉。①补气养阴：用于热病或大汗、大泻、大失血，耗伤元气及阴津所致神疲乏力，气短喘促，心烦口渴，尿短赤涩，大便干结，舌燥，脉细数无力等证。亦用于火热耗伤肺脏气阴所致短气喘促，咳嗽痰少，或痰中带血等证。本品具有类似人参而弱于人参的补益元气之功，因其性味苦寒，兼能清热养阴。②清热生津：用于热病气津两伤，身热汗多，口渴心烦，体倦少气，脉虚数者。临床亦常配伍养阴生津之品用于消渴病。

【主治病证】

1. 气虚病证，如短气喘促，懒言声微等证。

2. 津伤口渴，消渴，咽干、汗多及体倦气短。

【配伍应用】

1. 补气：均为强有力的补气之品，用于气虚欲脱之气短神疲、脉细无力等症。人参补气作用更强,单用即可收效。人参补气作用非他药所能及,故有大补元气之谓。取此功效,一般是单用。由于人参的补益作用好,古有神草之谓,千草之灵,百药之长的说法。历来称其为拯危救脱第一要药。大失血者,尤当重用人参补气摄血,此所谓有形之血不能速生,无形之气所当急固。西洋参的补气作用稍弱于人参。因西洋参在中医使用的历史不长,若古方中用的是人参,根据病情可以将其中的西洋参改为人参。

2. 生津:二药通过生津而能治疗口渴、消渴,如用人参之生脉饮,用西洋参之清暑益气汤。单纯从生津来说,西洋参更好一些。从临床实践来看,人参以冬季应用为宜,因为其性偏温,而西洋参以夏季应用为宜,因为其性偏寒。从使用来看,西洋参一般单独泡水饮服更好一些。

【常用剂量】

人参若取补虚 5～10g;救脱可用 15～30g。文火另煎,分次兑服。研末吞服,每次 0.5～1g。西洋参 3～6g。

【用药体会】

有一种说法,认为用人参时,不宜吃萝卜,或不宜与莱菔子(萝卜子)同用,认为会降低人参的作用,其实这种说法并不妥当,因为人参的补气与莱菔子的行气是两个不同的概念,当身体虚弱,又有腹部胀满者,二者同用效果非常好。民间称"十月萝卜小人参",《本草纲目·卷 12·黄芪》条下载："阴虚尿血，人参焙，黄耆盐水炙，等分，为末。用红皮大萝卜一枚，切作四片，以蜜二两，将萝卜逐片蘸炙，令干再炙，勿令焦，以蜜尽为度。每用一片，蘸药食之，仍以盐汤送下，以瘥为度。《三因方》。"又如在卷12的"人参"条下载："尿血沙淋痛不可忍。黄芪、人参等分，为末。以大萝卜一个，切一指厚大，四五片，蜜二两，淹炙令尽，不令焦，点末食无时，以盐汤下。《永类方》。"这两处均记载萝卜与人参同用。近代医家张锡纯在所著《医学衷中参西录·药物》云："莱菔子，无论或生或炒，皆能顺气开郁，消胀除满，此乃化气之品，非破气之品，而医者多谓其能破气，不宜多服久服，殊非确当之论。盖凡理气之药，单服久服，未有不伤气者，而莱菔子炒熟为末，每饭后移时服钱许，借以消食顺气，转不伤气，因其能多进饮食，气分自得其养也。若用以除满开郁，而以参、芪、术诸药佐之，虽多服久服，亦何至伤气分乎。"张锡纯在这里就强调可以将莱菔子与人参同用。现代出版的一些中医书或食疗书都说人参、萝卜不能同吃，说这两种东西在一起为"相恶"（中医所云相恶，是指一种药物降低另一种药物的作用），有人说萝卜行气，人参补气，行气会损伤人参的补气作用，其实许多行气药常与人参同用，如香砂六君子汤中砂仁、木香、陈皮与人参同用，而并不说这些行气药降低人参的补气作用。人参和萝卜的有效成分并不拮抗，将人参和莱菔子同用，治疗身体虚弱，兼有腹胀，矢气不出，效果非常好。笔者在《中医杂志》(1995 年 7 期 438 页)发表看法认为二者不存在相恶之说。

清代陈士铎《本草新编·卷 4·莱菔子》云："萝卜子能治喘胀,然古人用之于人参之中,反奏功如神。人参原是除喘消胀之药,莱菔子最解人参,何以同用而奏功乎?夫人参之除喘消胀,乃治虚喘虚胀也,虚症反现假实之象,人参遽然投之,直至其喘胀之所未能骤受,往往服之而愈喘愈胀者有之,虽所增之喘胀,乃一时之假象,少顷自然平复,然终非治之之善,少加萝卜子以制人参,则喘胀不敢增,而反得消喘消胀之益,此所谓相制而相成也。或问萝卜子专解人参,用人参,一用萝卜子,则人参无益矣。此不知萝卜子而并不知人参者也。人参得萝卜子,其功更补,盖人参补气,骤服,气必难受,非止喘胀之症也。然得萝卜子,以行其补中之利气,则气平而易受,是萝卜子平气之有余,非损气之不足,实制人参以平其气,非制人参以伤其气也。世人动谓萝卜子解人参,误也。"这段话就很好地解释了人参与莱菔子之间的关系,二者同用有相反相成之效,并无不良反应。其在《辨证录》中,将人参与莱菔子配伍同用有多首方子。人参补益的是元气,萝卜所消的气是胃肠胀气。

人参　党参

【单药性能】

党参:甘,平。①补脾益肺:用于各种气虚体弱之证,如气促,语声低弱,短气乏力,食少便溏,久泻脱肛以及病后气血虚弱等。一般补益的方剂中,多用党参代替人参。如遇虚脱危重证候,本品力薄,仍以用人参为宜。②补血:用于气虚不能生血,或血虚无以化气而见面色苍白或萎黄,乏力头晕,心悸之证。③生津:用于气津两伤的轻证。

人参:见448页。

【主治病证】

气虚体弱之证,如气促,短气乏力,食少便溏,久泻脱肛等。

【配伍应用】

1. 补气:均能补脾肺气、益气生津,用于脾气虚之倦怠乏力,精神委靡,食少便溏。亦用于肺气虚之津伤口渴、消渴、血虚及气虚邪实之证,但人参乃补气要药,作用远胜于党参。二者兼有补血之功。现临床一般使用古方中含有人参的方子,多用党参代之。

2. 上党参:苏颂《图经本草·草部上卷4》云:"相传欲试上党参者,但使二人同走,一与人参含之,一不与,度走三五里许,其不含人参者,必大喘,含者气息自如者,其人参乃真也。"《本草纲目·卷12》人参条下也有如此记载。这里的上党参并不是现在所云的党参,而是人参。李时珍说:"上党,今潞州也。民以人参为地方害,不复采取,今所用者皆是辽参。"根据现代的论证,上党原产人参,后因安史之乱导致上党人参绝种。清代以前的本草书中,临床所使用的多是人参,从清代汪昂的《增订本草备要》记载党参以后，方剂中使用的人参者多以党参代之。所以在补气方面，一般情况下多用党参，但由于党参致胖，所以常改用太子参。

【常用剂量】

人参 5～10g；救脱可用 15～30g。党参10～30g。

【用药体会】

在多年的临床实践中，笔者发现党参能增肥，使人发胖，因此在使用此药时一定要注意。尤其是对于肥胖者来说，不要使用此药，但如果想长胖者则又可以选用。如果古方中用人参而以党参代替，又不能承受发胖者，则多用太子参代替党参使用。尤其是现在的儿童，胖儿较多，笔者体会，不要轻易选用党参。若需要长胖者，常以党参配伍枸杞子泡水服，效果良好；对于年轻女性，一般也不要轻易选用党参补气，以免增肥。现有的人们常说吃中药容易长胖，而主要的药物就是党参。这是笔者通过多年的临床实践得出的认识。笔者在临床中总结了一首简单的党参增胖汤的验方。

组成：党参20g，枸杞20g，熟地黄15g。

本方具有补益气血，强壮身体的作用。主治身体虚弱，消瘦，体重轻，疲倦乏力。此方以党参补气，熟地黄补血，而枸杞子则气血阴阳均补，全方药物简单，配伍单一。使用方法是以水泡服，或熬膏后以开水冲服。若身体肥胖者不宜使用。若气短加黄芪30g。

西洋参 太子参

【单药性能】

西洋参：见 448 页。

太子参：甘、微苦，平。①补脾益气：用于脾胃虚弱，倦怠无力，食欲不振以及肺气不足，自汗短气等证。本品有类似人参的补气功效，而药力较薄，须大剂量持续服用，方能取得较好疗效。②生津止渴：用于津伤口渴病证。

【主治病证】

1. 气虚病证。

2. 津伤口渴。

【配伍应用】

补益作用：太子参的作用与西洋参很相似，但作用远不及西洋参强，一般情况下可以用太子参代替西洋参使用。补益的参类（人参、党参、西洋参、太子参、南沙参、北沙参）以太子参作用最平和，同时也不会使人长胖，故笔者治疗气虚病证将太子参作为首选之品。

【常用剂量】

太子参 10～30g。西洋参 3～6g。

【用药体会】

现在的中药书中在谈到西洋参的作用时，云其具有"清热"的说法，对此，结合临床来说，其清热作用只是与人参相比较而言，并不是说若热证要用其清热。西洋参性偏于寒，若气虚兼有热者，可以选用，临床是不用其来治疗某脏腑的单纯的热证的。

黄芪　人参

【单药性能】

黄芪：甘，微温。①补气升阳：用于气虚体弱，倦怠乏力，食少便溏，短气自汗；中气下陷之脱肛，子宫脱垂，胃下垂等证。亦用于气虚血滞之中风偏枯，半身不遂。②固表止汗：用于表虚不固之自汗证。其补气之中，又有外达之性，故能固表以止汗。③利水消肿：为治气虚水肿之要药。④托毒生肌：用于气虚疮疡内陷，脓成不溃或久溃不敛。

人参：见 448 页。

【主治病证】

气虚病证之倦怠乏力，内脏下垂等。

【配伍应用】

补气：均用于气虚病证，常同用，凡气虚所致倦怠无力，身体虚衰，久泄脱肛等诸证，皆可同用，如十全大补汤、归脾汤、补中益气汤、举元煎。张锡纯指出黄芪："能补气兼能升气，善治胸中大气下陷"（《医学衷中参西录·药物·黄芪解》）。黄芪的主要作用是补气升提，用于治疗气虚下陷的病证。从升举的力量看，作用要强于人参，但补气方面却不及人参强。根据临床应用来看，人参补气侧重于脏腑气虚，所以气虚者多选用人参，而黄芪主要是补益卫表之气，故肌表不固所致自汗，盗汗为首选。故虚损重证用人参，表虚肌表不固用黄芪。

【常用剂量】

黄芪 10～15g；大剂量可用至 30～60g。人参 5～10g；救脱可用 15～30g。

【用药体会】

现代服用人参进补的人也越来越多，由于有的人没弄清楚人参的补益作用，以及自己的身体状况是否适合服用，结果盲目地服用，导致"滥用人参综合征"，出现人参中毒情况。若过服人参就会出现"上火"的症状，因误用人参而"误补益疾"的不在少数，使用人参必须结合自身身体状况选用。人参虽补，但不能大补，要结合病人的客观情况投补。《神农本草经》云人参"补五脏"，对于人参补益心、肺、脾、肝似无分歧，但以其补肾却有不同看法。用人参补肾则偏于补肾阳，古代本草载人参能"补阳"（见《本草备要》），也有用人参治疗阳痿者。根据临床用药经验，应用人参治疗阳痿一般是：假如首日用 1g，第 2 日 2g，第 3 日 3g，至第 7 日 7g 后，停药 3 日，再从 1g 开始，这是取其循序渐进的方法，若突然大剂量的使用，效果反而差。从临床应用来看，人参有强肾起痿之效，可以治疗诸如老年人继发性阳痿，性欲减退，勃起困难，早泄，射精不足或性欲丧失者。

白术　苍术

【单药性能】

白术：甘、苦，温。①补脾健胃：用于脾胃虚弱所致的倦怠乏力，食少，泄泻等证。亦用于脾胃虚寒之脘腹冷痛,呕吐,腹泻,脾虚气滞之脘腹胀满。本品为"补气健脾第一要药"。②燥湿利水:用于脾虚湿困,运化失职所致水肿、泄泻。脾虚中阳不振,痰饮内停者。③固表止汗:用于气虚自汗。④安胎:用于脾虚胎儿失养,胎动不安。

苍术:见 164 页。

【主治病证】

1. 脾胃虚弱所致的倦怠乏力。

2. 湿浊阻滞腹满,泄泻等证。

3. 运化功能失常所致消化不良,食欲不振。

【配伍应用】

1. 健脾祛湿:均用于脾虚湿盛之食少,脘痞呕恶,腹痛胀满,泄泻,水肿以及带下等,如参苓白术散(用白术),平胃散(用苍术),完带汤(二术同用)。亦可用于风湿痹痛,但虚而湿重者用白术,实而寒湿甚者用苍术。白术最大的特点是健脾,一般称此药乃健脾要药。凡健脾之品有祛湿之功,白术同时也能利水,故常作为治疗水湿内停的药物。在健脾方面,提倡炒后应用效果更好。从目前对白术的炒法来看,有土炒、砂炒、麸炒、清炒,传统的方法是麸炒最佳,但因为成本相对较高,现多提倡土炒。朱震亨云:"苍术治上,中,下湿疾,皆可用之"(《本草衍义补遗·苍术》)。苍术性温而燥,燥可去湿,主治风寒湿痹,山岚瘴气,皮肤水肿。若湿在上焦,蒙蔽清窍,头痛如裹,以此散寒除湿,如九味羌活汤;湿在中焦,阻滞运化,导致泄泻,以此健运脾胃,如平胃散;湿在下部,足膝痿软，以此同黄柏治痿，能令足膝有力，如二妙散。从临床来看，苍术以治疗中焦湿邪为主，因其为健脾要药之故。临床应用，凡欲补脾则用白术，凡欲健脾，则用苍术。

2. 苍术、白术的使用：《神农本草经》最早记载只有"术"名，"术"分苍术、白术，始于《本草经集注》。后有些医家言《神农本草经》之术有谓白术者，如《药性本草》，有谓苍术者，如《日华子本草》，而《图经本草》则谓："凡古方云术者，乃白术也，非谓今之术矣。"也就是说，《图经本草》认为前人皆用白术，苏颂时代所用均为苍术，然王好古云："苍白有止发之异，其余主治并见《图经》。""本草在术条下无苍白之名，近多用白术。"苏颂认为多用苍术，王好古认为多用白术。根据应用来看，古方所云术，并非专指白术，陶弘景已于"术"下，说明术有两种，即白术、赤术。宋以前古方书中多言白术，对此，寇宗奭于《本草衍义》中说得很清楚，"古方及《本经》止言术，未见分其苍白二种也，只缘陶隐居言术有两种，自此人多贵白者，今人但贵其难得，惟用白者，往往将苍术置而不用，如古方平胃散之类，苍术为最要紧药，功尤速，殊不详本草原无白术之名，近世多用，亦宜两审。嵇康曰：闻道人遗言，饵术、黄精，令人久寿，亦无白字。"这就说明了用白术的原因。苍术一名，最早见于《证类本草》，以前多用赤术名称，《证类本草》虽然冠以苍术名，但在实际论述中仍包括苍术、白术二药。自宋代始，医家从临床实际出发，已开始分别选用苍术和白术。《本草衍义》已明确分为苍术、白术。《太平惠民和剂局方》之平胃散,《丹溪心法》之越鞠丸也标明为苍术,所以《本草纲目》谓:"昔人用术不分赤白,自宋以来,始言苍术苦辛气烈,白术苦甘气和,各自施用,亦颇有理。"宋以后一些著名医家如张元素、李东垣、朱震亨氏等对苍白术的功效亦皆加以区分,因此《本草纲目》于十二卷中载术,次分白术、苍术。

【常用剂量】

白术 10～15g。苍术 5～10g。

【用药体会】

白术通过健脾而能治疗泄泻,而泄泻之本,无不由于脾胃,以脾虚泄泻最为多见。临床尤以白术为治疗泄泻、便溏的主药,如参苓白术散、痛泻要方、七味白术散等。便溏有几种情况:①大便始终为稀便,可以选用白术。②大便先干后溏,表现为大便次数不多,纳食一般,若饮食过多则致脘腹胀满加甚,若干便排出后即现溏便,又总有未排尽之意,虽努力登圊,并无多便,排便后稍感腹部轻松,就应选用白术。③大便时干时溏,伴有腹痛腹胀,转矢气则舒,受饮食、情绪、环境等方面的因素的影响,若大便干时,排便通畅,若大便溏时,排便不畅,且有不尽之感,虽努力登圊并无大便排出,对于此种情况也宜选用白术。④大便先溏后干,此种情况比较少见,也可以选用白术。取其治疗便溏一般应炒用。所以临床上见到便溏常将白术作为首选之药。白术治疗便秘,在古代很多本草书中有记载,现临床屡有报道,生白术具有通便的作用,并且需要大剂量使用才能发挥作用,治疗脾虚便秘效果尤佳,因此白术既治泄泻,也治便秘。用白术治疗便秘是仲景法,出自桂枝附子去桂加白术汤,用于水湿便秘。《伤寒论》原文 179 条:"伤寒八九日,风湿相搏,身体疼烦,不能自转侧,不呕,不渴,脉浮虚而涩者,桂枝附子汤主之。若其人大便硬,小便自利者,去桂加白术汤主之。"历代注家对此条解释不一,矛盾重重。而分歧点恰恰在于为什么大便硬、小便自利还要去桂加白术。"大便硬"与"加白术",现代临床和药理实验已证实,白术具有通便的作用。清代周岩在其《本草思辨录》指出:"去桂加术,则小便节而本有之津液不随之而亡……谁谓白术之加,不足以濡大便哉?"其意思是说,加健脾益气之白术,使之复行运化之职,可濡润肠道而大便自通。自古至今,许多人对白术通便之效避而不用,在于认为白术性燥,以之通便岂不愈燥愈秘!此乃不明白术通便之妙理所在。重用白术,运化脾阳,实为治本之图。此言可谓一语中的,对于仲景对大便硬反用白术之妙也就明了。取通便作用,《伤寒论》《金匮要略》含白术诸方,均以生品入药。而白术炮制品的使用,基本上是从唐宋开始的,故原方白术未注明用法,当属生用。常用量一般为 50g 左右。

用白术治疗便秘,笔者体会,宜生用,临床可用白术 60~80g,配伍应用,水煎服,若药后无肠鸣、矢气、稀便及排便次数增加,也可研粉生用,每次 10g,每日 3 次,温水送服。也就是说,若治疗便秘白术必须重用、生用才能见到效果。治疗便秘,许多人靠吃泻药,长期吃会使得脾胃越来越虚弱,用大黄、芒硝,番泻叶等攻下之药,这些中药短期吃可能起作用,但到后来就不行了,而且对脾胃损伤非常大,但白术不同,大剂量应用,不但能通便,还能健脾,对脾胃没有损伤。笔者曾治疗一位自述长期患便秘的女性病人,多年来一直应用麻子仁丸,甚至大承气汤治疗而无效,笔者采用大剂量生白术 60～80g,并配伍于健脾药中而治愈。

白术　黄芪

【单药性能】

　　白术:见 456 页。

　　黄芪:见 455 页。

【主治病证】

　　1. 气虚倦怠乏力,食少,泄泻等证。

　　2. 水肿、小便不利。

　　3. 气虚自汗。

【配伍应用】

　　1. 补气:均能补益脾气,用于脾气虚弱所致倦怠乏力,食少纳差,便溏,常同用。如补中益气汤。黄芪补气作用强于白术。

　　2. 止汗:均用于肺气虚所致表虚自汗或因表虚容易感受风邪者,常同用,如玉屏风散。固表皆取其补益卫外阳气而止汗,然黄芪力胜。

　　3. 利水消肿:均用于气虚水肿,小便不利。

在具体应用方面稍有区别,白术利水以脾虚水泛,水湿停滞之痰饮,水肿为宜。黄芪善走肌表,利水则善治皮肤水肿。黄芪补气,擅长治疗气虚兼有水肿,如慢性肾病的人,用黄芪有很好的效果,现代发现其具有消除蛋白尿的作用。若全身性的浮肿,或有些人虽无明显的浮肿,但肌肉松软,体型肥胖,犹如浮肿貌,患者常常自觉身体沉重,活动不灵活,关节重痛,就可以用黄芪补气。黄芪所治疗的水肿,主要为全身性的浮肿,但以下肢明显。对气虚水肿,有标本兼治之效。对于脾气虚弱,水湿失运之水肿,小便不利,又常与白术等同用。清代《冷庐医话·卷4·肿》中记载:王某夏秋间忽患肿胀病,自顶至踵,气喘声嘶,二便不通,危在旦夕,求医于海宁许珊林。许氏用生黄芪四两,糯米一酒盅,煮粥一大碗,令病家用小匙频频送服。药后喘平便通,继而全身肿消而愈。这是因为体虚所致,故以黄芪治之。

【常用剂量】

白术 10～15g。黄芪 10～15g;大剂量可用至 30～60g。

【用药体会】

一般情况下,黄芪用常用量,但在某些特殊情况下,黄芪可以大剂量使用,补阳还五汤即是。也可以先用少量,一般从 15～30g 开始,逐渐加大剂量。笔者认为治疗崩漏应该大剂量使用。黄芪有很好的补益脾肺之气的功效,能外达肌表肌肉,固护卫阳,充实表分,固表止汗,故可用于多种虚证所致的津液外泄之汗证,但尤以脾肺气虚及表虚自汗最为适宜,其特点是有汗能止,无汗能发,需重用。经常容易感冒的人,出汗过多,这是表虚不固所致,可用黄芪泡水饮。通过多年的临床,笔者总结出一首治疗崩漏的验方,命名为黄芪止崩汤。

组成:黄芪 60g,三七 20g,地榆炭 30g,炙升麻 10g。

本方具有补气固崩,升阳止血的作用。主治妇女崩漏。本方重在补气以摄血。全方药物简单,但配伍重在调整机体,增进体质,从而达到止血固崩之效。水煎服。

白术　茯苓

【单药性能】

白术:见 456 页。

茯苓:见 172 页。

【主治病证】

1. 水肿,小便不利。

2. 脾虚不运,痰饮内停,食欲不振。

【配伍应用】

健脾:均能健运脾胃,为常用之品,同用加强作用,如四君子汤。通过健脾而达到利水作用,治疗脾虚湿盛水肿,小便不利,带下等。在古方中二药常配伍同用,可以治疗多种病证,如苓桂术甘汤治疗痰饮而现胸胁支满,心悸目眩,或短气而咳等。

【常用剂量】

白术 10～15g。茯苓 10～15g。

【用药体会】

前人认为茯苓为治痰主药。所谓痰之本,水也,茯苓可以利水;痰之动,湿也,茯苓可祛湿。其化痰之功实与利水渗湿攸关,所以茯苓可以治疗痰饮病证,苓桂术甘汤中即用了茯苓利水以除痰。二陈汤也是治疗痰证的要方,其中的茯苓也有祛痰之效。

白术　枳实

【单药性能】

白术:见 456 页。

枳实:见 233 页。

【主治病证】

宿食不消,食滞,痰饮停积胃脘痞满疼痛。

【配伍应用】

消食:二药配伍治疗心下坚大如盘,边如旋盘,为水饮所作,如枳术汤。也能够消食导滞,因枳实苦泄沉降,行气化痰,白术健脾燥湿,使补而不滞,治疗脾虚胃滞,胸膈痞闷,如枳术丸。

【常用剂量】

白术 10～15g。枳实 3～10g。

【用药体会】

二药同用,具有良好的消食导滞的作用,同时有防止壅气的特点。历代将其配伍同用,可防补而不滞。

白术　鸡内金

【单药性能】

白术：见 456 页。

鸡内金：甘，平。①消食健脾：用于饮食停滞所致食欲不振，消化不良，小儿脾虚疳积。本品消食化积作用强。②涩精止遗：用于肾虚遗精，遗尿。③化石通淋：用于砂石淋证，胆结石。

【主治病证】

脾胃虚弱，食积不消。

【配伍应用】

消食：二药配伍同用可以加强消食导滞的作用，张锡纯云："用鸡内金为脏器疗法，若再与白术等分并用，为消化瘀积之要药，原为健补脾胃之妙品，脾胃健壮，益能运化药力以消积也。且为鸡内金含有稀盐酸，不但能消脾胃之积，无论脏腑何处有积，鸡内金皆能消之，是以男子疝癖、女之癥瘕，久久服之皆能治愈。又凡虚劳之证，其经络多瘀滞，加鸡内金于滋补药中，以化其经络之瘀滞而病始可愈。至以治室女月信一次未见者，尤为要药，盖以其能助归、芍以通经，又能助健补脾胃之药，多进饮食以生血也。"鸡内金、白术同用，治疗脾胃虚弱运化无力食欲不振，脘腹胀满作用好。

【常用剂量】

白术 10～15g。鸡内金 3～10g。

【用药体会】

在消食药中，以鸡内金作用最强，其可以消

各种食积,包括米、面、肉食、果菜,其单用的效果尤佳。从临床使用来看,入煎剂不如研末服效果好。临床凡用鸡内金均是炒过了的。也有认为用生品作用佳。鸡内金治疗体内结石作用非常好,用于胆结石、尿道结石。从临床来看,如果是胆结石首选鸡内金、金钱草、郁金,尿道结石首选鸡内金、金钱草、海金沙,均称为"三金",适当加用行气药后作用会更好一些。如胆道结石加用疏肝行气的香附、郁金、佛手、枳壳、木香等;尿路结石加用枳壳、乌药、路路通等药物效果就更好一些。

山药　黄芪

【单药性能】

　　山药:甘,平。①补脾养胃:用于脾虚气弱或气阴两虚,消瘦乏力,食少,便溏等证。本品作用和缓,不寒不燥,补而不滞,既能补脾益气,又能滋养脾阴,为平补脾胃常用之品。②益肺生津:用于肺虚咳喘。本品补肺气,兼能滋肺阴。其补肺之力较缓。③补肾涩精:用于肾气虚之腰膝酸软,夜尿频多或遗尿,滑精早泄,女子带下清稀及肾阴虚之形体消瘦,腰膝酸软,遗精等证。此外,用于消渴。

　　黄芪:见 455 页。

【主治病证】

　　1. 脾胃气虚大便稀溏,气短乏力。

　　2. 气虚小便异常。

3. 口干口渴, 消渴。

【配伍应用】

1. 治疗消渴: 均具有治疗消渴的作用, 常同用, 如《医学衷中参西录》之玉液汤、滋膵饮。消渴病因气虚津不布散, 导致口渴引饮, 小便频数过, 身体困倦, 黄芪补气升阳, 使气旺阳升, 有云行而雨施之妙, 以促进津液的生成与输布, 从而达到生津止渴之效, 故可以用于脾虚不能布津之消渴。现代研究表明, 黄芪的有效成分黄芪多糖具有双向调节血糖的作用。张锡纯治疗消渴病, 均以大剂量的山药配伍黄芪同用, 并云"治消渴, 曾拟有玉液汤, 方中以怀山药为主, 屡试有效"(《医学衷中参西录·医方·滋膵饮》)。现代认为二者配伍具有降低血糖的作用。

2. 补气: 均具有补气作用, 用于脾胃气虚病证, 如乏力, 泄泻。黄芪补气作用强, 山药多作辅助药物。山药补益脾气, 可以治疗多种胃病, 尤其是对于胃溃疡、十二指肠球部溃疡效果最佳, 应用的方法是将山药研末后以水调服, 有保护胃黏膜的作用。若服用山药后产生壅气, 胀闷, 可加用陈皮行气消胀, 如参苓白术散。

【常用剂量】

山药 10~30g; 大剂量 60~250g。黄芪 10~15g; 大剂量可用至 30~60g。

【用药体会】

笔者通过多年的临床, 总结一个诊断上消化道溃疡的方法: 若患者舌头正中心有一条前后裂纹者,多提示有溃疡病,若裂纹在舌头中心的前端,可能有胃溃疡的病变,若裂纹在舌头后端,可能有十二指肠球部溃疡的病变。一般在患者背部的敏感穴位也会有相应的表现,若膈俞穴有敏感点,而位于右侧可能是胃溃疡的病变,若位于左侧可能是十二指肠球部溃疡。若此处敏感点不明显,在位于 11 胸椎棘突下旁开 1.5 寸部位的脾俞、12 胸椎棘突下旁开 1.5 寸的胃俞穴有压痛点,右侧多为胃溃疡,左侧多为十二指肠球部溃疡。此种情况即可以用山药治疗。将山药研末后用温开水冲服,坚持应用有效,这是因为山药具有收敛作用,能促进溃疡面的愈合,也可以少佐白及同用。

山药　白术

【单药性能】

　　山药:见 466 页。

　　白术:见 456 页。

【主治病证】

　　脾虚病证。

【配伍应用】

　　补脾:均为补脾之品,是治疗脾胃虚弱的常用药物,如食少纳差,泄泻,常同用,如参苓白术散。山药不寒不燥,为平补之品,白术苦温略燥,属健脾要药。

【常用剂量】

　　山药 10~30g。白术 10~15g。

【用药体会】

二药配伍同用,治疗脾胃虚弱乃是常用之法,能够加强健脾补脾作用,治疗脾胃虚弱病证同用效果更好。

山药　扁豆

【单药性能】

山药:见 466 页。

白扁豆:甘,微温。①补脾气:用于脾虚湿滞之食少便溏,泄泻,或脾虚湿浊下注之白带过多。本品既能补气健脾,又兼能化湿,但作用平和,宜入复方使用。其亦食亦药,补脾而不腻,化湿而不燥。②化湿:用于暑湿吐泻证。治暑月乘凉饮冷,外感于寒,内伤于湿之阴暑,常与香薷、厚朴之品同用。

【主治病证】

1. 脾胃虚弱之食欲不振,倦怠乏力,泄泻。

2. 脾虚带下。

【配伍应用】

补益作用:均为补脾之品,是治疗脾胃虚弱的常用药物,如食欲不振,带下等,参苓白术散中将此配伍同用。二药的特点是不寒不燥,为平补之品。山药平补阴阳,且有涩性,补脾胃,益肺肾,兼能收敛固精,俗谓乃平补肺脾肾三焦。扁豆补益之力不及山药。

【常用剂量】

山药 10～30g。扁豆 10～30g。

【用药体会】

二药在补脾、健脾方面多作为辅助药物使用。若小儿病患者,可以单用扁豆研末后内服。食用方面可以炒吃,若用种子可将其与米同煮吃能开胃健脾,促进食欲,同时也治疗泄泻等病证。白扁豆、山药洁面润肤,古今用其作面膜,达到祛斑增白,因此可以作为美容药物使用,中药中具有白字的药物多有美容效果,白扁豆是其中之一。

扁豆　香薷

【单药性能】

扁豆:见 469 页。

香薷:见 4 页。

【主治病证】

湿阻中焦病证。

【配伍应用】

化湿:均能化湿和中,用于夏月外感于寒,内伤于湿所致发热恶寒,无汗头痛,头重身倦,腹痛吐泻。常同用,如香薷散。化湿方面香薷作用强,故能解暑。扁豆健运脾土,和中作用胜于香薷。略具益气之功。

【常用剂量】

扁豆 10~30g。香薷 3~10g。

【用药体会】

二药同用具有解暑作用,同用加强作用,扁豆健脾化湿而消暑,香薷利湿祛浊而消暑,通常祛暑之品多为凉性或寒性之药,香薷性温乃是解阴暑之品,临床在解暑方面用之并不多。

甘草　大枣

【单药性能】

甘草:甘,平。①补气:用于心气不足所致脉结代,心动悸等证;脾虚气弱之食少倦怠。②清热解毒:用于热毒疮疡,咽喉肿痛,药食中毒。本品为解毒要药。③润肺止咳:用于寒热虚实多种咳喘,有痰、无痰者均宜。④缓急止痛:用于脾虚肝旺的脘腹挛急作痛或阴血不足之四肢挛急作痛。⑤调和药性:用于缓和和协调药物的烈性或峻猛之性,如热药用之缓其热,寒药用之缓其寒,攻下药用之缓其泻,峻猛药用之缓其烈。

大枣:甘,温。①补脾益胃:用于脾气虚弱,消瘦乏力,食少便溏,单用有效。其补气之力较为平和。②养血安神:用于血不养心,心失所养之脏躁证,症见神情抑郁,精神恍惚,心烦不眠等证。③调和药性:本品甘缓,能缓和药性,如与攻下药同用,使攻邪而不伤正。也用于因使用峻猛药物后,取大枣扶助正气之功。

【主治病证】

1. 脾气虚弱,消瘦乏力,食少便溏。
2. 缓和峻烈药物的药性。

【配伍应用】

1. 补气:均能补脾益气,用于脾胃气虚所致中气不足,气短乏力,可以配伍同用,如小建中汤。在具体使用中,甘草较大枣多用。

2. 调和药性：均能缓解某些药物的峻烈之性、毒性和副作用，并保护正气，如甘草与大黄、芒硝配伍之调胃承气汤，就取其能缓和攻之下力；与干姜、附子同用之如四逆汤，以防温燥太过等。甘草在所有中药中是使用频率最多的，以味道甜而得名。所谓十方九草，离不了甘草，中医有"朝中国老，药中甘草"的说法。《景岳全书·本草正·卷48·甘草》云："其味至甘，得中和之性，有调补之功，故毒药得之解其毒，刚药得之和其性，表药得之助其升，下药得之缓其速。助参、芪成气虚之功，人所知也；助熟地黄疗阴虚之危，谁其晓焉。祛邪热，坚筋骨，健脾胃，长肌肉。随气药入气，随血药入血，无往不可，故称国老。惟中满者勿加，恐其作胀；速下者勿入，恐其缓功，不可不知也。"这里对甘草的作用及配伍进行了恰当的描述，临床上许多方中配伍甘草的原因即宗此说。所以甘草的特点是热药得之缓其热，寒药得之缓其寒，同补药则补而不骤，同泻药则泻而不速，同攻下药用之缓其泻，同峻猛药用之缓其烈，寒热相杂者，使之得平。大枣也是可以缓解药物猛烈之性的，如十枣汤、葶苈大枣泻肺汤等。

【常用剂量】

甘草 3～10g。大枣 6～15g。

【用药体会】

临床使用甘草，一般剂量不能太大，这是因为甘能助满之故，王好古《汤液本草·卷3·甘草》云"甘者令人中满"，"中满者勿食甘"。药物配伍也很重要,《本草备要·卷1·甘草》记载"甘草得茯苓,则不资满而反泄满",所以四君子汤将此二药配伍同用。一般来说,甘草的使用剂量不宜过大。先师熊魁梧经验用生甘草不超过 6g,用炙甘草不超过 10g,但在炙甘草汤中除外。笔者受老师指导,使用甘草也限制在 6g 左右。学中医之初,有一同学不明甘草的壅滞之性,取了一截粗壮肥大的甘草,大约 6 寸左右,将其泡水饮服之后,腹部饱胀,竟然 3 天未吃饭。

大枣　生姜

【单药性能】

大枣:见 471 页。

生姜:见 7 页。

【主治病证】

1. 外感表证。

2. 内伤杂病,脾胃不和病证。

3. 促进补益药物吸收,缓解壅滞。

【配伍应用】

调和营卫:二药在临床上常配伍使用,尤以桂枝汤中应用著名。生姜乃祛风散寒之品,而大枣补益脾胃,姜、枣同用,"专行脾之津液而和营卫"(《伤寒明理论·卷4》)。姜、枣配伍同用,一般只云桂枝汤中的二药具有调和营卫的作用。其实在古方中二药同用的方子很多,如射干麻黄汤、小柴胡汤、吴茱萸汤、小建中汤、黄芪桂枝五物汤、大柴胡汤等就配伍有二药,但均不云调和营卫。笔者将大学《方剂学》教材中所记载的配伍应用药物进行归纳,发现大枣、生姜是配伍应用最多的一组药物。由于二药配伍能调和脾胃,调和营卫,调理气血,调理阴阳之常用组合,常可收到事半功倍的效果。

【常用剂量】

大枣 6～15g。生姜 5～15g。

【用药体会】

这是一组常用对药,古方中常配伍应用,但由于药肆不备生姜,有时会忽视生姜的作用,其实生姜除了止呕作用极佳外,温胃作用也很好,所以在家庭中,笔者常嘱咐将生姜、大枣煎水饮服,对于胃寒、胃虚病证有良好的缓解作用。

鹿茸　附子

【单药性能】

鹿茸: 甘、咸,温。①补肾壮阳,益精养血:用于肾阳亏虚,精血不足,畏寒肢冷,阳痿早泄,宫冷不孕,小便频数,腰膝酸痛,头晕耳鸣,精神疲乏等证。本品为峻补肾阳,补益精血之要药。②强壮筋骨:用于肝肾亏虚,精血不足,筋骨痿软,或小儿发育不良,囟门过期不合,齿迟,行迟等。③固冲止带:用于肝肾亏虚,冲任不固,带脉失约,崩漏不止,白带过多。④温补托毒:用于疮疡久溃不敛,阴疽疮肿内陷不起。

附子: 见 206 页。

【主治病证】

1. 肾虚阳痿。
2. 腰膝酸痛。
3. 畏寒肢冷。
4. 小便频数。

【配伍应用】

补虚:均能温肾壮阳,用于肾阳虚所致阳痿,腰膝冷痛等,乃温暖肾阳要药。尤以鹿茸力峻,其壮阳作用很强,是良好的全身强壮药,具有振奋和提高机体功能,对全身虚弱,久病之后的患者,有极好的保健作用,能促进病体康复,可以起到强壮身体,抵抗衰老的作用。二药也可以同用增强补益、壮阳作用。鹿茸为脊椎动物鹿科梅花鹿或马鹿等雄鹿头上未骨化而带茸毛的幼角。当雄鹿长出的新角尚未骨化时,将角锯下或用刀砍下,称为锯茸或砍茸。

【常用剂量】

鹿茸 1～3g;研细末,1 日分 3 次冲服。附子 3～15g。

【用药体会】

在用法方面鹿茸可以入散剂,丸剂,酒剂,笔者认为以入酒剂的作用最好。除了泡酒,鹿茸可以和食物炖着服用。还可取 1～2 片鹿茸片直接放入口中,慢慢嚼碎吞下,这样有利于有效成分的吸收。鹿茸乃是大补之品,通常以空腹服用为宜,服用后尽可能少喝茶。鹿茸温燥,不宜一次性应用过多,以免上火,伤阴。

鹿茸　紫河车

【单药性能】

鹿茸:见 474 页。

紫河车:甘、咸,温。补肾益精,养血益气:用于喘嗽日久,肺肾两虚或肾阳不足,精亏血虚之不孕,不育等证,可单独服用,也可与其他药物同用。亦用于气血不足,萎黄消瘦,产后乳少,本品能益气补血以改善气血亏虚症状,令乳汁化源充足,可单用。本品为血肉有情之品。

【主治病证】

1. 阳痿,宫冷不孕,畏寒肢冷,腰膝酸软。

2. 头晕耳鸣,小儿发育迟缓。

【配伍应用】

补益作用:二药皆具有补益作用,能补助肾阳,用于肾阳虚所致阳痿,宫冷不孕,畏寒肢冷,腰膝酸软。为滋补强壮之要药。也能补益精血,用于精血亏虚所致头晕耳鸣,小儿发育迟缓等,为滋补强壮之要药。鹿茸补阳力强,为峻补之品,用于肾阳虚之重证;且使阳生阴长,尤为治疗阳虚阳痿要药。紫河车能大补气血,用于气血不足,虚损劳伤诸证,如月经不调,遗精,萎黄消瘦,产后乳少,体虚身体疲倦等。在补肺肾方面,用于肺肾两虚喘息日久。

【常用剂量】

鹿茸 1～3g。紫河车研末装胶囊吞服,每次 1.5～3g,每日 2～3 次;或入丸、散剂;或用鲜品煮食,每次 0.5～1 个,每周 2～3 次。现已制成片剂及注射液。

【用药体会】

紫河车具有很好的强壮作用,用于虚损病证。对于气血阴阳虚损均可选用,从补益气血阴阳来看,枸杞子也有此作用,但紫河车远不及枸杞子多用。

巴戟天　淫羊藿　仙茅

【单药性能】

巴戟天:辛、甘,微温。①补肾壮阳:用于肾阳虚弱,命门火衰所致阳痿不育,下元虚冷,宫冷不孕,月经不调,少腹冷痛。②祛风除湿:用于肾阳虚兼风湿痹痛者。

淫羊藿:辛、甘,温。①补肾壮阳:用于肾阳虚衰证之阳痿尿频,腰膝无力,可单用本品浸酒服。②祛风除湿:用于风湿痹痛,筋骨不利及肢体麻木。本品能走四肢而祛风除湿。

仙茅:辛,热。有毒。①温肾壮阳:用于命门火衰,阳痿早泄及精寒不育。本品辛热燥烈,作用较强。②祛寒除湿:用于肾阳虚兼风湿痹痛者,腰膝冷痛,筋骨痿软无力。

【主治病证】

1. 肾阳虚阳痿尿频,腰膝无力,月经不调,少腹冷痛证。

2. 风湿痹证。

【配伍应用】

1. 壮阳作用：三药均具有壮阳之功，可以配伍同用。淫羊藿具有很好的壮阳作用，主治性功能低下的病证，尤其是治疗阳痿作用好。因羊喜食淫羊藿且能助阳，食后一日百遍合，故名。据此为补益阳虚的要药，治疗阳痿，此药首选。淫羊藿的名称不太文雅，现代书写处方名的时候，也用仙灵脾。现有人认为，将淫羊藿或肉苁蓉与大剂量生地黄配伍同用，可以平衡阴阳，提高机体免疫力，有类似于激素样作用，对于慢性肾炎蛋白尿，面神经瘫痪急性期以及哮喘，可以提高疗效。

巴戟天无燥性，作用温和，大凡肾阳虚病证均可以选用。壮阳作用不及淫羊藿强，但二药配伍以后作用加强。根据补肾作用，用于肾虚所致的腰腿无力，现也用于支气管哮喘。有认为将巴戟天配伍山茱萸同用后，治疗肾病以其代替可的松有效。

仙茅的作用主要是壮阳，用于阳虚重证。《本草新编·卷3》认为"仙茅之性，与附子，肉桂迥异，仙茅虽温，而无发扬之气，长于闭精，而短于动火，闭精则精不易泄，止溺则气不外走，无子者自然有子"。这是说仙茅与附子的助阳作用机制不同，仙茅并无辛散的特性，临床的确如此。《本草求真·卷1》云："此与附、桂、硫黄、胡巴、破故纸、淫羊藿、蛇床子、远志同为一例，但附子则能以除火衰寒厥，肉桂则能以通血分寒滞，胡巴则能以除火衰寒疝，淫羊藿则能以除火衰风冷，蛇床子则能以祛火衰寒湿,硫黄则能以除火衰寒结,破故纸则能以理火衰肾泻,远志则能以除火衰怔忡,虽其所补则同,而效各有攸建,未可云其补火而不分其主治于其中也。故凡火衰病见,用之不离附、桂,余则视症酌增,然亦须视禀赋素怯则宜,若相火炽盛,服之反能动火,为害叵测。"此处将仙茅的作用机制与诸药进行了较为详尽的辨析。在应用仙茅时,其补阳,相火过旺则不宜使用。助阳力淫羊藿强于巴戟天,弱于仙茅。

2. 祛风湿:三药均具有祛除风湿的作用,用于风湿痹痛,四肢麻木,拘挛疼痛,筋骨冷痛痿弱。一般以下部的风湿痹痛多用。临床以淫羊藿常用。淫羊藿性燥不润,能走四肢,治四肢拘挛麻木之风湿痹痛偏于寒湿者。巴戟天质柔润,性较缓和,温而不燥,补而不滞,强筋骨功效佳,其助阳力较温和,专走下焦,治腰膝疼痛力量相对较弱。仙茅性猛有毒,温散力强,治疗寒湿重证。

【常用剂量】

巴戟天 6～12g。淫羊藿 6～12g。仙茅5～15g。

【用药体会】

淫羊藿具有治疗咳嗽气喘的作用,以肾虚病证为妥,但现代临床却较少使用。若年老而身体虚弱者,尤其是以肾虚为主者,可以选用。《本草衍义》载巴戟天"有人嗜酒,日须五七杯,后患脚气甚危,或教以巴戟天半两,糯米同炒,米微转色,不用米。大黄一两,锉,炒,同为末,熟蜜为丸,温水

服五七十丸,仍禁酒,遂愈"(卷 7)。这是讲用巴
戟天可以解酒,并能治疗因饮酒导致脚气的病证,
此说临床可参考。

杜仲 续断

【单药性能】

　　杜仲:甘,温。①补益肝肾,强壮筋骨:用于肾
虚腰痛,筋骨无力,小便频数等证。本品为治腰痛
的要药。②安胎止漏:用于肝肾亏虚,冲任不固,
胎动不安,胎漏下血,或滑胎,单用有效。

　　续断:苦、辛,微温。①补益肝肾,强筋健骨:
用于肝肾不足,腰膝酸痛,遗精遗尿,寒湿痹痛。
②止血安胎:用于肝肾不足,崩漏下血,胎动不安
等。③疗伤续折:用于跌打损伤,瘀血肿痛,筋伤
骨折。此外,本品活血祛瘀止痛,用治痈肿疮疡,
血瘀肿痛,达到通利血脉之功。

【主治病证】

　　1. 肾虚腰痛,筋骨无力。

　　2. 胎动不安,胎漏下血。

【配伍应用】

　　1. 补益作用:均补益肝肾,强壮筋骨,用于肝
肾不足所致的腰膝酸痛,关节不利,筋骨无力,同
用作用加强。杜仲乃是治疗腰痛的要药,虽主补
虚,对于其他原因所致的腰痛也有很好的作用。
庞元英(宋代欧阳修次女婿)《谈薮》云:"一少年新
娶,后得脚软病,且疼甚。医作脚气治不效。路钤
(qián)孙琳(宋代名医)诊之。用杜仲一味,寸断

片拆,每以一两,用半酒、半水一大盏煎服。三日能行,又三日全愈。琳曰:此乃肾虚,非脚气也。杜仲能治腰膝痛,以酒行之,则为效容易矣。"这是讲单用杜仲治疗肾虚的病证。《本草汇言·卷9》引《直指方》云:"凡下焦之虚,非杜仲不补;下焦之湿,非杜仲不利;腰膝之疼,非杜仲不除;足胫之酸,非杜仲不去。然色紫而燥,质绵而韧,气温而补,补肝益肾,诚为要剂。如肝肾阳虚而有风湿病者,以盐酒浸炙,为效甚捷。"这是说杜仲乃是治疗肝肾亏虚要药。在所有药物中,尤以杜仲治疗腰痛作用最佳。肾主骨,腰为肾之府,腰痛与肾的关系最为密切,临床上凡是腰痛病证,无论寒热虚实证杜仲为首选。在中药范围内,中医认为虚证腰痛首选杜仲,实证腰痛则首选徐长卿。续断补益的作用并不强,临床若取其补虚多同时配伍杜仲、五加皮等补益肝肾之品,极少单独将其作为补益药使用。

2. 安胎:均具有安胎作用,用于妇人冲任不固,肝肾亏虚胎动不安,胎漏下血等证,如寿胎丸中配伍有续断。临床可以配伍同用。续断除有接续筋骨以外,又有说具有嗣续之义,用来治疗妇科疾病,尤其是在安胎方面,续断的作用很好。通过补益肝肾又达到安胎作用的有续断、桑寄生、杜仲、菟丝子,而尤以续断作用最常用,可以治疗妇女肝肾虚损造成的胎动不安、先兆流产;月经过多或崩漏。续断有活血化瘀的作用,一般来说,孕妇是不能使用活血化瘀之品的,但根据临床使用来看,续断又有安胎的作用,张锡纯的寿胎丸(菟丝子、桑寄生、续断、阿胶)中配伍有本品,取其安胎作用,由此看来,某些活血药物孕妇也是可以应用的。

【常用剂量】

杜仲 6～12g。续断 10～15g。

【用药体会】

二药在治疗腰腿疼痛方面常配伍同用。笔者在临床实践中,自立一首治疗腰腿疼痛的验方,命名为杜仲强腰汤。

组成:杜仲 20g,续断 15g,延胡索 15g,当归 15g,川芎 10g,鸡血藤 30g,伸筋草 30g,威灵仙 15g,五加皮 15g,徐长卿 15g,千年健 15g,牛膝 15g(虚用怀牛膝,实用川牛膝)。

本方具有补肾强腰,通络止痛的作用。主治急慢性腰腿痛,包括腰椎肥大、腰椎间盘突出、腰三横突综合征、跌打损伤、梨状肌损伤、腰肌劳损、风湿性关节炎等所致腰痛以及腰以下病变。本方从补肾、活血、通便立法。水煎服。也可以做成丸药、膏剂内服。服用此方以后,病人一般在服药 3 日内大便稀,这是因为方中当归具有通便的作用所致,不必惊慌,到第 4 日后大便即转正常。临床观察,若大便稀其治疗效果会更好一些。个人体会,治疗腰痛,要保持大便通畅。

续断　骨碎补

【单药性能】

续断:见 480 页。

骨碎补：见 331 页。

【主治病证】

1. 跌打损伤，筋伤骨折。

2. 肾虚腰痛。

【配伍应用】

1. 治疗跌打损伤：二药的名称，顾名思义，均是以能够治疗跌打损伤而命名的，续断活血疗伤的作用好，用于肾亏腰痛，跌打损伤，瘀滞肿痛。均为要药。《本草汇言·卷 3·草部·隰草类上》云："续断，补续血脉之药也"，"大抵所断之血脉，非此不续，所伤之筋骨，非此不养，所滞之关节，非此不利，所损之胎孕，非此不安，久服常服，能益气力，有补伤生血之效，补而不滞，行而不泄，故女科、外科取用恒多也。"因此有续断为伤科要药之说。治疗跌打损伤为首选之品。清代的《本草求真·卷 2·续断》评论，云"实疏通气血筋骨第一药也"。续断的特点是其气温和，气味俱厚，故兼入气血，能宣行百脉，通利关节，凡经络筋骨血脉诸病，无不主之，而通痹起痿，尤有特长。临床治疗跌打损伤的药物很多，但以续断最为常用，究其原因，既有疗效好，又有价格便宜，货源充足的特点。骨碎补主治骨节病变，为外伤常用药，但作用并不强，一般还需配伍活血药同用，才能达到效果。从临床来看，现常用骨碎补治疗骨质疏松、骨质增生。

2. 补益作用：均能补益肝肾，用于肝肾不足之腰酸腿软，骨碎补作用较弱。临床可以配伍同用以加强作用。笔者治疗腰腿疼痛常将二药配伍同用。

【常用剂量】

续断 10~15g。骨碎补 10~15g。

【用药体会】

骨碎补乃是治疗脱发、白发的要药，笔者认为此药通过补肾而发挥作用，将其外用可以直达病所，所以尤喜应用。参见 276 页侧柏叶生发酒。同时骨碎补走肾，李时珍谓"入肾治牙"，此药对于下牙痛作用好，临床配伍刺蒺藜作用更佳。张山雷称"凡阴虚于下，而肝胆浮阳挟痰上凝之齿痛、牙槽不利，及阴寒逼阳上浮之喉痛、喉癣诸证，用此亦颇有效"（《本草正义·卷7·骨碎补》）。这是讲骨碎补治疗牙痛具有良好的效果。

补骨脂　益智仁

【单药性能】

补骨脂：辛、苦，温。①补肾壮阳，固精缩尿：用于肾阳不足，命门火衰之阳痿，腰膝冷痛，痿软无力；肾虚不固之遗精滑精，遗尿尿频。②温脾止泻：用于脾肾虚寒之五更泄泻。③纳气平喘：用于肾阳虚衰，肾不纳气，上气喘促。

益智仁：辛，温。①暖肾固精缩尿：用于下元虚寒遗精、遗尿、小便频数。本品补益之中兼有收涩之性。②温脾止泻摄唾：用于脾肾虚寒之多唾，泄泻。

【主治病证】

    1. 肾阳虚证之阳痿。

    2. 肾虚遗精,滑精。

    3. 脾肾阳虚泄泻。

【配伍应用】

    1. 补阳:均能补肾壮阳,用于肾阳虚所致遗精,阳痿,遗尿,尿频,白浊。补骨脂的温肾壮阳作用强,因此在有的本草书中记载其乃是大温之品,主治肾阳虚重证,但同时又能助火伤阴,虽大温,如果治疗性功能方面的疾病,其作用弱于淫羊藿。由于补骨脂具有补肾作用,也用于治疗耳聋,牙痛,因肾开窍于耳,齿为骨之余是也。益智仁作用的部位主要在脾肾,而以治疗脾病为主。

    2. 固精:均能固精缩尿,用治肾阳不足的遗精滑精,遗尿尿频。补骨脂通过补益肾虚而缩尿。益智仁在治疗小便频数方面,尤多用于肾虚寒不能固摄诸证,如《妇人良方》缩泉丸,《丹溪心法》萆薢分清饮。古代本草认为配伍乌药后,治小便频数效果更好,而"得茯神、远志、甘草,治赤浊;配乌药、山药,治溲数;配厚朴、姜、枣,治白浊、腹满;同山药,补脾胃"(《得配本草·卷2·草部芳草类·益智仁》)。根据临床应用来看,严洁等人的认识是正确的。

    3. 止泻:均具有温脾止泻,用于脾肾阳虚的泄泻不止等证,二者常相须为用。补骨脂偏治肾虚泄泻,益智仁偏治脾虚泄泻。

【常用剂量】

补骨脂5～15g。益智仁3～10g。

【用药体会】

益智仁功能暖脾胃而和中,助肾阳而固下,用治脾肾虚寒等,尤善于温脾摄涎唾,乃是治疗涎唾多的要药,所治的涎唾多而自流,因脾虚不能摄涎所致,必无口干、口苦的现象。《医学启源》云"治人多唾,当于补中药内兼用之"。笔者临床体会,治疗涎唾多或者口臭,一般用益智仁配伍佩兰的效果好。益智仁、佩兰均为治疗涎沫增多证的要药。益智仁所治乃脾胃虚寒证,以口唾清涎,胃中冷痛为其特征。佩兰所治乃脾胃湿浊证,以口甘多涎,胃中满闷,伴恶心呕吐等证。如属脾胃湿热所引起的口涎自流,常伴随有唇赤、口苦、苔黄等症,则宜用栀子、黄芩等品,不可用辛温的益智仁。

根据记载,补骨脂与胡桃仁同用作用好。宋代《图经本草·草部·卷7》记载这样一事。唐代郑絪,字文明,河南荥阳人,唐宪宗初任中书侍郎,中书门下平章事(宰相)居相位四年而罢。其自叙云"予为南海节度,年七十有五,越地卑湿,伤于内外,众疾俱作,阳气衰绝,服乳石补益之药,百端不应,元和七年,有诃陵国舶主李摩诃,知予病状,遂传此方并药,予初疑而未服,摩诃稽颡固请,遂服之,经七、八日而觉应验,自尔常服,其功神验。十年二月,罢郡归京,录方传之。破故纸十两,净择去皮洗过,捣筛令细,用胡桃瓤二十两,汤浸去皮,细研如泥,即入前末,更以好蜜和搅令匀如饴糖,盛于瓷器中,且日以暖酒二合,调药一匙服之,便以饭压,如不饮人(指不饮酒者),以暖熟水调服亦可。弥久则延年益气,悦心明目,补添筋骨。"由于此方功效明显,后来青娥丸中有此二味,其命名即源于此。李时珍《本草纲目·卷14·补骨脂》条下亦有记载。就是说核桃有强壮作用,坚持应用,就能达到效果。所以笔者常将此二药同用。

补骨脂　骨碎补

【单药性能】

补骨脂:见484页。

骨碎补:见331页。

【主治病证】

肾虚腰痛,久泻。

【配伍应用】

补肾:二者均能补肾,用于肾虚所致腰痛,久泻。补骨脂补肾壮阳力胜于骨碎补,乃温补之品,以肾虚阳痿多用。又能固精缩尿,温脾止泻,平喘。骨碎补作用平和,多作辅助药物使用。

【常用剂量】

补骨脂5~15g。骨碎补10~15g。

【用药体会】

从补肾治疗肾虚引起的久泻而言,补骨脂作用强,但此药较温燥,容易伤阴,骨碎补作用平和,笔者临床常用其治疗肾虚引起的一系列病证,如久泻、耳鸣、耳聋、牙痛。亦用治斑秃。

益智仁 乌药

【单药性能】

益智仁:见 484 页。

乌药:见 238 页。

【主治病证】

小便频数,遗尿。

【配伍应用】

缩尿:肾气不足则膀胱虚冷,不能约束水液,会导致小便频数或遗尿,二药均具有温暖下焦的作用,益智仁温肾纳气,暖脾缩尿,乌药温助膀胱气化,则肾气复而膀胱约束有权,常同用,如缩泉丸。二药配伍,通过温暖下焦,治疗小便频数无度,白浊,如萆薢分清饮。

【常用剂量】

益智仁 3～10g。乌药 3～10g。

【用药体会】

在温肾方面,二药力度不强,笔者多同时配伍温肾缩尿之品,如菟丝子、沙苑子、桑螵蛸以加强作用。

肉苁蓉 锁阳

【单药性能】

肉苁蓉:甘、咸,温。①补肾助阳:用于肾阳亏虚,精血不足证之阳痿不起,小便余沥。本品为补肾阳,益精血之良药。②润肠通便:用于肠燥便秘。因本品既能润肠通便,又能补肾阳,益肾精,故尤其适宜于老人或病后肠燥便秘而肾阳不足，精亏血虚者。

锁阳：甘，温。①补肾助阳：用于肾阳亏虚，精血不足之阳痿，不孕，下肢痿软，筋骨无力等。②润肠通便：用于老人或病后肠燥便秘而属于肾阳不足，精血亏虚者。

【主治病证】

1. 体虚肠燥便秘。

2. 肾虚阳痿。

【配伍应用】

1. 通便特点：均具有润肠通便的作用，尤其是对于年老体弱精血亏虚病证多用。通便药物多有伤正气的弊端，而二药具有补益作用，故虽然通便却并不损伤正气。从现代的研究来看，一般用药应剂量大才能显示作用。肉苁蓉最大的特点是能够润肠通便。

2. 防衰：均具有补益作用，用于肾阳虚所致阳痿、遗精、腰膝无力。历代均认为肉苁蓉是补肾抗衰老的良药，延年益寿之妙品，方书称其补精益髓，悦色，理男子绝阳不兴，女子绝阴不产，非溢美之词。自《神农本草经》起即有记述，说它能"养五脏，强阴，益精气，久服轻身"。唐代名医甄权亦云肉苁蓉"益髓，悦颜色，延年"。还有医家称之为久服则肥健而轻身。如《本草汇言》云"肉苁蓉，养命门，滋肾气，补精血之药也"，因作用平和，尤对于老年人虚损病证比较适合。宋代《图经本草》云"只刮去鳞甲，以酒浸洗去黑汁，薄切，合山芋、羊肉作羹,极美好,益人,胜服补药"。年迈之人,须发皆白,耳聋眼花,牙齿脱落,腰酸背驼,二便不利,这是肾亏老衰之象,用肉苁蓉则有明显的强壮和治疗作用。李时珍说肉苁蓉,"此物补而不峻,故有从容之号。从容,和缓之貌。"就好像人的性格从容不迫,肉苁蓉作用平和,特点是"此乃平补之剂,温而不热,补而不峻,暖而不燥,滑而不泄,故有从容之名"(《本草汇言·卷1·草部·山草类》)。锁阳的作用类似于肉苁蓉。

　　肉苁蓉、锁阳的特点是温而不燥,补而不峻,润而不腻,滑而不泄,同用加强其作用。肉苁蓉具从容和缓之性,润肠通便作用强于锁阳。锁阳尤以肾虚肢软,足膝软弱多用,如虎潜丸,温肾助阳胜于肉苁蓉。《本草求真·卷2·温肾·锁阳》云:"本与苁蓉同为一类,甘咸性温,润燥养筋。凡阴气虚损,精气衰败,大便燥结,治可用此以啖,并代苁蓉煮粥弥佳。"这就将锁阳与肉苁蓉的作用进行了比较。这里谈到锁阳补阴,而从临床使用来看,锁阳是不用于治疗阴虚病证的。其功能主治与肉苁蓉相近,常代肉苁蓉治疗肾阳不足,精血亏虚引起的阳痿、不孕、肠燥津枯的便秘等证。

【常用剂量】

　　肉苁蓉 10～15g。锁阳 10～15g。

【用药体会】

　　二药作用基本相似,临床可以互相代用。笔者在临床上更喜用肉苁蓉。临床治疗腰椎间突出可以选用之,因为此类腰痛患者常常不敢咳嗽,因这样会使腹压加大，加重腰痛，此时若通便，减轻腹压，就能达到良好的效果，而肉苁蓉本身也具备补肾的作用，所以可以选用。

蛤蚧　胡桃仁　冬虫夏草

【单药性能】

蛤蚧：咸，平。补肺肾，益精血，定喘嗽：用于肺虚劳嗽，喘咳日久。若肾阳不足，肾精亏虚所致的阳痿，早泄，精薄，可单用浸酒服。本品为治虚喘劳嗽之要药。

胡桃仁：甘，温。①补肾温肺定喘：用于肺肾虚喘，腰膝冷痛，两足痿弱，阳痿，遗精，小便频数。②润肠通便：用于老年及病后津液不足，肠燥便秘。此外，本品有黑须发的作用。

冬虫夏草：甘，平。①补肾益肺：用于肾阳不足，精血亏虚之阳痿遗精，腰膝酸痛，可单用浸酒服。②止血化痰：用于久咳虚喘，劳嗽痰血。本品为平补肺肾之佳品。此外，还可用于病后体虚不复或自汗畏寒，有补肾固本，补肺益卫之功。

【主治病证】

1. 肺肾两虚咳喘。
2. 阳痿。

【配伍应用】

1. 治疗咳喘：均用于肺肾两虚之喘咳，为治肺虚咳嗽，肾虚作喘的良药，对于肾不纳气之虚喘，尤为有效。蛤蚧补益力强，偏补肺气，尤善纳气定喘，为肺肾虚喘之要药，其定喘作用以尾巴为优。在用法方面，一般是将其研末应用，装入胶囊以后吞服。李时珍《本草纲目·卷43》对蛤蚧的功用，有过精辟的分析，云："昔人言补可去弱，人参，羊肉之属。蛤蚧补肺气，定喘止渴，功同人参；益阴血，助精扶羸，功同羊肉。近世治劳损痿弱，许叔微治消渴，皆用之，俱取其滋补也。刘纯云：气液衰，阴血竭者宜用之。何大英云：定喘止嗽，莫佳于此。"盖蛤蚧长于益肺气，益肾精，又系血肉有情之品，不失为补肺益肾，收摄肾气之良药。故久咳虚喘亟宜用之。胡桃仁补益力缓，治疗肺肾两虚之虚喘，由于虚喘的治疗时间较长，故用治喘证一般要有耐心。据《本草纲目》记载：南宋文学家洪迈患痰病，用胡桃3枚，生姜3片，睡卧时嚼服，同时饮汤两三口，再慢慢嚼核桃、生姜，嚼完后即静卧，到了第2天早晨痰就消失了，咳嗽也止住了。冬虫夏草平补肺肾阴阳，用于久咳虚喘，劳嗽痰血，为诸痨虚损调补之要药。对于病后体虚不复或自汗畏寒亦可选用。其实冬虫夏草补益的作用并不强，加之其价格高昂，所以临床并不多用。

2. 治疗阳痿：均用于肾阳不足所致阳痿遗精，但作用平和，不作为治疗此病的主药。若体虚的情况下，可以选用三药，胡桃仁可以作为食物食用，蛤蚧、冬虫夏草多研末服用。

3. 补虚：均能补益肺肾，纳气平喘，用于肺肾两虚之喘咳。蛤蚧补虚力强，偏补肺气，益精血，只能补阳。李时珍指出，蛤蚧有"助阳道"的作用。现认为蛤蚧的提取物可使子宫及卵巢的重量增加,其有雌性激素样作用。应用蛤蚧时,有一个不成文的规矩,就是处方中应该用偶数,即处方的剂量单位用"对"。据《本草纲目》引李珣语云"生广南水中,夜即居于榕树上。雌雄相随,投一获二。"意思是说,蛤蚧常雌雄在一起。李时珍引顾玠《海槎录》云:"广西横州甚多蛤蚧,牝牡上下相呼,累日,情洽乃交,两相抱负,自堕于地。人往捕之,亦不知觉,以手分劈,虽死不开。"而《图经本草·虫鱼下卷·蛤蚧》云:"入药亦须两用之。或云阳人用雌,阴人用雄。"判断蛤蚧质量的优劣,不是以其大小来认定的,而是以其尾巴的大小、粗细、长短作为判断质量好坏的标准。好的蛤蚧应该是尾巴长、粗,颜色正常为佳,故无尾者不用。《开宝本草》云:"药力在尾,尾不全者不效。"胡桃仁补益力缓,偏助肾阳,温肺寒,兼润肠通便。冬虫夏草平补肺肾阴阳,兼止血化痰,为诸痨虚损调补之要药。

【常用剂量】

蛤蚧 5～10g;研末服,每次 1～2g。胡桃仁 10～30g。冬虫夏草 5～10g。

【用药体会】

三药均可以治疗咳嗽喘息,尤其是蛤蚧乃治疗咳喘的要药,对于肾虚,肾不纳气之证具有良好的作用,以研末冲服或入胶囊应用为佳。由于冬虫夏草因价格原因,在临床上并不常用。用胡桃仁治疗咳喘,《本草纲目·卷 30·胡桃》记载:"又溧阳洪辑幼子,病痰喘,凡五昼夜不乳食,延医诊治,医以危告,其妻夜梦观音授方,令服人参胡桃汤,辑急取新罗人参寸许,胡桃肉一枚,煎汤一蚬壳许,灌之,喘即定。明日以汤剥去胡桃皮用之,喘复作。仍连皮用,信宿而瘳。"这是说胡桃治疗咳嗽喘息需要连皮用作用好些,如果不连皮用,止喘的作用就差些。注:此处所谓胡桃仁皮,即外壳。

胡桃仁　瓜蒌仁

【单药性能】

　　胡桃仁:见491页。

　　瓜蒌仁:甘、微苦,寒。①润燥化痰:用于痰热阻肺,咳嗽痰黄,质稠难咳,胸膈痞满者。②润肠通便:用于肠燥便秘。

【主治病证】

　　肠燥便秘。

【配伍应用】

　　润燥:均能润肠通便,用于肠燥便秘。其质润多脂,尤以体虚日久便秘多用。亦能治疗肺部病变,如咳嗽。胡桃仁温肺纳气定喘,用于肺肾两虚喘证。润肺而化痰浊,多用于实证。瓜蒌仁润燥化痰,用于燥痰、热痰所致咳嗽痰黄,质稠难咳。

【常用剂量】

　　胡桃仁 10～30g。瓜蒌仁 3～10g。

【用药体会】

　　对于老年性的习惯性便秘二药可以选用,但药肆一般不备核桃仁,所以在食用方面,可以嘱咐患者平时食用核桃仁。中药种仁富含油脂者多能通便,如杏仁、火麻仁、郁李仁、胡麻仁等。

桃仁 胡桃仁

【单药性能】

　　桃仁:见 319 页。

　　胡桃仁:见 491 页。

【主治病证】

　　1. 肠燥便秘。

　　2. 气逆咳喘。

【配伍应用】

　　1. 润肠:均能润肠通便,用于津亏肠燥便秘证,如五仁丸中用桃仁治疗便秘。胡桃肉可单用治疗便秘。

　　2. 止咳喘:均能止咳平喘,用于气逆咳喘证。胡桃仁补肺纳气平喘,用于肺肾虚喘证,如人参胡桃汤。桃仁用于实证咳喘。

【常用剂量】

　　桃仁 5～10g。胡桃仁 10～30g。

【用药体会】

　　作者对于肠燥便秘者,常将此二药配伍同用,通便作用好。胡桃仁的外观形状,很像人脑的两半球,按中医"似形治形"的说法,其能补脑健脑,是神经衰弱的辅助治疗剂,可用治头晕、失眠、健忘、心悸。用核桃治疗泌尿道结石,煮粥应用,可使结石较前缩小变软或分解于尿液中而呈乳白色尿。核桃的润肠作用好,因富含油脂,尤其适用于老年习惯性便秘,久服亦无不良反应,且通便不致滑泄,柔润而不滋腻。古今医家认为核桃还能治疗痔疮,明代李时珍、近代张锡纯等均有精辟论述。核桃配补骨脂,一水一火,大补下焦,有同气相生之妙。著名的青娥丸含有二药,用治肾虚腰痛,所以腰痛患者常将二药同用。

菟丝子　沙苑子

【单药性能】

菟丝子:辛、甘,平。①补肾固精:用于肾虚所致的腰膝酸痛,阳痿遗精,尿频,带下,小便不禁,夜尿频多,宫冷不孕。本品为平补阴阳之品。②养肝明目:用于肝肾不足,目失所养,目暗不明,视物模糊者。③温脾止泻:用于脾肾两虚之便溏。其作用平和。④补肝肾安胎:用于肝肾不足,冲任不固,胎失所养之胎动不安。

沙苑子:甘,温。①补肾固精:用于肾虚遗精滑泄,白带过多。本品不燥不烈,既补肾阳,亦益肾精。②养肝明目:用于肝肾不足,目失所养,目暗不明,视物模糊者。

【主治病证】

1. 肝肾亏虚所致阳痿遗精,尿频,带下,小便不禁,夜尿频多,宫冷不孕。

2. 肝肾亏虚目暗不明,视物昏花。

【配伍应用】

1. 补益肝肾:均以补肾为主要特点,又略有助阳之效。由于作用平和,所以久服也不会给身体造成不良反应。《本草汇言·卷6·草部·蔓草类》载："菟丝子,补肾养肝,温脾助胃之药也。""但补而不峻,温而不燥,故入肾经,虚可以补,实可以利,寒可以温,热可以凉,湿可以燥,燥可以润。非若黄柏、知母,苦寒而不温,有泻肾经之气;非若肉桂、益智,辛热而不凉,有动肾经之燥;非若苁蓉、锁阳,甘咸而滞气,有生肾经之湿者比也。如汉人集《神农本草》称为续绝伤,益气力,明目精,皆由补肾养肝,温理脾胃之征验也。"在此,倪朱谟将菟丝子的作用进行了很好的表述。沙苑子甘温补益,略具涩性。其补力和缓,温而不燥,以平补肝肾阴阳见长,且有补涩兼备之功,特点是具有标本兼治之效。尤宜于中、老年人,单用有效。多用于肝肾亏虚所致阳痿遗精,遗尿尿频,夜尿频多,尿后余沥不尽,及妇女白带过多,质地清稀等证。是一味比较温和的药物,在古代的方书中多将其作为益寿之品,笔者尤其喜用其治疗肝肾虚损病证。现代的认识是沙苑子有抗疲劳和强壮作用,增强机体免疫功能。二药的区别要点是菟丝子平补,补益肝脾肾,治疗不育不孕病证,如五子衍宗丸。沙苑子平补,补益肝肾,偏于治疗遗精滑精,如金锁固精丸,尚有固涩之力,助阳力胜于菟丝子。

2. 明目作用:均具有明目作用,用于视物昏花的病证,从中药的特点来看,许多带有"子"字的药物有明目的特点,如车前子、决明子、覆盆子、女贞子、枸杞子、茺蔚子、青葙子等。沙苑子、菟丝子也均能明目,作用平和,配伍应用作用加强。

【常用剂量】

菟丝子 10~15g。沙苑子 10~15g。

【用药体会】

均能补肾益精,用于肾虚病证,在治疗不育、不孕证方面,笔者常常将二药配伍同用。通过多年的临床体验,结合先师熊魁梧先生的一首经验方,制定一首治疗不育不孕病证的验方,命名为八子种子汤。

组成:枸杞子 15g,车前子 12g,五味子 10g,覆盆子 10g,菟丝子 12g,沙苑子 12g,蛇床子 15g,王不留行 12g,熟地黄 15g,山药 15g,牡丹皮 10g,山茱萸 15g,茯苓 15g,泽泻 10g。

此方具有补益肾精,种子调养的作用,治疗不孕、不育症。也用于性功能低下病证。本方选用八种植物种子,故名八子。种(zhòng)子,即种下、繁衍之意。此方实际乃五子衍宗丸、六味地黄丸二方加沙苑子、王不留行(留行子)、蛇床子组成。水煎服。也可以做成丸药、膏剂使用。根据临床,可以结合患者情况,适当加用补肾之品,一般可以加制首乌、紫石英等。在古代的调经方中,紫石英乃是常用之品。其走下焦温肾,暖胞宫,为治疗宫寒不孕要药。

沙苑蒺藜　刺蒺藜

【单药性能】

沙苑蒺藜:即沙苑子。见 496 页。

刺蒺藜：见 438 页。

【主治病证】

视力减退,眼目昏花。

【配伍应用】

明目:均用于眼目昏花,但有虚实证之别。刺蒺藜又名白蒺藜,祛风明目,用于肝经风邪所致之目赤多泪,头目疼痛,明目之功用于实证。沙苑蒺藜又名潼蒺藜、沙苑子,虽性温但柔润。养肝明目,用于肝肾亏损之视物昏花,视力减退,有明目之功,用于虚证。

【常用剂量】

沙苑子 10～15g。刺蒺藜 6～10g。

【用药体会】

二药在明目方面可以配伍同用。刺蒺藜作用较平和,一般以治风证为主,包括风热、风寒证均可。通过多年的临床实践,笔者认为此药具有良好的美白作用,可用于面部的黑斑。尤其是当皮肤出现瘙痒的情况下,此药具有较好的作用。因此对于痤疮、扁平疣、蝴蝶斑均有效果。笔者尤其喜用此药配伍冬瓜仁同用。

当归　鸡血藤

【单药性能】

当归:甘、辛,温。①补血活血:用于血虚兼血瘀所致面色萎黄,心悸失眠。本品为补血圣药。②调经止痛:用于血虚血瘀之月经不调,经闭,痛经,凡妇女经病,无论经期愆期或过少,崩漏等均可用之,为调经要药。③润肠通便:用于血虚肠燥便秘。④止咳平喘:用于因体虚所致咳嗽喘息。

鸡血藤:见 413 页。

【主治病证】

1. 血虚之面色萎黄,心悸等病证。

2. 瘀血之肢体关节疼痛,手足麻木,风湿痹痛。

3. 月经不调,痛经。

【配伍应用】

1. 补血:均能补血,用于血虚病证。当归补血作用强于鸡血藤。现代临床将当归作为补血要药。《神农本草经》虽无当归补血的记载,但因为"气无形可骤生,血有形难速长"。而通过当归"滋润通和"的特点,使气血流通,达到补血的作用。现代的认识是当归具有直接的补血作用。《本草正·芳草部》云当归:"其味甘而重,故专能补血。其气轻而辛,故又能行血。补中有动,行中有补,诚血中之气药,亦血中之圣药也。"鸡血藤补血方面较当归少用,多作辅助药物使用。

2. 妇科调经要药:均能治疗女子月经不调、痛经,既治瘀血病证,也治血虚病证。《本草纲目·卷 14·当归》云:"古人娶妻为嗣续也,当归调血,为女人要药,有思夫之意,故有'当归'之名。正与唐诗'胡麻好种无人种,正是归时又不归'之旨相同。"李时珍从当归具有调经种子的药效出发,说明当归命名的由来。这是讲娶妻为生儿育女,当归调血是治疗女性疾病的要药,有想念丈夫之意,因此有当归之名,宋代陈承《本草别说》云:"能使气血各有所归。恐当归之名,必因此出也"(引自《本草纲目·卷14·当归》)。这是说当归治疗妇女产后恶血上冲,其疗效显著,若发生气血逆乱,服用之后即可降逆定乱,使气血各有所归,因而当归之名也由此而来。鸡血藤配伍当归后,调经作用加强。

3. 活血:均活血祛瘀,用于血虚血瘀所致的头昏,目眩,月经不调,经闭腹痛,跌打损伤,痈疽疮疡及风湿痹痛等,当归活血作用强于鸡血藤。

【常用剂量】

当归 5～15g。鸡血藤 10～30g。

【用药体会】

笔者认为凡使用鸡血藤需要大剂量才能达到效果,若剂量小时作用不明显。通常应在 30g 以上效果才好。一般应与当归配伍同用,增强作用。临床上根据鸡血藤能活血化瘀的特点,用其治疗腰腿痛病证,而尤多用于腰椎间盘突出有效。若腰椎间盘突出症有明显腰腿疼痛、麻木者,投鸡血藤能很快缓解症状,并有强腰作用,可加速腰椎间盘突出症的复原。若将当归、鸡血藤同用,对于血虚不能养筋,瘀血阻滞的肢体麻木,中风瘫痪,可借其通经络作用,达到止痛效果。以鸡血藤治疗腰椎间盘突出症在实际应用中,其虽不作为主药,但配伍于祛风湿、强筋骨方中,能明显提高疗效,笔者常将当归、鸡血藤配伍同用治疗腰椎间盘突出症,参见第482页杜仲强腰汤。

当归　熟地黄

【单药性能】

当归：见 499 页。

熟地黄：见 505 页。

【主治病证】

血虚病证之面色萎黄，心悸，月经不调。

【配伍应用】

补血：均能补血，用于血虚证，如面色萎黄、心悸、月经不调等，可以配伍同用，如四物汤。熟地黄具有良好的补血作用，尤对于血虚、肝肾精血不足者为宜。一般而言，除胶类药（阿胶、龟甲胶等）动物药补血作用佳外，而植物药中从补血作用来看，应首推熟地黄。现诸多中药书籍均记载熟地黄具有"填精益髓"之效，这实际上是熟地黄通过补益肝肾而衍生出来的功效。有人认为熟地黄配伍鹿角胶后补血作用增强。治疗体虚的要方三才汤，用的是天冬、熟地黄、人参，简称"天、地、人"，就可以治疗气血阴阳亏虚病证，熟地黄补血作用强于当归。另外金水六君煎，亦配伍二药同用。

【常用剂量】

当归 5～15g。熟地黄 10～15g。

【用药体会】

熟地黄的特点，根据使用来看，此药很滋腻，容易损伤脾胃，导致运化功能失常，明代张景岳、清代陈士铎对于熟地黄的用法另有认识，但笔者还是认为太滋腻，在剂量上进行控制，以免导致不适,临床可以配伍砂仁同用,以防止滋腻碍脾。

当归　桃仁

【单药性能】

　　当归:见 499 页。

　　桃仁:见 319 页。

【主治病证】

　　1. 咳喘。

　　2. 血瘀病证之痛经,经闭,跌打损伤。

　　3. 肠燥便秘。

【配伍应用】

　　1. 活血:均能活血化瘀:用于血瘀病证,如痛经,经闭,跌打损伤,瘀滞肿痛,常同用,如桃红四物汤。

　　2. 通便:均能润肠通便:用于肠燥便秘,如润肠丸(大黄、当归、羌活、桃仁、火麻仁)。当归用于血虚便秘,桃仁用于血燥便秘。

　　3. 治疗咳喘:二药都用于咳喘病证,当归用于体虚病证,桃仁用于体实病证。《神农本草经》记载当归"主咳逆上气",即具有止咳喘的作用,苏子降气汤中就配伍此药。后世的一些本草著作中也有不少记载当归具有止咳平喘之效,现许多中药书籍不载其此作用,根据现代对其作用的认知,所以结合古今应用情况,当归具有"止咳平喘"之效。当归为治疗血病的要药,何以能治疗咳逆上气?因咳久入络伤血,血不和而气逆,以当归润肺金之燥,故有止咳平喘作用。桃仁因含有微量氢氰酸,能抑制支气管平滑肌痉挛,所以能止咳平喘。

【常用剂量】

当归 5～15g。桃仁 5～1g。

【用药体会】

通过临床实践,笔者认为当归能防止脱发,滋润皮肤毛发,并使头发乌黑发亮,还能防止黄发和白发,自创一张治疗脱发、白发的方子侧柏叶生发酒,含有当归(见 276 页)。

当归 川芎

【单药性能】

当归:见 499 页。

川芎:见 294 页。

【主治病证】

1. 血瘀病证之瘀血肿痛,头痛,跌打损伤,月经不调,痛经等。

2. 风湿痹痛。

【配伍应用】

活血:均具有良好的活血化瘀的作用,用于瘀血病证,二药同用,即佛手散。命名不曰川芎,而曰佛手者,谓妇人胎前、产后诸症,如佛手之神妙也。二药配伍同用的方子极多,最著名的乃是桃红四物汤。当归柔润可制川芎辛燥,而川芎又可防当归之腻,达到养血不致血壅,祛瘀不致耗血。

【常用剂量】

当归 5～15g。川芎 3～10g。

【用药体会】

二药配伍可以活血化瘀,促进瘀血的消散,笔者对于身体各个部位的疼痛病证常将其配伍同用,如颈椎舒筋汤、杜仲强腰汤等均是将二药配伍同用的,但在使用时,川芎的剂量应小于当归。

生地黄 熟地黄

【单药性能】

熟地黄:甘,微温。①补血:用于血虚萎黄,眩晕,心悸,失眠及月经不调,崩中漏下等。本品乃养血补虚之要药。②滋阴:用于肝肾阴虚,腰膝酸软,遗精,盗汗,耳鸣,耳聋及消渴等。

生地黄:见 102 页。

【主治病证】

1. 阴虚所致口干舌燥,骨蒸潮热。

2. 肝肾不足之心悸,月经不调。

【配伍应用】

1. 滋阴补血:均用于阴虚内热所致的盗汗,口干舌燥,消渴,如当归六黄汤、百合固金汤、月华丸、大秦艽汤,以及血虚诸证,如面色萎黄,眩晕,心悸,怔忡,失眠等。在补阴方面,熟地黄优于生地黄,是因为制成熟地黄后可使药性由寒转温,味由苦转甜,功能由清转补,质厚味浓。

2. 药性:生地黄多次蒸后为熟地黄,性味发生了改变,由凉性而为温性。滋补作用也加强,其功能也发生变化,成为补血药。熟地黄补血作用佳,为补血要药。一般来说,通过炮制改变药性的药物主要是生地黄制成熟地黄,天南星制成胆南星,生首乌制成制首乌。

【常用剂量】

生地黄 10～15g。熟地黄 10～15g。

【用药体会】

根据《本草纲目》记载,熟地黄是将生地黄经过多次蒸晒后而由甘寒之品变为甘微温之药,其性滋腻,容易助湿碍胃,导致诸如食欲不振,脘腹不适等,所以此药剂量不能过大,古方中多将其与砂仁或其他行气药配伍同用。笔者使用此药一般多限制在 15g 以内。在使用麻桂止痛液时,常加用熟地黄,但因为外用药液多用大容器煎煮,而熟地黄不能用铁器煎,所以笔者后来在使用麻桂止痛液时,多将熟地黄改用黄精。

熟地黄　何首乌

【单药性能】

何首乌:苦、甘、涩,微温。①补益肝肾:用于肝肾精血亏虚之腰酸脚弱,耳鸣耳聋。其补益作用平和。②乌须黑发:用于肝肾不足头晕眼花,须发早白,脱发,如七宝美髯丹。为乌发要药。③截疟,解毒:用于疟疾日久,气血虚弱者。以及瘰疬、痈疮、皮肤瘙痒。④润肠通便:用于年老体弱血虚肠燥便秘。

熟地黄:见 505 页。

【主治病证】

1. 肝肾精血亏虚腰膝酸软,乏力。

2. 须发早白。

【配伍应用】

1. 补益作用：均能补肝肾、益精血，用于肝肾不足所致腰膝酸软，头晕目眩，熟地黄补虚作用强于制首乌。乃是补益精血的要药。炮制后的何首乌特点是补而不腻，不寒不燥，作用温和，对于虚不受补之证，尤为相宜。李时珍说"此药流传虽久，服者尚寡。嘉靖初，邵应节真人，以七宝美髯丹方上进。世宗肃皇帝服饵有效，连生皇嗣。于是何首乌之方，天下大行矣。"而七宝美髯丹(何首乌、白茯苓、怀牛膝、当归、枸杞、菟丝子、补骨脂)方中的主药就是何首乌。《本草纲目·卷18·何首乌》中记载一个案例很能说明何首乌的补益作用："宋怀州知州李治，与一武臣同官。怪其年七十余而轻健，面如渥丹(指润泽光艳的朱砂。此处形容红润的面色)，能饮食。叩其术，则服何首乌丸也。乃传其方。后治得病，盛暑中半体无汗，已二年，窃自忧之。造丸服至年余，汗遂浃体。其活血(注：中医现并不认为何首乌具有活血作用)治风之功，大有补益。其方用赤、白何首乌各半斤，米泔浸三夜，竹刀刮去皮，切焙，石臼为末，炼蜜丸梧子大。每空心温酒下五十丸。亦可末服。"这就讲了何首乌的补益作用很好，但需要坚持服用才能达到预期的疗效。其有非常好的延年益寿作用。古代本草书中还记载，认为何首乌若生长成人形者，生长年限长作用更好。如果取其补益作用必须制用。

2. 乌发:均能治疗脱发,须发早白,为乌须黑发要药,尤以何首乌为多用,乌发方面何首乌强于熟地黄。在古代的一些书籍中记载此药时将其神秘化。《本草纲目·卷18·何首乌》记载:相传古代顺州南河县有个人叫田儿,姓何,体弱多病,不能生育,年纪到了58岁,尚未娶妻成家,常常羡慕思念仙道之术,随师居于深山老林之中,有一天夜里,因醉酒后睡卧在山野中,朦胧中看见有两株藤类植物,相距有三尺多,苗蔓忽然相交在一起,久而方解,解后又交,何田儿见到这种情状,非常惊异,第二天早晨就连根挖回,遍问众人,没有人能认识是什么植物,后来有一位山里的老人忽然走来,田儿出示植物询问,老人回答说:"你既然年老无子,此二株藤相距三尺多,苗蔓忽然相交在一起,久而方解,解后又交,实在奇异,这恐怕是神仙之药,你何不服服试试看呢?"何田儿就将所挖之根捣为细末,每天早晨空腹时用酒送服一钱,7天后,就思念家室,连服几个月后,更加强健,因此经常服用,又加至二钱,一年后所患各种病痊愈,原已花白的头发变得乌黑油亮,原已苍老的容颜光彩焕发,遂娶妻成家,十年之内,生了好几个男孩,于是将本名田儿改为"能嗣"。从此以后,他家即将此药当作传家宝一代一代传下去,能嗣又让儿子延秀依法照服,父子二人都活了一百六十岁,延秀生儿名"首乌",首乌依爷爷、父亲之法亦服此药,也生了好几个儿子,虽然是一百多岁的老人,头发却乌黑。熟地黄与何首乌配伍使用,可以加强作用。

【常用剂量】

熟地黄 10～15g。何首乌 10～30g。

【用药体会】

笔者认为生何首乌具有减肥瘦身的作用。一般而言,肥胖者,常有食多而大便少、小便少的情况,根据生首乌能润肠通便这一作用,来排出肠道积滞病证的特点,使其吸收减少,加速肠道排泄,用其治疗肥胖证有非常好的效果。在通大便方面,通过长期的临床观察,发现此药较其他通便药更好,又不伤正气,一般无副作用。若服用生首乌泻下太甚,可用甘草解。具体使用方法有 3 种。①将生首乌直接泡水服,这种方法适宜于大便干结,形体肥胖者。②将生首乌与其他具有瘦身作用的药物一起同用煎服,增强排泄的作用,以促进代谢,这种方法适宜于肥胖兼有其他病证者。③将何首乌等药制成丸剂、膏剂服用,这种方法适宜于其他减肥方法效果不显,对于使用减肥药信心不足者,制成成品后便于病人坚持服用,应用也方便。初服何首乌后,大便次数增加和粪便增多,并有腹泻,其作用机制是因其含有蒽醌衍生物,而蒽醌类本身又有致泻作用,从而达到排泄体内脂质以减轻体重而瘦身。在内服药中,若以其配伍荷叶、决明子、生山楂等则作用更好,服用何首乌后大部分病例出现稀薄大便,这是正常现象,一般服用 2～3 天后,大便由稀而逐渐趋于正常。由于生首乌通便,在治疗各种腰痛方面效果也非常好,因为许多腰痛病人,通过通便以后,能明显地减轻病情。笔者常以此药配伍肉苁蓉同用。由于夜交藤具有良好的安神作用,而夜交藤与何首乌乃是同出一物,故有认为何首乌也具有安神之功,用治失眠、多梦、记忆力减退、头昏脑涨、精神委靡等,现代中药书中多无此记载,此说可供临床参考用药。

熟地黄　阿胶

【单药性能】

熟地黄:见 505 页。

阿胶:甘,平。①补血滋阴:用于血虚诸证,而尤以治疗出血而致血虚为佳,可单用本品即效。若热病伤阴,心烦不眠,或肺燥咳嗽,亦常选用。本品为血肉有情之品,乃补血要药。②止血:用于出血而有血虚或阴亏征象者。如用治血虚血寒之妇人崩漏下血等。本品为止血要药。

【主治病证】

1. 血虚面色萎黄,腰膝酸软。

2. 阴虚骨蒸潮热,盗汗。

【配伍应用】

1. 养阴:均滋阴,用于阴亏所致骨蒸潮热,盗汗,腰膝酸软等。阿胶、熟地黄均腻胃,但阿胶滋腻之性更强。

2. 补血:均能治疗心肝血虚所致的心悸,失眠,熟地黄为植物药中较强的补血药,而阿胶尤为动物药中较强的补血药。临床使用阿胶,称为血肉有情之品,即指此特点。二药在治疗妇人冲任虚损方面可以同用,胶艾汤原方中用的是干地黄,现临床常用熟地黄,取补血之故。

3. 止血:均具有止血作用,可以治疗多种出血病证。阿胶乃是治疗出血病证的要药,在使用方面,一般是烊化,但也是可以入煎剂的,需用阿胶珠,而阿胶珠有两种,如果用蛤粉炒,则偏于止咳,若用蒲黄炒,则偏于止血。通常所讲的止血有凉血止血、化瘀止血、收敛止血、温经止血,清热止血(注:笔者认为凉血止血与清热止血是不同的),而阿胶到底属于哪一类止血药呢? 显然上述五种止血的方法套在阿胶上均不适合,所以又有补血止血一说,这些药物主要是胶类药材,如阿胶、龟甲胶、鳖甲胶、鹿角胶、熟地黄炭。这几味药材尤以阿胶最多用。熟地黄用其止血需要炒炭,处方为熟地黄炭。

【常用剂量】

熟地黄 10～15g。阿胶 5～15g。

【用药体会】

此二药均滋腻,容易碍脾,根据应用来说,可以配伍砂仁同用,以防止脾胃运化功能受损,对此二药在用量上应持谨慎态度,为防止阿胶滋腻,也便于患者接受,笔者临床多用阿胶珠止咳、止血。

熟地黄　鹿茸

【单药性能】

熟地黄:见 505 页。

鹿茸:见 474 页。

【主治病证】

精血不足,筋骨无力之头晕,腰酸疼痛。

【配伍应用】

补益作用:均能补益精血,用于精血不足,筋骨无力之头晕,耳鸣,精神疲乏,腰酸疼痛等证,可同用,如加味地黄丸(《医宗金鉴》)。鹿茸温性较熟地黄为甚,为补阳要药,凡肾阳虚所致畏寒肢冷,阳痿早泄,冲任不固之宫冷不孕,崩漏不止,带下过多皆为其宜。熟地黄甘味较鹿茸为甚,为补血要药,凡血虚所致面色萎黄,头晕眼花,心悸失眠,月经不调,须发早白皆为其宜。

【常用剂量】

熟地黄 10~15g。鹿茸 1~3g。

【用药体会】

二药的补益作用强,在使用方面可以同用泡酒饮服,既可以防止补益太强而给身体带来的不适,也方便应用。

熟地黄 麻黄

【单药性能】

熟地黄:见 505 页。

麻黄:见 1 页。

【主治病证】

阴疽流注。

【配伍应用】

散阴疽:二药作用不同,但配伍同用,可以治疗阴疽流注,脱疽,痰核,鹤膝风,瘰结,如阳和汤。取熟地黄温补营血,麻黄开腠理以达表,解阴寒痰凝而散寒通滞。

【常用剂量】

熟地黄 10～15g。生麻黄 3～6g,炙麻黄 6～10g。

【用药体会】

这是一种特殊的组方应用,因麻黄得熟地黄则通络而不发表,熟地黄得麻黄则补血而不滋腻,临床可根据这种用药的特点将性质相反者同用,以达到治疗目的。

阿胶　黄连

【单药性能】

阿胶:见 510 页。

黄连:见 65 页。

【主治病证】

肾阴亏虚,阴虚阳亢所致心烦,失眠。

【配伍应用】

滋阴降火:黄连清心火治疗心火亢于上,阿胶滋肾阴治疗肾水亏于下,以达到水升火降,心肾相交而治疗失眠。

【常用剂量】

阿胶 5～15g。黄连 2～10g。

【用药体会】

二药配伍具有降火兼滋阴的特点,虽说黄连可以清热,但久用之,或量大,有伤阴之虑,而伤阴之后,阴虚又火旺,反而致热,因此黄连在使用方面不能量大。笔者认为一般不超过 5g 为好。

白芍　赤芍

【单药性能】

白芍:苦、酸,微寒。①养血调经:用于肝血亏虚,面色苍白,眩晕心悸,或月经不调,崩中漏下。②柔肝止痛:用于血虚肝郁,胁肋疼痛,腹痛泄泻。若阴血虚筋脉失养而致手足挛急作痛。③平抑肝阳:用于肝阳上亢之头痛眩晕。④敛阴止汗:用于外感风寒,营卫不和之汗出恶风。

赤芍:见×页。

【主治病证】

1. 各个部位的疼痛。

2. 月经不调,痛经,经闭。

【配伍应用】

1. 止痛:白芍、赤芍在古代不分,二药均具有止痛作用,但机制并不一样。白芍柔肝止痛,临床一般多要同时配伍甘草以后作用加强,如汉代张仲景的芍药甘草汤,就是一首止痛要方,其实单用白芍止痛作用并不强。从传统的用药来看,白芍偏重治疗挛急疼痛。治疗妊娠腹痛的当归芍药散,治疗湿热痢疾的芍药汤,治疗肝郁血虚脾弱证的逍遥散和治疗脾虚肝旺之痛泻要方等方剂中配用白芍,皆用其缓急止痛之意。张仲景的《伤寒论》载方 113 首,30％用了芍药。金·张元素《医学启源·卷下·药类法象》明确记载白芍:"补中焦之药,炙甘草为辅,治腹中痛……此仲景神品药也。"张仲景《伤寒论》中所载的芍药甘草汤治疗腹痛,小建中汤加减治疗消化性溃疡都是很好的方子,千百年来,一直应用于临床,经久不衰。赤芍因活血化瘀,主要是治疗瘀血疼痛。有"白敛赤散,白补赤泻"之说。张仲景的书中所用芍药一般认为是白芍。

2. 赤芍、白芍使用情况:《神农本草经》不分赤白,通称芍药。芍药分赤白两种,最早见于《本草经集注》,其谓:"芍药,今出白山、蒋山、茅山最好,白而长尺许。余处亦有而多赤,赤者小利。"又云:"白芍药,其花纯白,大而美丽,根亦白色,故名。"这里记载的芍药既有"白而长尺许",又有"赤者小利",芍药当包括赤白两种,并已认识到白者补,赤者利。

陶弘景虽然将芍药分为赤白两种,实际上并未分用。《新修本草》《千金翼方》《本草衍义》《证类本草》等对赤、白芍亦不加以分述,均以芍药冠名,但《图经本草·卷6》云:"芍药二种,一者金芍药,二者木芍药,救病用金芍药,色白,多脂肉。木芍药色紫瘦,多脉……"这里所说金芍药即是白芍,木芍药即是赤芍。成无己《注解伤寒论·卷2·芍药甘草汤》云:"白补而赤泻,白收而赤散",更具体地区分了赤芍、白芍功效的不同,但在实际应用中仍然将二药混用。由于芍药以白者偏补,所以在一些医药学著作中又不以芍药冠名,而以白芍冠名,如《本草衍义补遗》于白芍条下云:"芍药白补赤泻,又云:赤者利小便下气,白者止痛散血。"

古人以白芍多用,赤芍少用,后人有以为古人专用白芍,也有人认为专用赤芍,然事实上对芍药的使用是不加区分的,如《汤液本草》于芍药条下记载:"赤者利小便,下气,白者止痛,散血。"《本草纲目》也认识到了赤芍、白芍的作用不同,但亦未分别论述。因此,成书于东汉末年之《伤寒杂病论》所用之芍药,当包括赤白二者,而于临床上当视具体病证分别选用不同芍药罢了。白芍长于养血调经,敛阴止汗,平抑肝阳。赤芍则长于清热凉血,活血散瘀,清泄肝火。赤芍主治血热、血瘀、肝火所致诸证。白芍的功效为缓肝、泄肝、滋肝、敛肝、补肝阴五个特点。

【常用剂量】

白芍 5～15g。赤芍 6～15g。

【用药体会】

赤芍对于消除痤疮有效,特别是对于因患痤疮后留下色素沉着,痘印难消时可以选用。赤白芍配伍应用时,笔者的体会白芍的剂量应略大一些,这样白芍可以牵制赤芍的行散特点。

白芍　当归

【单药性能】

当归:见 499 页。

白芍:见 514 页。

【主治病证】

血虚诸证。

【配伍应用】

1. 补血：均能补血，用于血虚所致的头痛目眩，心悸及月经不调，痛经等，多同用，如四物汤、圣愈汤。当归作用强于白芍。

2. 止痛：均可以止痛，但机制并不一样。白芍柔肝止痛作用好，能缓和因肝气不舒或肝气乘脾所致的脘腹疼痛或胸胁作痛，手足拘挛等，如芍药甘草汤、柴胡舒肝散，乃是治疗胃脘疼痛要药。当归活血化瘀止痛，用于瘀血所致的多个部位的疼痛。

【常用剂量】

白芍 5～15g。当归 5～15g。

【用药体会】

二药在治疗血虚方面可以同用，但古代并无白芍养血的记载，只笼统的说白芍能补，如成无己云白芍、赤芍的区别是"白补而赤泻"、张元素云"白补赤散"、王好古云主"肝血不足"（均引自《本草纲目·卷 14·芍药》），此处所谓"补"，到底补的什么呢？气血阴阳四者，显然是补血，非补气、补阳、补阴，所以结合古代医家认识，白芍应该就是补血，只是白芍补血作用不强而已，其弱于当归、熟地黄，又常同用，如四物汤。一般认为，肝血虚应选用白芍，心血虚应选用当归，而肾血虚应选用熟地黄。关于"肾血虚"的提法，在《本草纲目》中有此说法，但现在一般多说成肝肾精血亏虚，熟地黄所谓"填精益髓"也是针对此而言。从临床选药来看,白芍只针对肝血虚病证,而非肝肾精血亏虚病证。

白芍　延胡索

【单药性能】

白芍:见 514 页。

延胡索:见 294 页。

【主治病证】

身体各个部位的疼痛。

【配伍应用】

止痛:白芍、延胡索均为止痛要药,凡胸、胁、胃脘、腹部、头部疼痛,痛经等诸痛皆能治疗。延胡索活血行气以止痛,用于气滞血瘀等多个部位疼痛,止痛效果好。为首选止痛药。白芍补血柔肝敛阴以止痛,用于肝郁胁肋疼痛,胃脘疼痛。

【常用剂量】

白芍 5～15g。延胡索 3～10g。

【用药体会】

笔者体会二药配伍同用,尤对于胃脘疼痛作用好,可以用于因气滞、血瘀、血虚、胃寒等多种原因所致的疼痛。

白芍　桂枝

【单药性能】

白芍:见 514 页。

桂枝：见1页。

【主治病证】

1. 外感表证之发热，头痛，汗出恶风。

2. 营卫不和之自汗、盗汗。

3. 气血不调之腹部疼痛。

4. 痛经。

【配伍应用】

调和营卫：桂枝解表，白芍走营血分，配伍以后则有"调和营卫"的作用。营卫不和，一般是指表证自汗的病理而言。桂枝、白芍单用并不具备调和营卫的作用，但将二药配伍同用则具有此作用，如桂枝汤。所谓调和营卫，是指风邪自表而入，引起恶风，头痛，发热，汗出等，即卫外功能失调，营阴不能内守，导致汗液外泄，故用桂枝祛风，解表，白芍敛阴，和营，也就达到了无汗能发，有汗能止的作用，正所谓药有单用之专功，方有合群之妙用。单用桂枝不能云其调和营卫。在桂枝汤中，二药等量相配，以辛温之桂枝解表通阳，祛散肌表之风寒，攘外以调卫，用酸敛之白芍养血敛阴，收敛外泄之营阴。二者配伍，一阳一阴，一散一收，解表而不伤正，敛阴而不碍邪，这是配伍以后的作用。

【常用剂量】

白芍5～15g。桂枝6～10g。

【用药体会】

根据古代医家用药经验，桂枝、白芍等量配伍应用，达到调和营卫之功，但剂量改变，作用亦改变,如小建中汤芍药的量倍于桂枝,而有建立中气的作用。笔者体会,临床上若二药同用,一般情况下,白芍剂量略大于桂枝,可以牵制桂枝的辛散特点,也防止动血现象。

白芍 甘草

【单药性能】

　　白芍:见 514 页。

　　甘草:见 471 页。

【主治病证】

　　1. 脘腹疼痛。

　　2. 手足挛急。

　　3. 血虚头晕头痛。

【配伍应用】

　　缓急止痛:二药配伍具有酸甘化阴,肝脾同治,达到补血养阴,缓解拘挛的作用,常配伍同用,如芍药甘草汤。张仲景用芍药甘草汤主治自汗出,脚挛急。

【常用剂量】

　　白芍 5~15g。甘草 3~10g。

【用药体会】

　　二药配伍缓解拘挛的作用加强,可以用治拘急病证,凡肝血虚不能柔养筋脉引起急迫疼痛,均为要药。特别是对于血虚引起的四肢肌肉痉挛,抽搐,尤以缓解小腿腓肠肌痉挛、疼痛具有协同作用。

枸杞子　菊花

【单药性能】

枸杞子:甘,平。①滋补肝肾:用于精血不足所致腰膝酸软,遗精滑泄,耳聋,牙齿松动,须发早白,失眠多梦以及肝肾阴虚,潮热盗汗,消渴,阳痿,遗精。本品为平补肾精肝血之品。②益精明目:用于肝肾不足所致视力减退,两目干涩,内障目昏,头晕目眩。

菊花:见 34 页。

【主治病证】

肝肾不足之视物昏花,目暗不明。

【配伍应用】

明目:均为常用之明目药物,乃是治疗目疾要药,如视物昏花,迎风流泪,头昏头痛,眼睛干涩疼痛,常配伍同用,如杞菊地黄丸。菊花清肝明目,善治肝热眼疾。枸杞子补益肝肾,善治肝肾不足所致的眼疾。临床上将枸杞煎汤饮用或泡水服能明目,有利于保护视力。李时珍在《本草纲目》中说,枸杞能"滋肾、润肺、明目"。历代医家常用枸杞治疗因肝血不足、肾阴亏虚引起的视物昏花和夜盲症。民间有许多使用枸杞治疗慢性眼疾和保养眼睛的单方,如常用枸杞蒸蛋吃,或用枸杞煮猪肝汤饮用,同时枸杞也能治疗腰膝酸软等证。

【常用剂量】

枸杞子 6~12g。菊花 6~15g。

【用药体会】

对于虚损病证要采用补益之品,笔者在临床上总结一首补益之方,治疗各种虚损病证,命名为枸杞补酒方。

组成:枸杞子 100g,三七 50g,红参 50g,海马 30g,当归 50g,黄精 50g,熟地黄 50g,五加皮 10g。

本方具有补益气血,强壮肝肾的作用。主治多种虚损病证,如体质虚弱,乏力怕冷,早泄,疲倦乏力,精神委靡不振,消瘦等。每日坚持少量饮用,可增强抗病能力,延缓衰老。使用方法是将上述药物浸泡 45°左右白酒中,酒的度数高不过48°,低不过 42°,浸泡半月后饮用,每日每次不超过 50g。此药酒方刚开始饮用时味苦,慢慢则味道变成甜的,这主要是方中五加皮味苦的原因。

李时珍《本草纲目》引王纶《医论》云:"风病饮酒能生痰火,惟五加一味浸酒,日饮数杯,最有益。诸浸酒药,惟五加与酒相合,且味美也"(《本草纲目·卷 36·五加》)。这是因为,酒能生痰,但在制作酒剂时,若加用五加皮后,所制作的酒剂不生痰,也更好饮用,因此酒剂中一般需加用五加皮。所以根据这个记载,笔者在给病人用药酒方的时候,一般是加用五加皮的,但由于五加皮味苦,在使用中剂量不宜过大,以免影响口感。若在酒中同时加用甜药,如熟地黄、枸杞、黄精等后,此酒会越喝越甜。现有些科普书籍云泡药酒要用高度酒,笔者认为不妥,因为高度酒(指 53°以上的酒)刺激性强,也容易使药材硬化。也不能用太低的酒,因为这样容易导致药材变质。若感冒、头痛、发热、哮喘、肺结核、咯血、高血压、冠心病、神经衰弱、肝硬化、急慢性胃炎、胰腺炎、糖尿病、痛风、骨折、阳痿、酒精过敏者不宜饮用。上述药酒方中还可以加制首乌 50g,一起泡酒。

枸杞子　鹿角胶

【单药性能】

枸杞:见 521 页。

鹿角胶:甘,温。①补肾助阳:用于肾阳亏虚,精血不足,畏寒肢冷,阳痿早泄,宫冷不孕,小便频数,腰膝酸痛,头晕耳鸣,精神疲乏等证。②强壮筋骨:用于肝肾亏虚,精血不足,筋骨痿软,或小儿发育不良等。③固冲止带:用于肝肾亏虚,冲任不固,带脉失约,崩漏不止,白带过多。④止血:用于精血不足之吐衄,崩漏。⑤温补托毒:用于疮疡久溃不敛,阴疽疮肿内陷不起。

【主治病证】

阴阳血亏虚病证。

【配伍应用】

补益作用:均能补阴补阳又补血,用于阴虚、阳虚兼血虚病证。鹿角胶补益作用尤佳,作用强,偏于补阳,枸杞子为平补之品,作用稍缓,枸杞子也能补气,故阴阳气血兼补。古代本草书中对枸杞子的评价尤高,如《本草汇言》认为其兼有人参、黄芪、当归、熟地黄、肉桂、附子、知母、黄柏、黄芩、黄连、苍术、厚朴、羌活、独活、防风等药的特点。云:"俗云枸杞善能治目,非治目也,能壮精益神,神满精足,故治目有效。又言治风,非治风也,能补血生营,血足风灭,故治风有验也。世俗但知补气必用参、芪,补血必用归、地,补阳必用桂、附,补阴必用知、柏,降火必用芩、连,散湿必用苍、朴,祛风必用羌、独、防风,殊不知枸杞……能使气可充,血可补,阳可生,阴可长,火可降,风湿可去,有十全之妙用焉。"据此可以认为枸杞子补益人体气血阴阳。在中药中,能补益人体气血阴阳的药物应该说就此一药,虽然紫河车也可补益气血阴阳,但此药并不常用,有的人在感情上并不能接受紫河车这味药,所以说枸杞子乃是平补气血阴阳之品。

【常用剂量】

枸杞 6～12g。鹿角胶 5～10g。

【用药体会】

服用枸杞子的方法较多,可以作药用,入煎剂、酒剂、膏剂等,比较好的方法是将其泡酒服,因为枸杞子的口感好,颜色好看,特别适合于体质虚弱、抵抗力差的人。而且要长期坚持,才能见效。任何滋补品都不要过量,枸杞子也不例外。一般来说,健康的成年人每天吃 15g 左右的枸杞子比较合适。为简单方便,可以将枸杞子直接泡水当茶饮用,亦可作食补食用,其色艳,味甜,不腻不燥,口感尤佳。

桑椹子　何首乌

【单药性能】

桑椹子:甘、酸,寒。①滋阴补血:用于肝肾虚损,阴血不足之头昏耳鸣,眩晕,目暗昏花,须发早白,腰膝酸软等,以及消渴所致的阴虚津少,口干舌燥等证。对肝肾阴虚兼血虚者,还能补血养肝。其作用平和,宜熬膏常服。②生津润燥:用于阴血亏虚,津伤口渴,内热消渴及肠燥便秘等证,鲜品食用有效,亦可随证配伍。

何首乌:见 506 页。

【主治病证】

1. 肝肾虚损,阴血不足之头昏耳鸣,眩晕,目暗昏花。

2. 须发早白,腰膝酸软。

3. 内热消渴。

4. 肠燥便秘。

【配伍应用】

1. 补益肝肾:二药作用很相似,主要是滋补肝肾,治疗阴血亏虚的病证,从补益作用来看,制何首乌作用强。也可以治疗须发早白,脱发,头皮屑过多,可同用。

2. 通便:均可以治疗肠燥便秘,桑椹子通过生津,濡润大肠而通便,生首乌乃是通大便的要药。笔者尤其喜用生首乌治疗大便秘结的病证。

【常用剂量】

桑椹子 10~15g。何首乌 10~30g。

【用药体会】

二药配伍具有良好的补益作用,偏于补益阴血。将二药同用可以治疗糖尿病。也可以选用验方降糖冲剂。

组成:炒黑大豆 500g,制首乌 300g,茯苓 300g,炒核桃 500g,桑椹子 300g,枸杞子 300g。

本方具有补肾降糖,强壮身体的作用。主治糖尿病所致身体虚弱,三多一少(饮多、食多、尿多、消瘦)。其作用平和,多服亦无害处,久服无副作用。使用方法是共研末,每次冲服 15g,每日 3次。坚持用药才有效果。还可以适当加用补益之品,如山药、黄芪。

桑椹子　胡麻仁

【单药性能】

桑椹子:见 525 页。

胡麻仁:甘,平。①补益肝肾:用于肝肾不足引起的头晕眼花,须发早白,四肢无力等证。其性平和,甘香可口,为食疗佳品。②润肠通便:用于精亏血虚之肠燥便秘,其富含油脂,濡润大肠。

【主治病证】

1. 须发早白。

2. 肠燥便秘。

【配伍应用】

1. 补益作用:均能滋补阴血,用于阴血亏虚诸证,尤其是用于须发早白,故又有生发乌发之说。胡麻仁补虚作用更好。

2. 通便:均能润肠,用于血虚肠燥便秘。胡麻仁即黑芝麻,长于养精血,作用强于桑椹子。

【常用剂量】

桑椹子 10～15g。胡麻仁 10～15g。

【用药体会】

黑芝麻富含油脂,通便作用也很好,有习惯性便秘的人,肠内存留的毒素会伤害人的肝脏,也会造成皮肤的粗糙。芝麻能滑肠治疗便秘,并具有滋润皮肤的作用,粗糙的皮肤也由此获得改善。

桑椹子 柏子仁

【单药性能】

桑椹子:见 525 页。

柏子仁:见 408 页。

【主治病证】

肠燥便秘。

【配伍应用】

通便:均能润肠通便,用于阴血亏虚之肠燥便秘。桑椹子主用于肝肾病变,以滋养肝肾为主。柏子仁主用于心经病变,以养心安神为主。

【常用剂量】

桑椹子 10～15g。柏子仁 10～20g。

【用药体会】

二药均具有补益作用,用于体虚肠燥便秘作用好,柏子仁的通便作用更好,这主要是柏子仁富含油脂,尤其是适应于老年人应用。

桑椹子　熟地黄

【单药性能】

桑椹子:见 525 页。

熟地黄:见 505 页。

【主治病证】

腰膝酸软,头晕目眩,耳鸣耳聋,须发早白。

【配伍应用】

补益作用:均能补益肝肾,滋养阴血,用于肝肾精血不足之腰膝酸软,头晕目眩,耳鸣耳聋,须发早白以及骨蒸劳热,熟地黄滋补力强,用于血虚面色萎黄,色泽无华,养阴力亦佳。桑椹子滋补力弱,乃平补滋养之品。

【常用剂量】

桑椹子 10～15g。熟地 10～15g。

【用药体会】

桑椹子具有补益作用,而在补益方面,是以补阴为主还是以补血为主,向有争议。而现在的中药书籍多将其编在补阴药中,笔者认为,此药当以补血为主,只是作用不强。从总的功效来看,与何首乌基本相似。桑椹水浸日晒搽抹外用,可使黑发再生。根据前人的经验,桑椹以小满前熟透色黑而味甘,用布包后滤取汁,用瓷器熬成膏后收之,每日用白开水调服。

南沙参　北沙参

【单药性能】

北沙参：甘、微苦,微寒。①养阴清肺:用于肺燥阴虚有热之干咳少痰,咳血或咽干音哑等证。②益胃生津:用于胃阴虚有热之口干多饮,饥不欲食,大便干结,舌苔光剥或舌红少津及胃痛,胃胀,干呕等证。

南沙参：甘,微寒。①养阴清肺化痰:用于肺阴虚的燥热咳嗽,症见干咳少痰,或痰黏不易咯出者尤为适宜。②益胃生津:用于热病后气津不足或脾胃虚弱而症见咽干口燥,舌红少津,食少不饥。本品兼有益气之功。

【主治病证】

1. 热病伤津之口干舌燥。
2. 肺热咳嗽。
3. 胃阴损伤之食欲不振。

【配伍应用】

1. 养阴:均具有良好的养阴作用,主治肺阴伤、胃阴伤所致咽干口燥,干咳少痰,及口干多饮,饥不欲食,大便干结,舌红少津,舌苔光剥,嘈杂,胃痛,胃胀,干呕等。此作用以北沙参为好,由于北沙参应用的历史较晚,古方中的沙参多指的是南沙参。因此沙参麦冬汤、益胃汤中补益胃阴也可以用北沙参。均能养阴润肺,益胃生津。南沙参祛痰兼补气。北沙参润燥作用较好。《本经逢原·卷1》谓:沙参"有南北两种,北者质坚性寒,南者体虚力微。"比较简要地说明了南北沙参的区别。

2. 反藜芦:北沙参直到清代才入药,故清代以前所用沙参为南沙参。因此十八反中的沙参应是南沙参。现代中药书籍均称两种沙参不能与藜芦同用,实际上临床不可能将二药与藜芦同用,这是因为藜芦乃是大毒之药,具有剧烈的涌吐作用,所以说反藜芦只是理论上的认识。

【常用剂量】

北沙参 5～10g。南沙参 10～15g。

【用药体会】

二药主要作用于肺胃,可以用补肺阴、清肺热、润肺燥的术语来总结其功效,这三者主要是补肺阴,若肺阴伤又导致肺热、燥热咳嗽。笔者认为二药止咳,但极少用治喘息。再就是养胃阴,清胃热,润胃燥,由此又引申出益胃生津。赵学敏所编《串雅内编·卷1·内治门》有一首治疗头痛的方子,用"川芎一两,沙参一两,蔓荆子二钱,细辛五分。水二碗,煎八分,加黄酒半碗调匀,早晨服之。一剂之后,永不复发。"这里将沙参与蔓荆子配伍在一起使用,具有很好的治疗头痛的作用。笔者临床验证,此方效果良好。对于方中的沙参,先师熊魁梧多用北沙参,临床验证,南沙参也是可以的。

百合　百部

【单药性能】

百合：甘，微寒。①润肺止咳：用于阴虚肺燥有热之干咳少痰，劳嗽痰血或咽干音哑等证。本品作用平和。②清心安神：用于虚热上扰，失眠，心悸。治疗神志恍惚，情绪不能自主，口苦，小便赤，脉微数等，即所谓百合病。

百部：苦、甘，微温。①润肺止咳：用于新久咳嗽，百日咳等多种咳嗽，无论外感、内伤、暴咳、久嗽，皆可用之。可单用或配伍应用。②杀虫灭虱：用于蛲虫，阴道滴虫，头虱及疥癣。

【主治病证】

肺燥、肺虚咳嗽，少痰。

【配伍应用】

止咳：均能润肺止咳，用于肺燥咳嗽，痰中带血，以及干咳久咳等。二药性质平和，不温不燥。其不论新久、寒热、虚实、内伤、外感咳嗽均可以使用。百部对外感咳嗽或感冒后所致咳嗽用之较多，如止嗽散，尤为肺痨咳血要药。在止咳方面，百部以炙用为佳。根据现代的研究，百部可以直接杀死百日咳杆菌。临床上百部治疗咳嗽，但并不用治喘息。百合的养阴作用较弱，主要是作用于心肺两个脏器阴虚证，可用治肺虚咳嗽，或痰中带血。

【常用剂量】

百合 6～12g。百部 5～15g。

【用药体会】

在治疗咳嗽方面,常将二药配伍同用。笔者有一首验方,命名为四百二冬膏,可以参考使用。

组成:百合 100g,百部 100g,白及 100g,白果 50g,天冬 50g,麦冬 100g。

本方具有生津润燥,补肺养阴的作用。主治阴虚肺燥咳嗽,痰少,尤其是适宜肺结核所致咳嗽,痰中带血。此方以养阴润肺为主,主治肺阴虚所致病证,诸如干咳少痰,五心烦热,潮热盗汗。使用方法可以将上面 6 味药连续煎 3 遍,将所煎的 3 遍药液兑在一起,过滤,沉淀,取上清液浓缩,再加蜂蜜收膏即成,每次取适量膏剂用开水冲服。也可用上述药煎汤内服。

百合　丹参

【单药性能】

百合:见 531 页。

丹参:见 310 页。

【主治病证】

心神不宁之失眠。

【配伍应用】

安神:均能清心安神,但机制不同。丹参清心,实乃凉血,使血热得清,神志安定,故用于温热病热入营血之神志病变,虽云养血,乃以通为补。百合清心,实乃补心,使虚烦得除,神志安定,故用于热病后期余热未清之失眠多梦。

【常用剂量】

百合 6～12g。丹参 5～15g。

【用药体会】

对于丹参的安神作用,一般解释有 2 种,①认为丹参具有直接的安神之功,如天王补心丹中配伍有此药。②通过清热凉血,清除血分中热邪,使热邪不扰乱心神而达到安神之功。那么到底丹参的安神作用属于哪一种作用机制。笔者认为丹参的安神作用应该是后一种情况。因为丹参所谓的清热除烦就是用治神志病变的。

百合 知母

【单药性能】

百合:见 531 页。

知母:见 47 页。

【主治病证】

失眠。

【配伍应用】

治疗百合病:东汉名医张仲景对百合这味药材的使用有独特创见,他甚至把百合能治疗因热病身体虚弱,余热未清,虚烦惊悸,精神恍惚,失眠等病证,称为“百合病”。在《金匮要略》中,张仲景指出“意欲食复不能食,常默默,欲卧不能卧,欲行不能行,饮食或有美时,或有不用闻食臭时,如寒无寒,如热无热,口苦,小便赤,诸药不能治”等,即为百合病,其病因乃是因为心肺阴虚内热所致,出现神志恍惚不定,言语、行动、饮食和感觉失调等,

而以百合来进行治疗。张仲景也用百合配伍生地
黄或知母同用。

【常用剂量】

　　百合 6～12g。知母 5～15g。

【用药体会】

　　百合为目前治疗失眠的常用药物和食物。根
据现在的应用来看,百合用治诸如西医学所云的
神经衰弱、神经官能症有较好的疗效。中医的病
名而以药名来命名者,惟此百合一药。知母在清
热方面强于百合,但安神方面以百合多用。

　　百合有美容作用,其洁白娇艳,鲜品富含黏液
质及维生素。常食百合,可增加皮肤的营养,具有
美容减皱,促进皮肤的新陈代谢,使皮肤变得细
嫩、富有弹性,可使面部原有的皱纹逐步减退,达
到防治皮肤病的作用。尤其对各种发热病愈后而
面容憔悴,长期神经衰弱、失眠多梦及更年期妇女
恢复容颜光泽有较好的作用。百合能清心肺之
热,所以对心火肺热引起的某些影响美容的皮肤
疾病,如痤疮、面部湿疹、皮炎、疮疖等病,也有一
定的防治作用。

天冬　麦冬

【单药性能】

　　麦冬:甘、微苦,微寒。①养阴润肺:用于阴虚
肺燥有热的鼻燥咽干、干咳痰少、咳血、咽痛音哑
等证。②益胃生津:用于胃阴虚内热,热病津枯口
渴,或消渴,热邪伤津之便秘。本品为养胃阴要

药。③清心除烦:用于心阴虚有热之心烦、失眠多梦、健忘、心悸怔忡等证。如热伤心营,心烦少寐者。此外,还有润燥滑肠之功,用于热病伤津肠燥便秘之证。

天冬:甘、苦,寒。①养阴润肺:用于燥邪伤肺,干咳无痰,或痰少而黏,或痰中带血。亦用于阴虚劳嗽,痰中带血者。本品清润之力甚于麦冬。②滋肾降火:用于肾阴不足,阴虚火旺,潮热遗精等。③益胃生津:用于胃阴虚内热消渴,或热病伤津口渴。以及热伤津液的肠燥便秘。

【主治病证】

1. 阴虚肺燥有热的鼻燥咽干、干咳痰少、咳血、咽痛音哑等证。

2. 胃阴虚内热,热病津枯口渴或消渴。

3. 热邪伤津之肠燥便秘。

【配伍应用】

1. 止咳:均能滋阴润肺:用于肺热、肺燥、阴伤咳嗽,干咳少痰等证,常配合使用,如二冬膏、《医学心悟》之月华丸。清代徐灵胎认为咳嗽不可用麦冬,云其胶黏太甚,容易留邪,若配伍半夏以后则无此不良反应,而根据张仲景用麦冬的经验的确是将其与半夏同用的,如麦门冬汤、竹叶石膏汤,取其润燥相济,此说有一定的道理,可以借鉴用药。另外根据临床使用来看,麦冬还可以配伍麻黄同用,取麻黄宣畅肺气,麦冬滋润肺阴,宣润结合,互相制约,相辅相成。《本草蒙筌·卷1·麦门冬》云:"天、麦门冬,并入手太阴经,而能驱烦解渴,止咳消痰,功用似同,实亦有偏胜也。麦门冬兼行手少阴心,每每清心降火,使肺不犯于贼邪,故止咳立效;天门冬复走足少阴肾,屡屡滋肾助元,令肺得全其母气,故消痰殊功。"并云:"痰之标在脾,痰之本在肾。又曰,半夏惟能治痰之标,不能治痰之本。以是观之,则天门冬惟能治痰之本,不能治痰之标,非但与麦门冬殊,亦与半夏异也。"用天冬祛痰,不能过量、过久,因为天冬很滋腻。

2. 清热:二药药性寒凉,具有清肺热作用,用于热证,但二药所治疗的脏腑部位也有所不同,麦冬最大的特点是清胃热,养胃阴,乃是治疗胃阴伤的要药。天冬则擅长清肾热,治疗肾阴伤的病证。

3. 治疗肠燥便秘:二药均滋润,能生津润燥,濡润大肠,对肠燥便秘病证有良好的作用,天冬的作用强于麦冬。

4. 补益作用:二药均具有补虚的特点,用于阴虚病证,如用于肝肾不足所导致的阴虚火旺之石斛夜光丸中配伍有此二药。天冬具有较好的补虚强壮作用。清代《医方集解·补养之剂》有一首治疗气阴两伤的三才汤,由天冬、地黄、人参组成,简称天地人,此方具有养阴益气,润肺止咳之功,作用明显。麦冬有补心气一说,此见于多家本草著作,《神农本草经》云主"羸瘦短气"。《本草汇言·卷4·麦门冬》云:"麦门冬,清心润肺之药也。主心气不足,惊悸怔忡,健忘恍惚,精神失守。"古方用其治虚人元气不运,胸腹虚气痞满。

《本草新编·卷2》云:"泻肺中之伏火,清胃中之热邪,补心气之劳伤。"《伤寒论》中所载竹叶石膏汤主治"伤寒解后,虚羸少气,气逆欲吐",此方虽然是用人参补气,而方中麦冬亦应有此作用。后世生脉饮也用于气虚病证。综上述有麦冬补气一说,可供临床参考。麦冬主要作用于上中二焦病变,天冬滋腻,主要作用于上下二焦病变,清火与润燥之力强于麦冬。

【常用剂量】

麦冬 6～12g。天冬 10～15g。

【用药体会】

笔者常将二药配伍同用以治疗咳嗽,参看四百二冬膏,见 532 页。临床一般对于胃阴伤,麦冬为首选之品。

沙参　麦冬

【单药性能】

沙参:见 529 页。

麦冬:见 534 页。

【主治病证】

1. 肺阴伤鼻燥咽干,干咳,痰少,咳血,咽痛音哑等证。

2. 胃阴伤津枯口渴,或消渴,舌红少苔,大便干燥。

【配伍应用】

养阴:均能养阴生津,用于津伤口渴,消渴,麦冬养阴作用甚于沙参。沙参侧重于肺阴伤的病

证,麦冬侧重于胃阴伤的病证,同用加强作用,如
沙参麦冬汤。

【常用剂量】

南沙参 10～15g。麦冬 6～12g。

【用药体会】

沙参有南北之分,南沙参首载于《神农本草
经·上品》,北沙参首载于《本草汇言》,显然北沙
参使用的历史短,因此传统所用沙参指的是南沙
参。清代《本草便读·山草类》提到"沙参,处处山
原沙地皆有之,古无南北之分,然观各家本草云,
其色白,其根多汁等语,似指北参而言;若南参则
汁粗大而松,气薄味淡。大抵甘寒入肺,清养之
功,北逊于南,其润降之性,南不及北耳。"笔者认
为北沙参养阴作用要好一些,阴虚病证多用,南沙
参兼有微弱的补气作用。单纯从清热的作用来
看,北沙参要强,这是因为北沙参具有苦味,而苦
能降,清热作用就要强一些。

石斛　玉竹

【单药性能】

石斛:甘,微寒。①益胃生津:用于胃热阴虚
之胃脘疼痛,牙龈肿痛,烦渴,舌干,本品为养胃阴
常用之药。②滋阴清热:用于肾阴亏虚,目暗不明
者,筋骨痿软,骨蒸劳热者。

玉竹:甘,微寒。①养阴润肺:用于阴虚肺
燥有热的干咳少痰,咳血,声音嘶哑等证。本品
补阴而不恋邪,用于素体阴虚,感受外邪所致发

热,头痛,咳嗽,咽干口渴等证。②益胃生津:用于燥伤胃阴,口干舌燥,食欲不振,胃热津伤之消渴。

【主治病证】

胃阴伤口干口渴,消渴。

【配伍应用】

养阴:石斛、玉竹均能清热滋阴养胃,生津,用于热病伤津,虚热不退或胃阴不足,舌干口渴。石斛主要是治疗胃和肾的病变,一般称此药乃是治疗胃阴伤的要药。由于胃阴虚与脾阴虚在表现形式上相似,主要表现为不思食,口干不欲饮,手足心热等,故现代认为石斛主要用治脾阴虚证。一般而言,养阴之品比较滋腻,但石斛并不滋腻,配伍麦冬以后更能加强养阴作用。石斛也能益肾阴,用于肾阴亏损之腰膝软弱,视力减退,如石斛夜光丸。鲜石斛清热生津力较好,干石斛滋阴作用较好。

玉竹亦名葳蕤,作用和黄精、山药有些相似。相对山药而言,玉竹养阴作用稍强,相对黄精而言,滋补作用稍弱,玉竹益气作用不如黄精,而黄精清热作用不如玉竹。玉竹药性不滋腻,所以也用于感冒病证,其养阴作用的部位在肺胃。久服不会伤害脾胃。《本草新编·卷3》云:"葳蕤性纯,其功甚缓,不能救一时之急,必须多服始妙。用之于汤剂之中,冀目前之速效难矣。"玉竹的特点是长于中上焦病变,柔润不滋腻,用于肺阴伤之燥热咳嗽,其特点是滋阴不敛邪,养胃不腻膈,可用治阴虚之体弱感冒发热咳嗽,咽痛和舌红少津,口渴诸证,如加减葳蕤汤(《通俗伤寒论》)、益胃汤。

【常用剂量】

石斛 6～12g;鲜用,15～30g。玉竹 6～12g。

【用药体会】

二药是比较平和的养阴药,临床治疗胃阴伤的病证,可以同用。根据《神农本草经》记载,玉竹"久服,去面黑䵢,好颜色,润泽,轻身不老"。结合临床应用来看,玉竹确有美容作用。常服玉竹可抗衰老,延年益寿。笔者认为,玉竹具有美白作用。玉竹养肺胃之阴除燥热,补而不腻。石斛清肾中浮火,除胃中虚热。

石斛　天冬

【单药性能】

石斛:见 538 页。

天冬:见 535 页。

【主治病证】

视物昏花,复视。

【配伍应用】

补虚:均能清热滋阴补肾,用于阴虚内热以及视物昏花,复视,如石斛夜光丸。二药滋腻碍胃腻膈。天冬滋腻之性尤胜。且均能养胃阴,用于胃阴伤致口干口渴,胃中嘈杂。天冬润肺作用好,长于上下焦病变。石斛益胃作用好,长于中下焦病变。

【常用剂量】

石斛 6～12g。天冬 10～15g。

【用药体会】

在养阴方面,天冬作用强于石斛,虽均可以治疗胃阴虚病证,石斛多用。霍山石斛最佳,其性不甚寒,不会导致碍胃凝脾之弊,对于虚人,胃阴不足尤为适宜。

麦冬　玉竹

【单药性能】

麦冬:见 534 页。

玉竹:见 538 页。

【主治病证】

1. 肺热咳嗽。

2. 胃热干渴。

【配伍应用】

养阴:均能清热养肺胃之阴,生津止渴,用于肺热咳嗽,胃热干渴等证。麦冬清热及养阴力均强于玉竹。玉竹补而不腻,养阴不敛邪,其性较麦冬平和,阴虚外感可用。麦冬养阴易恋邪,鲜有养阴用于阴虚外感者。

【常用剂量】

麦冬 6～12g。玉竹 6～12g。

【用药体会】

根据临床使用来看,二药虽能养阴,但玉竹对于温病后期耗伤胃阴而现口渴,食欲不振较多用,主要是玉竹不恋邪,而麦冬较滋腻,容易恋邪,所以临床上阴伤甚者用麦冬。

黄精　山药

【单药性能】

黄精：甘,平。①养阴润肺：用于肺金气阴两伤之干咳少痰。亦用于肺肾阴虚之劳嗽久咳,可单用熬膏久服。②补气健脾：用于脾虚气阴两亏之面色萎黄,困倦乏力,口干食少,大便干燥,可单用或与补气健脾药同用。③补益肾精：用于肾阴亏虚腰膝酸软,须发早白等早衰症状。对延缓衰老,改善头晕,可以单用熬膏服。

山药：见 466 页。

【主治病证】

肺脾肾气阴两伤病证。

【配伍应用】

补益气阴：二药作用非常相似,能补气养阴,为平补肺脾肾三脏之药。但从补益作用来看,黄精作用强。其一用于肺虚咳嗽,气短多汗；其二用于脾胃虚弱之食欲不振,口渴；其三用于肾虚精亏；其四用于消渴病。山药补肺长于肺虚久咳,补脾长于脾虚便溏或泄泻,如参苓白术散,补肾长于肾虚尿频或遗精,如缩泉丸、六味地黄丸。黄精润肺长于肺虚燥咳,补脾长于脾虚体倦,补肾长于疗肾虚精亏,益阴润燥作用胜于山药。山药补脾,气虚便溏多用；黄精补脾,阴虚便溏多用。在古代的一些延年益寿的方中,就多选用黄精。《三国志》记载,樊阿从华佗处"求可食益于人者,佗授以漆叶青黏散",其中青黏,即是黄精。可见黄精在作为补益药使用历史悠久。历代本草书中多记载黄精具有久服轻身,延年不饥,补诸虚,驻颜断谷之说。作为益寿延年之品,可以将黄精浸酒后饮服。

【常用剂量】

黄精 10 ～ 15g。山药 10 ～ 30g;大剂量 60～250g。

【用药体会】

在治疗气阴两伤病证时,常将此二药配伍同用以加强作用。作为补品,其性平和,作用缓慢,可作久服滋补之品,无大补温燥之弊可能带来的副作用。黄精的润燥作用尤佳,笔者有一经验用药,命名为黄精润肤液。

组成:黄精、熟地黄。各等量。

本方均有润肤祛燥,止痒杀虫的作用。主治秋冬季口唇干燥,手足皲裂,手脱皮,手起水泡,手足出汗,脚裂口等病证。李时珍记载黄精具有"下三尸虫"的作用,三尸虫即多种寄生虫,根据此认识,所以也用于手、足癣,甲癣等多种癣疾。这是笔者在临床中发现黄精的一个很特殊的作用。使用方法是将药物浓煎后略加食醋外搽,也可以直接用高度白酒或食醋浸泡后外搽。若足癣可以煎水泡。为使用方便,也可以单用黄精一味药。

女贞子　墨旱莲

【单药性能】

女贞子:甘、苦,凉。①滋补肝肾:用于肝肾不足所致的腰膝酸软,消渴及阴虚内热之潮热,心烦等证。②乌须明目:用于肝虚目暗不明,视力减退,目微红畏光,眼珠作痛者。

墨旱莲:甘、酸、寒。①滋补肝肾:用于肝肾阴虚或阴虚内热所致须发早白,头晕目眩,失眠多梦,腰膝酸软,遗精耳鸣等证。②凉血止血:用于阴虚内热的出血证,力量较弱。

【主治病证】

1. 肝肾阴虚头晕目眩,视力减退病证。

2. 腰膝酸软。

3. 须发早白。

4. 消渴。

【配伍应用】

1. 补益作用:均能滋养肝肾,用于肝肾不足之眩晕耳鸣,目眩,咽干鼻燥,腰膝酸痛,月经量多,须发早白等,多配伍同用,如二至丸。墨旱莲习惯上称为旱莲草,因新鲜者流出的汁液呈黑色,花蕾似莲花,故名。《本草纲目》以鳢肠为正名。一般墨旱莲在农历的夏至采集,女贞子在农历的冬至采集,故名。二至丸具有补益虚损,明目亮睛,调养肝肾,滋阴止血作用。因二药性凉,补而不滞,补中兼清,故为清补之品。女贞子作用稍强于墨旱莲。《本草纲目·卷36·女贞》载:"世传《女贞丹方》云女贞实即冬青树子,去梗叶,酒浸一日夜,布袋擦去皮,晒干为末。待旱莲草出多,取数石捣汁熬浓,和丸梧子大。每夜酒送百丸。不旬日间,膂力加倍,老者即不夜起。又能变白发为黑色,强腰膝,起阴气。"这就是后来的二至丸。现在的方剂学书籍说二至丸出自汪昂的《医方集解》,其实并不准确,其组成应为出自《本草纲目》。女贞子主要作用于肝肾,与药材形态有关,中医有似形治形之说,就是说药材的形态像某个脏腑的形态,则治疗这个形体的病变。

2. 乌发:均具有乌发作用,用于须发早白,如二至丸即具有此作用。现代中药书籍均将女贞子、墨旱莲编在补阴药中,但一般不直接说其具有补阴作用,而多云具有补益肝肾之功,这是因为其补阴力作用不强。墨旱莲在中医美容古方中使用频率极高,认为是乌须黑发,生长毛发的要药。《本草纲目·卷16》说其能"乌髭发,益肾阴"。《本草经疏·卷9·鳢肠》有"古今变白之草,当以兹为胜"之说。缪希雍认为在中草药中,能使白发变黑的最佳药物就算墨旱莲了。关于用法,内服可用单味墨旱莲,或与其他中药配伍制成汤剂,散剂,丸剂,膏剂。也可以将新鲜的墨旱莲洗净后,用温开水浸泡片刻后捣烂取汁,加少量红糖,用开水冲服。墨旱莲鲜汁可治眉毛脱落,用新鲜墨旱莲捣烂绞汁,涂在两侧的眉弓骨部位,并用手指沾药汁反复揩擦,以使药力渗透到眉毛的皮下。

【常用剂量】

女贞子6~12g。墨旱莲6~12g。

【用药体会】

二药均为比较平和的补益肝肾之品,笔者治疗诸如脱发、白发,若使用内服药物时,则常将二药配伍于六味地黄丸中再加制首乌、枸杞子、黄精等效果良好。

女贞子　沙苑子

【单药性能】

女贞子:见 543 页。

沙苑子:见 496 页。

【主治病证】

1. 视物昏花。

2. 腰膝酸软。

3. 耳鸣耳聋。

【配伍应用】

补益作用:均能补益肝肾,明目,用于目暗不明,视力减退。沙苑子取养肝之功,女贞子取清肝之效。女贞子偏于补阴,沙苑子偏于补阳。

【常用剂量】

女贞子 6~12g。沙苑子 10~15g。

【用药体会】

笔者在临床上使用二药,一般使用的剂量多较大,这是因为二药性质平和,补而不腻,适于久服。对于阴阳两虚而又不需大补者选用之比较合适。

女贞子　枸杞子

【单药性能】

女贞子：见 543 页。

枸杞子：见 521 页。

【主治病证】

1. 肝肾阴虚病证,腰膝酸软,腿足乏力。

2. 肝血不足视物昏花,目暗不明。

【配伍应用】

1. 补益作用:二药在补益方面,主要是治疗肝肾阴虚病证,如头晕,耳鸣,腰膝酸软,腿足乏力。枸杞子亦能补血,补阳,兼能补气,其能坚筋骨、轻身不老、耐寒暑,为滋补调养和抗衰老的良药。滋补力胜于女贞子。女贞子只能补阴,乃平补之品,也有认为其有补血的特点。

2. 明目:二药在明目方面,主要是用于肝血不足目眩、视物昏花,目暗不明等。枸杞子乃是明目的要药。

【常用剂量】

女贞子 6~12g。枸杞子 6~12g。

【用药体会】

单纯从补益作用来说,女贞子偏于补阴,而枸杞子则重在补血。中药学教材将枸杞子编在补阴药中,也的确可以补阴,但从枸杞子的主要作用来看,是以补血为主,根据中医理论,色红的药材多具有走血分的特点,而从临床应用来看,也常将枸杞子用来治疗血虚病证,主要是精血虚证。枸杞子历来作为防衰抗老的要药,认为具有补虚延年的效果。有久服令人长寿的说法。

胡麻仁 火麻仁

【单药性能】

胡麻仁:见 526 页。

火麻仁:见 134 页。

【主治病证】

肠燥便秘。

【配伍应用】

通便:二药质润多脂,能润肠通便,滋养补虚,用于肠燥津亏便秘,尤以老人、产后、小儿体虚便秘多用。火麻仁为润肠通便专药,如润肠丸、麻子仁丸。胡麻仁即黑芝麻,亦名黑脂麻。滋养肝肾。火麻仁以润肠通便为主,兼能补虚。胡麻仁以滋养肝肾为主,兼能润肠。

【常用剂量】

火麻仁 10～15g。胡麻仁 10～15g。

【用药体会】

从滋养作用来说,胡麻仁作用很好,有补精润燥滑肠的作用,尤对于头晕眼花,须发早白多用。对于老年人的肠燥便秘胡麻仁较火麻仁作用好,所以将胡麻仁作为食疗应用更好。

龟甲 鳖甲

【单药性能】

龟甲:甘、咸,寒。①滋阴潜阳:用于阴虚阳亢,头目眩晕之证;阴虚内热,骨蒸潮热,盗汗遗精;热病伤阴,阴虚风动,神倦瘛疭者。②益肾健骨:用于肾虚之筋骨不健,腰膝酸软,步履乏力及小儿鸡胸,龟背,囟门不合诸证。③养血补心:用于阴血不足,心肾失养之惊悸,失眠,健忘。此外,还能止血。因其长于滋养肝肾,性偏寒凉,故尤宜于阴虚血热,冲任不固之崩漏,月经过多。

鳖甲:甘、咸,寒。①滋阴潜阳:用于肝肾阴虚所致阴虚内热、阴虚风动、阴虚阳亢诸证。②退热除蒸:用于阴虚内热所致骨蒸潮热、盗汗。也用于温病后期,阴液耗伤,邪伏阴分,夜热早凉,热退无汗。③软坚散结:用于癥瘕积聚,疟母等,因其味咸能软坚散结。

【主治病证】

1. 阴虚阳亢,头目眩晕之证。

2. 阴虚内热,骨蒸潮热,盗汗遗精。

3. 热病伤阴,阴虚风动,神倦瘛疭者。

【配伍应用】

1. 平肝潜阳:均能潜阳,用于肝阳上亢之头痛、眩晕以及虚风内动之痉厥,如大定风珠。由于阳亢多为阴伤所致,所以二者同时也是滋阴之品,龟甲亦名龟板,滋阴、潜阳力强,如大补阴丸。

2. 补益作用:均能滋肾,用于肾阴不足,虚火亢旺之骨蒸潮热、盗汗、遗精及肝阴不足证,为血肉有情之品。从补益作用来看,龟甲作用强,主治肾虚病证,对于筋骨不健多用,如虎潜丸。善通任脉,可用于血热所致的崩漏、月经过多等证,如固经丸。至于龟甲的补血作用,中医不单独云肾血虚病证,而多云肝肾精血不足,故龟甲的作用往往云补益肝肾。而从临床来看,龟甲的强骨作用是其独特的效用,所以肾虚骨痿,此为要药。鳖甲在补益肝肾方面作用稍弱于龟甲。

【常用剂量】

龟甲 10～30g。鳖甲 10～30g。

【用药体会】

二药均为滋补肝肾阴亏作用强的药物,配伍应用,相互促进作用,龟甲补益作用更强,《本草经疏》云:"鳖甲走肝益肾以除热,龟甲通心入肾以滋阴。"所以虚热病证多用鳖甲,肾阴亏损多用龟甲。对于上述病证,笔者认为同用较单用效果好。

龟甲　鹿茸

【单药性能】

龟甲:见 549 页。

鹿茸:见 474 页。

【主治病证】

肾虚骨软,腰膝痿弱,步履乏力,或小儿行迟,囟门不合。

【配伍应用】

补益作用:均能益肾健骨,用于肾虚骨软,腰膝痿弱,步履乏力,或小儿行迟,囟门不合。龟甲养肾阴通任脉,用治血热崩漏出血,又能补血止血。鹿茸助肾阳通督脉,用治阳虚崩漏出血。二药一能助阳,一能滋阴,同用之阴阳双补,如龟鹿二仙胶。另外左归饮鹿角胶、龟甲胶同用滋阴补肾,治疗真阴不足之头目眩晕,腰酸腿软也是取此意。

【常用剂量】

龟甲 10～30g。鹿茸 1～3g。

【用药体会】

传统所用的龟甲,用的是腹甲,偏于通任脉,现在临床也有用背甲者,统称为龟甲,若从古今用药来看,腹甲作用好。龟甲、鹿茸的滋养作用强,称为大补之品,鹿茸偏于通督脉,补肾阳。笔者认为体虚患者将二药配伍同用作用更好。

鳖甲　青蒿

【单药性能】

鳖甲:见 549 页。

青蒿:见 114 页。

【主治病证】

骨蒸劳热,盗汗。

【配伍应用】

退虚热:均具有良好的退虚热的作用,用于阴虚内热或温邪伤阴所致发热,常同用,如青蒿鳖甲汤、秦艽鳖甲散、清骨散。临床上治疗虚热多同时配伍应用,作用加强。

【常用剂量】

鳖甲 10～30g。青蒿 6～12g。

【用药体会】

在退虚热方面,鳖甲有入络搜邪的说法,就是说其滋阴退热,需要青蒿的芳香清热透络的特点,引邪外出,吴瑭解释:"青蒿不能直入阴分,有鳖甲领之入也;鳖甲不能独出阳分,有青蒿领之出也。"

鳖甲　牡蛎

【单药性能】

鳖甲:见 549 页。

牡蛎:见 419 页。

【主治病证】

1. 癥瘕,积聚,瘰疬。

2. 阴虚阳亢头晕目眩,面红目赤,急躁易怒。

【配伍应用】

1. 潜阳:均能滋阴潜阳:用于阴虚阳亢头晕目眩,面红目赤,急躁易怒,可同用,如镇肝熄风汤。通过潜阳而息风,如大定风珠、小定风珠、三甲复脉汤。鳖甲滋阴力强,为治疗阴虚病证要药,尤以肝肾阴虚多用。

2. 散结:均用于癥瘕,积聚,簰疬,疟母,肝脾肿大。鳖甲偏治癥瘕,牡蛎偏治瘰疬。鳖甲在治疗体内肿块方面具有突出的疗效,其机制乃是通过软坚散结达到治疗目的的。现用其治疗肿瘤。

【常用剂量】

鳖甲 10～30g。牡蛎 10～30g。

【用药体会】

二者由于均具有软坚散结作用,现配伍应用来治疗癌肿、体内赘生物。笔者习惯多用鳖甲,因牡蛎具有涩味之故。

十九、收敛药类

麻黄根 浮小麦

【单药性能】

　　麻黄根:甘,平。固表止汗:用于气虚自汗,阴虚盗汗,如牡蛎散,也可研末外扑以止汗。为止汗之专药,可内服、外用于各种虚汗。

　　浮小麦:甘,凉。①固表止汗:用于体虚所致自汗、盗汗。可单用炒焦研末,米汤调服。②益气除热:用于阴虚发热,骨蒸劳热等证。

【主治病证】

　　体虚自汗、盗汗。

【配伍应用】

　　止汗:均能固表止汗,用于自汗、盗汗、产后虚汗等证,往往相须为用,以增强疗效。麻黄根乃止汗专药,作用强于浮小麦。麻黄根与麻黄同出一物,但麻黄性散,发汗力量很强。浮小麦在止汗方面,作用较平和,可以大剂量使用。

【常用剂量】

　　麻黄根 3～10g。浮小麦 15～30g。

【用药体会】

　　麻黄根乃止汗要药,对于麻黄根的止汗机制,有认为"收敛止汗"(5 版教材),有认为"敛肺止汗"(6 版教材),但古代本草并非云其收敛,《本草纲目》载麻黄根未提其具收敛作用,其所附方 8 首,亦只说其止汗,未云其收敛,那么麻黄根是否有收敛作用呢? 笔者认为甘平的麻黄根不具酸涩味而言其收敛,有悖于药性理论。对于麻黄根的止汗机制,李时珍表述得非常清楚:"其性能行周身肌表,故能引诸药外至卫分而固腠理也。"这就是说,麻黄根止汗,实际上是固护肌表,防止汗液外泄,乃固表止汗,非收敛止汗也。所以临床使用麻黄根,不必顾忌其收敛。

五味子　乌梅

【单药性能】

五味子:酸、甘,温。①敛肺滋肾:用于肺虚久咳,肺肾两虚久咳虚喘。②固精止遗:用于肾虚不固之滑精梦遗。本品为治肾虚精关不固之常用药。③涩肠止泻:用于脾肾阳虚之久泻。④益气生津:用于热伤气阴,汗多口渴;阴虚内热,口渴多饮之消渴证。⑤固表止汗:用于气虚自汗,阴虚盗汗。⑥宁心安神:用于阴血亏虚,心神失养,或心肾不交之虚烦心悸、失眠多梦。

乌梅:①敛肺止咳:用于肺虚久咳少痰或干咳无痰之证。②涩肠止泻:用于体虚久泻,久痢。亦可用于湿热泻痢,便脓血。③生津止渴:用于虚热消渴,可单用煎服。④安蛔止痛:用于蛔虫所致的腹痛、呕吐、四肢厥冷之证。为安蛔之良药。此外,本品炒炭后,又能收敛止血,可用治崩漏下血、便血等;外敷能消疮毒,并治胬肉外突、头疮等。

【主治病证】

1. 体虚滑脱证,如自汗、盗汗,久泻不止。
2. 津伤口渴、虚热消渴。
3. 肺虚久咳。
4. 肾虚精关不固所致遗精、滑精。

【配伍应用】

1. 收敛:均具有良好的收敛作用,用于体虚滑脱病证,包括汗、尿、精、便、带,如自汗、盗汗、遗尿、尿频、遗精、滑精、久泻、久痢、带下过多等,五味子所主病证有"五味俱全养五脏"的说法,其主要作用就是收敛,除了出血证外,均可以选用之,因此其收敛的范围实际上是很广的。古方中将其作为治疗汗证、滑精、泻痢的主药。对于上述五味子功效(敛肺、涩肠止泻、固精止遗、固表止汗)的表述,可以就用收敛固涩简言之。张仲景用五味子治疗咳喘多同时配伍干姜同用,一开一阖,互相牵制,正好符合肺的生理功能,如小青龙汤、苓甘五味姜辛汤。在收敛止咳方面,常配伍一起应用,如《医学正传》之九仙散治疗久咳不已。从临床应用来看,以五味子稍多用。乌梅收敛则用于肺虚久咳少痰或干咳无痰,体虚久泻,久痢。五味子收敛作用广。

2. 生津止渴:均用于津伤口渴、虚热消渴。生脉饮中就配伍有五味子止渴。乌梅生津止渴作用好,也用于胃阴不足病证,如胃口不开,不思饮食或食而无味,口干乏津。在生津方面,对消渴、烦热口渴效果很好,青梅之所以能生津止渴,主要在于其含有大量酸性物质,这些酶酸能刺激人们的唾液腺,产生大量的口水,从而有生津止渴作用。这种酸也有助于消化,所以孕妇喜食梅子。在《三国演义》中,记载望梅止渴的传说:曹操率领大军南下,去攻打张绣,行军途中,天气炎热,没有水喝,将士们渴得很,人人口干舌燥,个个咽喉发干疼痛,如果不赶快找到水源,将对全军的战斗力是很大的损失,此时曹操心生一计,坐在马上,用手一指,对众将说前边不远处有一片梅林,待赶到梅林即可摘食梅子,将士们顿时想起了梅子的酸味,口中都流出水来,也就不那么渴了,待赶到前面一看,根本就没有什么梅林,但将士们已通过了无水地带。曹操骗将士们的这段佳话一直流传到现在。曹操正是利用了梅子生津这一作用,欺骗性地激发了人的唾液腺,暂时缓解了口渴,因酸味可以刺激唾液分泌,人们就想起了梅子的酸味,自然会满口生津。

【常用剂量】

五味子 3～6g。乌梅 3～10g,大剂可用至 30g。

【用药体会】

二者生津止渴作用好,对于体虚病者若出现口干口渴,一般是将其配伍同用,现代所云的糖尿病将二药配伍同用能缓解口干症状。五味子补气作用,现在的中药书籍中多不明确记载,但结合古方的应用,是可以补气的,如天王补心丹就配伍有此药。过去的中药书籍将五味子编在补气药章节中,也说明此补气的特点。笔者认为五味子可以补气,所以治疗气虚病证,可以选用。

肉豆蔻　白豆蔻

【单药性能】

肉豆蔻:辛,温。温中行气:用于胃寒气滞之脘腹胀痛、食少呕吐等证。

白豆蔻:见 168 页。

【主治病证】

中焦气滞病证之脘腹胀痛,不思饮食,呕吐。

【配伍应用】

行气:均用于脾胃气滞所致之脘腹胀痛,不思饮食,呕吐等。白豆蔻作用强。由于湿阻会导致气滞,所以白豆蔻能化湿而用于胸脘满闷,呕吐,食积不消,对湿温初期病证亦可选用。白豆蔻芳香化湿止呕,主要作用于中上焦。肉豆蔻主要作用于中下焦,所以能治疗五更泻、久泻,如四神丸。

【常用剂量】

肉豆蔻 3～10g。入丸、散剂,1.5～3g。白豆蔻 3～6g。

【用药体会】

现代出版的各种中药书籍均云肉豆蔻涩肠止泻,个人认为,肉豆蔻因其富含油脂,不但不能止泻,反能致泻,若泄泻者用后多加重病情。因现在的中药书籍均载其涩肠止泻,故将其作止泻药归纳。若取其止泻必须煨用,即使这样也不能完全保证肉豆蔻不滑肠。此处笔者不云其"涩肠止泻"。

桑螵蛸　海螵蛸

【单药性能】

　　桑螵蛸：甘、咸，平。①固精缩尿：用于肾虚不固之遗精滑精、遗尿尿频、白浊。乃治遗尿要药。②补肾助阳：用于肾虚阳痿，作用平和。

　　海螵蛸：咸、涩，微温。①固精止带：用于肾虚带脉不固之带下清稀量多，肾失固藏之遗精，滑精。②收敛止血：用于多种出血证，如吐血，便血，血淋，崩漏，为止血要药。③制酸止痛：用于胃痛反酸。④外用收湿敛疮：用于湿疮，湿疹，疮疡不敛。

【主治病证】

　　1. 肾虚不固之遗精滑精、遗尿尿频。

　　2. 下元不固之带下、崩漏。

【配伍应用】

　　收敛作用：均能收敛固涩，固精止遗，用于肾虚精关不固之遗精、滑精、早泄、遗尿、尿频等证，但海螵蛸的固涩力强。桑螵蛸收敛固涩方面主要用于尿频，小便失禁，尤多用于小儿遗尿证，如桑螵蛸散，乃治疗遗尿要药。临床治疗遗尿应首选桑螵蛸、鸡内金。《本经逢原·卷4》认为："桑螵蛸，肝肾命门药也。功专收涩，故男子虚损，肾虚阳痿，梦中失精，遗溺白浊方多用之。"同时在治疗小便白浊方面作用也很好。海螵蛸亦名乌贼骨、墨鱼骨,固涩力较强,收敛固涩则广泛用于肺胃出血,久泻,白带过多,崩漏证,如固冲汤;外伤出血亦可用,收敛之中又能敛疮,用于疮疡多脓,疮口久不愈合,收敛作用尤以治崩漏为好。固涩力强。

【常用剂量】

桑螵蛸 3～10g。海螵蛸 6～12g。研末吞服,每次 1.5～3g。

【用药体会】

桑螵蛸有两个重要特点,一是治疗遗尿的要药。二是治疗小便浑浊的妙药。若小儿遗尿,肾气不固,身体瘦弱,体质虚弱,可取桑螵蛸焙黄,研为细末,以开水泡服。老人尿频,可取桑螵蛸研末泡水服即可。《神农本草经》记载具有"通五淋,利小便水道"的作用,寇宗奭《本草衍义·卷17》载:"邻家一男子,小便日数十次,如稠米泔,色亦白,心神恍惚,瘦瘁,食减,以女劳得之。令服此桑螵蛸散,未终一剂而愈。安神魂,定心志,治健忘、小便数,补心气。桑螵蛸、远志、龙骨、菖蒲、人参、茯神、当归、龟甲醋炙,以上各一两,为末。夜卧,人参汤调下二钱。如无桑上者,即用余者,仍须以炙桑白皮佐之。量多少,可也。盖桑白皮行水,意以接螵蛸就肾经。""治男女虚损,益精,阴痿,梦失精,遗溺,白浊,疝瘕,小便白浊,肾衰不可阙也。"根据药物的特点,治疗小便混浊除应用缩泉丸、草薢分清饮外,而桑螵蛸、荜澄茄也有此作用。桑螵蛸的上述特点,笔者尤喜选用之。

五倍子 五味子

【单药性能】

五倍子：酸、涩，寒。①收敛固涩：本品功专收敛，从而达到固精止遗，收敛止血，固表止汗、涩肠止泻等作用。用于自汗，盗汗，久泻，久痢，遗精，滑精，崩漏，便血，痔血等证。外用又能治湿疮流水、溃疡不敛、疮疖肿毒、肛脱不收、子宫下垂等，可单味或配合枯矾研末外敷或煎汤熏洗。②敛肺降火：用于热灼肺络之咳嗽、咯血。

五味子：见 555 页。

【主治病证】

1. 肺虚久咳。

2. 自汗盗汗。

3. 遗精滑精。

4. 久泻不止

【配伍应用】

1. 止咳：均敛肺止咳，用于肺虚久咳不止。五味子作用强，乃临床常用之收敛止咳药，如九仙散。五倍子于敛肺之中又有清肺降火作用，用于肺热痰嗽及咳嗽咯血者。

2. 止汗：均能收敛止汗，用于自汗盗汗。五味子多用，五倍子可单用研末醋调敷肚脐眼。

3. 治疗遗精、泄泻：均能涩精止遗，用于遗精、滑精，久泻不止。临床上五味子多用于肾虚精关不固之证，而五倍子可以外用敷肚脐。笔者认为将五倍子外敷肚脐可以治疗多种滑脱病证,如遗尿、尿频、遗精、滑精、久泻、自汗、盗汗等。

【常用剂量】

五倍子 3～10g。五味子 3～6g。

【用药体会】

对于滑脱病证,除应用内服药物以外,也可采用外用的方法来治疗,效果很好,笔者在临床上对于此病,一般结合外用之法以提高疗效。如治疗小儿遗尿病证,使用五倍子时,将其研成细粉,以食醋调成糊状,外敷肚脐。若小儿皮肤细嫩,可以在外用的部位先抹点麻油以防对皮肤产生刺激,再贴上外用药。若小儿外用药物时,外敷时间不能太长,以免损伤皮肤。

诃子　乌梅

【单药性能】

诃子:苦、酸、涩、平。①涩肠止泻:用于体虚久泻,久痢,以及脱肛,乃常用药。②敛肺止咳,利咽开音:用于肺虚久咳,失声。本品为治失声之要药。

乌梅:见 555 页。

【主治病证】

1. 久泻久痢。

2. 久咳不已。

【配伍应用】

1. 止咳:均能敛肺止咳,用于肺虚久咳。可以配伍同用。如用乌梅之九仙散。诃子在止咳方面,一般是兼有声音嘶哑多用,因为此药乃是开音要药。

2. 治疗久泻:久泻多因为脾肾虚寒,大肠不固,导致大便不禁。二药均可以治疗久泻,或因久泄引起之脱肛。诃子多用,如真人养脏汤配伍有诃子。

【常用剂量】

诃子 3～10g。敛肺下气、利咽开音宜生用,涩肠止泻宜煨用。乌梅 3～10g。

【用药体会】

笔者认为诃子最大的特点是治疗咽部疾患,现代所说的慢性咽喉炎,诃子为常药,配伍青果后作用更佳。但由于诃子具有收敛作用,所以对于有外邪者则不宜选用。在止泻方面相对用之要少一些。

诃子　木蝴蝶　胖大海

【单药性能】

诃子:见 562 页。

木蝴蝶:苦、甘,凉。①清肺利咽:用于邪热伤阴,咽喉肿痛,声音嘶哑。本品为治咽喉肿痛之常用药。可单味泡水服。②疏肝和胃:用于肝气郁滞,肝胃气痛,脘腹、胁肋胀痛等。本品甘缓苦泄,可单用本品研末服用或泡水服。

胖大海:见 368 页。

【主治病证】

咽喉肿痛,声音嘶哑。

【配伍应用】

开音:三药均为治疗声音嘶哑,咽喉肿痛的常用之品,取其利咽开音之功。诃子以收敛肺气为主而能止咳,进而达到利咽作用。木蝴蝶、胖大海多为治疗声音嘶哑的专药。胖大海也称通大海,俗称"大发",因其一得沸水,裂皮发胀,几乎充盈了整个杯子,因此得名。胖大海不适合长期服用。

【常用剂量】

诃子 3～10g。木蝴蝶 5～15g。胖大海 2～4 枚,沸水泡服。

【用药体会】

木蝴蝶、胖大海主要作用是利咽治疗声音嘶哑,一般是将其单独泡水服,胖大海也称通大海。根据笔者体验,认为木蝴蝶的作用较胖大海要好,治疗声音嘶哑胖大海不及木蝴蝶多用,主要是当胖大海泡发后,不太好饮用,且泡的水液难看。木蝴蝶可以大剂量应用而无不良反应,所以在临床上更喜欢使用木蝴蝶。木蝴蝶因其种子外包着两瓣白色半透明的衣,形似蝴蝶的翅膀,因而得名。又名玉蝴蝶、云蝴蝶、云故纸、千张纸、千层纸。出自《本草纲目拾遗》。《滇南本草》描述为"中实如积纸,薄似蝉翼,片片满中"。现代认为木蝴蝶可以美白肌肤,长期饮用能促进新陈代谢,消脂,以达到瘦身效果。

罂粟壳 诃子

【单药性能】

罂粟壳：酸、涩，平。有毒。①涩肠止泻：用于久泻、久痢而无邪滞者。其作用极强。②敛肺止咳：用于肺虚久咳不止之证。可单用蜜炙研末冲服，或配乌梅肉同用。③止痛：用于多种疼痛病证，如胃痛，腹痛，筋骨疼痛，其有良好的止痛作用，可单用或配入复方使用。

诃子：见 562 页。

【主治病证】

1. 久泻久痢。

2. 久咳。

【配伍应用】

1. 止泻：均能涩肠止泻，用于久泻，久痢以及血痢，罂粟壳作用强。

2. 止咳：均能敛肺止咳，用于上焦肺虚久咳，新感咳嗽不能使用。

【常用剂量】

罂粟壳 3～6g。诃子 3～10g。

【用药体会】

罂粟壳因有毒，人们在应用时往往畏惧其毒性，处方中又写成御米壳、米壳。使用罂粟壳日久容易导致成瘾性，依赖性，作为医生应严格控制其使用剂量，临床使用此药应慎重，当夹有湿邪者不要使用此药。但如果咳嗽日久，应用之正好对证，朱丹溪云："治嗽多用粟壳，不必疑，但要先去病根,此乃收后药也。治痢亦同"(《丹溪心法·卷2·咳嗽》)。在治疗新感咳嗽方面不要轻易选用此药,笔者曾见到一中医师治疗一位年8岁的小儿,因咳嗽已半月,此中医乃投以含有罂粟壳10g的中药方子中,患儿服用2剂后,咳嗽即止,而连用5剂后,患儿胸闷难受,乃拿小刀划胸部以解胸憋闷,后才慢慢调理正常。就是说外感、湿热均不能轻易选用。

赤石脂　禹余粮

【单药性能】

赤石脂:甘、涩,温。①涩肠止泻:用于久泻久痢,下痢脓血。治泻痢日久,滑脱不禁,脱肛等证,常与禹余粮相须为用。②收敛止血:用于崩漏,便血,痔疮出血。其既可固冲,又能止带。③敛疮生肌:用于疮疡久溃不敛,湿疹,湿疮。研细末,撒敷患处,可治湿疮流水、外伤出血等。

禹余粮:甘、涩,平。①涩肠止泻:用于久泻久痢。②收敛止血:用于下焦出血,如崩漏,便血。③止带:用于肾虚带脉不固之带下清稀者。

【主治病证】

1. 久泻久痢。

2. 崩漏,便血。

3. 带下清稀者。

【配伍应用】

1. 收敛作用:均能涩肠止泻,用于下焦不固之久泻久痢,便血脱肛,尤对于滑泄不禁的效果

好,如赤石脂禹余粮汤。张仲景就将赤石脂作为
治疗久泻之品,如桃花汤中也配伍有本品。赤石
脂收敛止血色赤入内,助火生土以止泻,稍能调
中,温性胜于禹余粮,禹余粮色黄如中,实胃涩肠
以止泻,直达下焦,质量重于赤石脂。《本草求
真·卷2·收涩·禹余粮》云"功与石脂相同,而
禹余之质,重于石脂,石脂之温,过于余粮,不可不
辨。"也就是说赤石脂外用收涩生肌敛疮,用于溃
疡不敛和湿疮流水,外伤出血。禹余粮质量重于
赤石脂,为固涩下焦专品。禹余粮的作用较赤石
脂作用要弱一些,二者同用,作用加强。

2. 止血:二药在止血方面主要治疗下部的出
血病证,如崩漏带,虚寒便血,也常配伍同用,如震
灵丹。

【常用剂量】

赤石脂 10 ～ 25g,外用适量。禹余粮
10～20g。

【用药体会】

赤石脂除了治疗泄泻以外,治疗出血病证效
果也很好。将赤石脂外用也能达到收敛的作用,
不过一般不将其作为首选药物使用。笔者体会,
此药对于胃出血,阴道出血也有良好效果。

山茱萸　五味子

【单药性能】

山茱萸:酸、涩、微温。①补益肝肾:用于肝肾
阴虚之头晕目眩、腰酸耳鸣者。亦治肾阳不足,腰

膝冷痛,小便不利者。本品补而不峻,既能补阴,又能补阳,为补益肝肾之要药。②收敛固涩:用于肾虚精关不固之遗精,肾虚膀胱失约之遗尿、尿频等。治肝肾亏虚,冲任不固之崩漏下血及月经过多者。本品还能敛汗固脱,为防治元气虚脱之要药。治大汗欲脱或久病虚脱者。

五味子:见 555 页。

【主治病证】

1. 遗精、滑精。
2. 自汗、盗汗。

【配伍应用】

1. 治疗遗精滑精:均能固肾涩精,用于肾虚遗精,滑精,遗尿,尿频。山茱萸补益肝肾作用很好,乃平补阴阳之品。此药的特点是不寒、不热、不燥、不腻,尤对于肝肾不足所致多种病证均有良好的效果,但偏重于补肾,其补益的特点是阴阳皆补,偏重于补阳,如六味地黄丸、金匮肾气丸。传统认为使用山茱萸时要去核,因核有滑精作用,故去核可杜此弊。五味子较山茱萸收敛作用强,但治疗此证并不及山茱萸多用。

2. 治疗汗证:均能收敛止汗,用于体虚自汗、盗汗。山茱萸固脱,可用于大汗不止,体虚欲脱证。其虽收敛但并不敛邪,其在六味地黄丸中使用,而六味地黄丸并不恋邪即其特点。治疗汗证方面五味子多用。

【常用剂量】

山茱萸 10～12g。五味子 3～6g。

【用药体会】

古方中用山茱萸治疗小便白浊,其机制乃是取其补益肝肾之功,现临床将其配伍石韦用治虚实夹杂的慢性肾炎蛋白尿,根据临床使用来看,二药配伍以后具有摄精泄浊,开和互济之妙。山茱萸可以治疗遗精、滑精,但要去核,有认为不去核反能滑精,故有山萸肉的处方用名。

山茱萸　酸枣仁

【单药性能】

山茱萸:见 567 页。

酸枣仁:见 408 页。

【主治病证】

自汗、盗汗。

【配伍应用】

止汗:二药均具有止汗作用,可以用于自汗、盗汗。山茱萸通过收敛作用以达到治疗目的。酸枣肉是酸的,但酸枣仁的性味如果以口来尝,并未有酸味,而在记载其性味时多云酸枣仁具有酸味,这是因为酸枣仁具有止汗作用,如果不云其具有酸味,对于其作用不好解释,而云其酸味,又与实际情况不符,但从实际的性味来看,酸枣仁并不具备酸味,所以止汗方面不及山茱萸强。

【常用剂量】

山茱萸 10～12g;急救固脱 20～30g。酸枣仁10～15g。

【用药体会】

《中国药典》及教科书所云酸枣仁的每日剂量为 10～15g,笔者认为凡是使用酸枣仁安神,应该大剂量应用,通常应在 30g 以上,大剂量可以用到 50～80g,若量小则不能达到预期效果。若失眠病证,大剂量使用无副作用,笔者体会对于此药的常用量为 30g 以上效果才好。治疗汗证以及遗精滑精等则可以使用常规剂量。

山茱萸 沙苑子

【单药性能】

山茱萸:见 567 页。

沙苑子:见 496 页。

【主治病证】

肾虚腰痛,腰膝酸软,阳痿,白带过多。

【配伍应用】

1. 补益:均能补益肝肾,用于肾虚腰痛,腰膝酸软,亦用于阳痿,白带过多等证。在补益方面,具有平补阴阳之说,从补阳来说,沙苑子力稍强。

2. 固涩作用:均能固精,用于遗精,滑精。也能缩尿,用于小便过多,遗尿。山茱萸力强。

【常用剂量】

山茱萸 10～12g。沙苑子 10～15g。

【用药体会】

二药配伍同用,尤其是在治疗不孕、不育证方面,笔者喜将其同用效果好,如八子种子汤(见 498 页)。山茱萸收敛作用可以用治汗证、血证,其虽收敛但并不敛邪,其在六味地黄丸中使用,而六味地黄丸并不敛邪即其特点。

金樱子　桑螵蛸　覆盆子

【单药性能】

金樱子:酸、涩,平。①固精缩尿止带:用于肾虚遗精滑精,遗尿尿频,带下过多。②涩肠止泻:用于虚寒之久泻、久痢,以及崩漏,脱肛,子宫脱垂等证。

桑螵蛸:见559页。

覆盆子:甘、酸,微温。①益肾固精:用于肾虚之遗精,滑精,阳痿,不孕。②养肝明目:用于肝肾不足,目暗不明,视物昏花。

【主治病证】

遗精、滑精,遗尿,尿频。

【配伍应用】

固涩作用:三药均用于肾虚不固之遗精、滑精,遗尿,尿频,白带过多等证。金樱子功专收涩,又可涩肠止泻、止带,用于久泻、带下之证,在收涩方面,长于治遗精。古代方士认为能秘守精元,媚内坚欲,具有提高性欲的作用。但也有医家并不同意此说,从临床来看,金樱子对于遗精滑精的确有作用,但延缓性欲时间作用不强。《本草纲目·卷36·金樱子》云:"无故而服之,以取快欲则不可,若精气不固者服之,何咎之有?"这是讲若因体虚服用可以延缓性欲时间,否则不能达到效果。桑螵蛸在收涩方面,长于治遗尿。覆盆子在收涩方面重在涩精，以肾虚不固之遗精、阳痿常用，尤以不育证为多用，如五子衍宗丸。

【常用剂量】

金樱子 10～15g。桑螵蛸 3～10g。覆盆子6～10g。

【用药体会】

三药在固涩方面以桑螵蛸多用。五子衍宗丸中用覆盆子治疗不育不孕症，现代认为其具有调整子宫肌肉的松紧度，增加骨盆的力量，可滋补强身，帮助子宫恢复并促进乳汁分泌的作用。又因为具有助阳的特点，所以对于不育症也是可以选用的。

莲子 芡实

【单药性能】

莲子：甘、涩，平。①补脾止泻：用于脾虚久泻，食欲不振者，可单用本品。②益肾固精，止带：用于肾虚精关不固之遗精，滑精；脾虚带下；脾肾两虚，带下清稀，腰膝酸软者。为治疗脾虚、肾虚带下之常用之品。③养心安神：用于心肾不交之虚烦，心悸，失眠者。本品能补脾养心益肾，交通心肾。

芡实：甘、涩，平。①益肾固精：用于肾虚不固之腰膝酸软，遗精滑精。②健脾止泻：用于脾虚湿盛，久泻不愈。③除湿止带：用于脾肾两虚之带下清稀。为治带下之佳品。

【主治病证】

1. 脾虚倦怠乏力，久泻，食欲不振。
2. 肾虚不固之腰膝酸软，遗精滑精。
3. 脾肾两虚带下清稀。

【配伍应用】

1. 收敛：二药在收敛方面，主要是治疗下部的病证，如遗精滑精，常同用，如金锁固精丸，此方也可以治疗带下。从收涩作用来看，芡实作用强于莲子。

2. 补益作用：二药均有平和的补虚作用，用于脾肾虚损病证，《神农本草经》把莲子列为上品，久服本品能延年益寿。总结历代医家应用莲子的经验，将其功用概括为"养心，补脾，益肾，固涩"八个字，李时珍称它"禀清芳之气，得稼穑之味，乃脾之果也"。黄宫绣在《本草求真·卷2·芡实》中说："芡实如何补脾，以其味甘之故，芡实如何固肾，以其味涩之故，惟其味甘补脾，故能利湿，而使泄泻腹痛可治，惟其味涩固肾，故能闭气，而使遗带小便不禁皆愈。"芡实用于慢性泄泻和小便频数，梦遗滑精，妇女带多腰酸等。将其磨研成细粉，治疗慢性泄泻，五更泄泻等效果好，也可加白糖蒸熟作点心吃。自古作为永葆青春活力，防止未老先衰之良物。

3. 食补：均为食品，性质平和，是进补的常用之品。取莲子食补可以治疗失眠，谚云："若要不失眠，煮粥加白莲"，一般常用白莲子煮粥食，也可以炖汤吃，对于神经衰弱有很好的效果。莲子若配芡实熬糯米粥,治心悸,睡眠不实,大便溏泄效果好。而食用芡实的方法,最简便的就是嚼食。《本草纲目·卷33·芡实》描述:"人之食芡也,必咀嚼之,终日嗫嚅(niè rú),而芡味甘平,腴而不腻,食之者能使华液通流,转相灌溉。"这种咽津的方法能滋润脏腑,补益脑髓,促进消化,防治口舌生疮。

【常用剂量】

莲子 10~15g。芡实 10~15g。

【用药体会】

莲子、芡实功用相似,但莲子补益作用强。莲子可以治疗失眠,一般多云其具有交通心肾的特点,如《本草纲目》就是这样记载的。所谓交通心肾是指心火下降于肾,肾水上腾于心,水火互济,阴阳协调,达到治疗失眠、心烦等病证,但莲子并不具备清心火的作用,因此临床如取莲子交通心肾,不宜去心,应该将莲子心与莲子同用。或者莲子、莲子心配伍同用。通常讲交通心肾是将黄连配伍肉桂(交泰丸)同用,取黄连清心火,肉桂温肾阳,从而协调阴阳,而交通心肾。所以交通心神还涉及配伍问题。

莲子心 竹叶卷心

【单药性能】

莲子心:苦,寒。①清心除热:用于心肾不交之心烦,口渴,失眠,多梦。②涩精:用于遗精,滑精。

竹叶卷心:甘、淡、凉。清心除烦、消暑止渴;用于暑热烦渴及温病神昏谵语等证。

【主治病证】

心经热盛之心烦,神昏谵语。

【配伍应用】

清心:均能清心除烦,用于温病神昏谵语,常同用,如清宫汤。二药清心热作用不强,在清心热方面,多同时应用以加强作用。

【常用剂量】

莲子心 5g。竹叶卷心 5~15g。

【用药体会】

莲子心有平静性欲的作用,临床可以将其泡水饮服。因同时也能涩精,泡水饮服也治疗遗精,滑精。

芡实　山药

【单药性能】

芡实:见 572 页。

山药:见 466 页。

【主治病证】

脾虚病证。

【配伍应用】

1. 补益:二者性质平和,不燥不腻,具有健脾、益肾的作用。山药补力较芡实强,偏补气,为平补三焦之品。生芡实以补肾涩精为主,炒芡实以健脾开胃为主。

2. 收涩:均具有收敛作用,同用多治疗脾虚湿热带下,如易黄汤。芡实涩味甚于山药,所以收敛作用强于山药,但只用于脾肾病变,不及于肺。清代医家黄宫绣在《本草求真·卷2·芡实》认为"功与山药相似,然山药之阴,本有过于芡实,而芡实之涩,更有甚于山药,且山药兼补肺阴,而芡实则止于脾肾,而不及于肺。"山药兼补肺阴,而芡实则专于脾肾而不及于肺。芡实用于慢性泄泻和小便频数,梦遗滑精,妇女带多腰酸等。将其磨研成细粉,治疗慢性泄泻,五更泄泻等效果好,也可加白糖蒸熟作点心吃。自古作为永葆青春活力,防止未老先衰之良物。所以从使用方面来看,芡实与莲子,山药在作用方面有相似的地方。另外,山药兼补肺阴,而芡实则专于脾肾而不及于肺。

【常用剂量】

芡实 10~15g。山药 10~30g。

【用药体会】

芡实乃是治疗白浊的常药,特别对于小便浑浊如米泔汁可以选用,据此又善治带下。在熬做膏剂时,因芡实含淀粉多,不太好制作,所以尽量少选用此药。

二十、外用药类

硫黄 雄黄

【单药性能】

雄黄：辛，温。有毒。①攻毒：用于痈肿疗疮，湿疹疥癣，蛇虫咬伤。治蛇虫咬伤，可单用本品调涂患处。②杀虫：用于虫积腹痛。还可驱杀肠道寄生虫。此外，本品内服能祛痰、截疟，可用治癫痫、哮喘、疟疾等。

硫黄：酸，温。有毒。①外用攻毒杀虫疗疮：用于疥癣，湿疹，阴疽疮疡。尤以治疥疮为要药。②内服补火助阳通便：用于肾阳不足，下元虚冷之阳痿；肾不纳气之虚喘，虚冷便秘。

【主治病证】

1. 湿疹疥癣。

2. 寒毒病证。

【配伍应用】

1. 杀虫：均能杀虫，用于虫证，但使用有区别。李时珍认为"雄黄乃治疮杀毒要药"（《本草纲目·卷9·雄黄》），可以用于两个方面，一是治疗皮肤寄生虫，如疥虫，也用于癣疾；二是用于肠道寄生虫，如蛔虫、蛲虫。也可以治疗湿疹。硫黄主治疥疮，一般是将其制成硫黄软膏外用。疥疮是一种带有传染性的皮肤病，其好发于人体皱襞的部位,如腋下,阴部,指甲缝中,表现为瘙痒难忍,搔抓,将硫黄制成硫黄软膏,只宜外用不内服,为治疗疥疮的特效药物。

2. 解毒:此二药解毒较特殊。通常所云解毒多是指的解热毒,而雄黄、硫黄乃辛温之品,应该是解寒毒。从中药应用来看,解寒毒的药物很少,实际上二药仍然是用于热毒病证,只是必须配伍清热及清热解毒之品同用。雄黄解蛇、蝎等百虫毒,制蛊毒,本草书中记载,若人佩之,入山林而虎狼伏,入川水而百毒避,带雄黄进山不怕蛇,习称解毒要药。民间有在端午节饮用雄黄酒的习俗,就取其解蛇虫毒的作用。根据古代医家的应用经验来看,将雄黄配伍五灵脂以后,解蛇毒的作用加强。从科学的角度来看,饮用雄黄酒并不妥当。雄黄也用于疮痈瘰疬,疖肿疔毒,痔瘘,如《本草经疏·卷4·雄黄》曰主治"寒热,鼠瘘,恶疮,疽痔,死肌,疥虫,蜃疮诸证……能燥湿杀虫,故为疮家要药。"硫黄在解毒方面,取其以毒攻毒,可达到消痈散结之功,用治疮痈肿毒。《神农本草经》所谓治疗"疽痔恶血",取此作用多外用。有些食物经过硫黄熏后,会使食物颜色洁白好看,但因为硫黄是有毒的,尤其是食物是不应采用熏蒸方法的,以防止对身体的损伤。某些药物传统采用经过硫黄熏以后便于保管,但这只是极少数药物。

【常用剂量】

雄黄外用适量,内服 0.05～0.1g,入丸散用。硫黄外用适量,研末敷或加油调敷患处。内服

1.5～3g。

【用药体会】

根据本草书籍记载,雄黄的炮制工艺,从秦汉至清末用过的炮制方法共有多种,如炼、煮、熬、煎、烧、火飞、炒、干研法等,加热炮制方法在早期的文献中出现较多,但大都使用历史不长即被淘汰,这是因为加热炮制可使雄黄的主成分 As_2S_2 氧化,产生少量 As_2O_3,毒性增加的缘故。所以现代炮制雄黄的方法是水飞。所谓水飞就是将雄黄置于容器中,加入适量的水后,反复进行研磨成极细的粉末状后,取容器中的上面的药材使用。因此若用雄黄,处方应书写飞雄黄。

木鳖子　番木鳖

【单药性能】

木鳖子:苦、微甘,凉。有毒。攻毒疗疮,消肿散结:用于疮疡肿毒,瘰疬痰核。本品为除痈毒之要药。此外,本品能通经络,用治筋脉拘挛。

马钱子:苦,寒。有大毒。①散结消肿:用于跌打损伤,骨折肿痛,痈疽疮毒,咽喉肿痛,为治伤科骨折肿痛之佳品。②通络止痛:用于风湿顽痹,拘挛疼痛,肢体瘫痪。本品单用,或配全蝎、乳香等为丸服用均有较好的疗效。其善能搜筋骨间风湿,开通经络,透达关节,止痛力强。

【主治病证】

1. 疮疡中毒。

2. 筋脉拘挛。

【配伍应用】

1. 攻毒：均能用于疮痈肿毒，无名肿痛，但由于均毒性大，不作为常用之品。一般是外用较安全。

2. 通络：均可以通经络。马钱子的通络作用尤佳，凡经络阻滞导致的多种疼痛病证，此为首选。张锡纯谓："其开通经络，透达关节之力，实远胜于他药也"（《医学衷中参西录·振颓丸》）。凡顽固性的风湿痹痛非此不能除，故为风湿顽痹要药。现用于风湿，无论是湿热还是寒湿，气血亏虚还是气滞血瘀，或肝肾亏虚，均可在辨证的基础上加入少许马钱子以加强其止痛功效。根据马钱子的作用特点，若使用过量或久服可致肌肉抽搐强直，牙关紧闭，直视，现用其治痿证（即西医学之重症肌无力），亦治胃下垂。也治疗中风后遗症、颈肩腰腿痛，如肩周炎、颈椎病、腰椎间盘突出症，以及软组织损伤等。木鳖子在通络方面较之少用。

【常用剂量】

木鳖子 0.6～1.2g，多入丸散用，外用适量，研末，用油或醋调涂患处。马钱子 0.3～0.6g，炮制后入丸散用，外用适量，研末调敷调涂。

【用药体会】

根据临床应用来看，麝香、延胡索可增强马钱子的毒性，故不宜同用，而赤芍可降低马钱子毒性，所以马钱子配伍一定量的赤芍可降低其毒性，随着赤芍用量增大，马钱子毒性降低程度增加。甘草对马钱子毒性亦有影响，马钱子与倍量以上的甘草同煎,可减少或解除马钱子的毒性作用。

马钱子中毒表现为痉厥、抽搐、震颤等。关于马钱子、延胡索不能同用,在本草书中记载不多。笔者曾治疗一例腰椎间盘突出症的患者,误将二药同用于一张处方中,且均为常用量,而导致病人出现惊厥,肌肉麻木,后经抢救而脱离危险。2005年、2010年版《中国药典》规定马钱子的剂量是0.6g,根据笔者临床体会,此剂量可适当加大,只要严格掌握适应证,一般是安全的。由于马钱子有剧毒,在书写处方时不要将马钱子与其他药物写在一张处方中,以避免药肆给错药。为了安全起见,凡用马钱子这味药应将其另外单独用处方书写。剂量最好用汉字大写,以防发生意外,对此有切身的体会。笔者过去多将马钱子与其他药物一同开入一张处方中,一次因药师配药马虎,将7剂药物中所用马钱子的量分配不匀,结果导致患者出现严重反应,所以在后来应用马钱子这味药物时,一律是将马钱子单独用另外的处方书写。

蛇床子　地肤子

【单药性能】

蛇床子:辛、苦,温。①外用燥湿杀虫止痒:用于阴部湿痒,湿疹瘙痒,疥癣。本品为治瘙痒性疾病之常用药。②内服温肾壮阳:用于肾虚阳痿精冷,宫冷不孕,治寒湿带下及寒湿久痹兼有肾阳不足者。

地肤子:见192页。

【主治病证】

1. 皮肤湿疹瘙痒。
2. 带下、阴痒。

【配伍应用】

止痒:均具有良好的止痒作用,蛇床子杀虫止痒作用强,尤其是对于阴部瘙痒,如阴道滴虫,阴囊湿疹所致病变,以其外用能够很快的达到止痒之功,单用煎水洗阴部即有效果。若以其配伍苦参、百部等同用,效果更佳。现也用治外阴白斑,以蛇床子为主水煎内服,药渣熏洗坐浴。一般临床以其治疗皮肤瘙痒将其为首选,对于湿疹,湿疮,湿毒,湿痒具有良好的作用。也可以用其杀子了。

【常用剂量】

蛇床子 3～10g。地肤子 10～15g。

【用药体会】

蛇床子、地肤子止痒作用均很好,而蛇床子作用更强,笔者常将此二药配伍同用以增强作用,取其止痒作用,多外用煎水洗,治疗多种皮肤瘙痒证,效果良好。参看苦参止痒汤(见 79 页)。

蛇床子　苦参

【单药性能】

蛇床子:见 581 页。

苦参:见 77 页。

【主治病证】

皮肤瘙痒。

【配伍应用】

止痒:均能燥湿杀虫,祛风止痒,用于阴部瘙痒,湿疹,湿疮,疥癣。二药常同用,尤其是将其外用,效果好。蛇床子侧重杀虫。苦参侧重燥湿止痒。

【常用剂量】

蛇床子 3～10g。苦参 3～6g。

【用药体会】

二药止痒作用好,笔者常将其配伍同用,如苦参止痒汤(见 79 页)。另外汗斑是发生于皮肤上的紫白花斑的癣病,用苦参、盐研末,以酒慢火煎成膏,外涂。也可用苦参、露蜂房、刺猬皮等同用,参见《疡医大全·卷 28》白癜风酒。苦参外用也治疗疥疮。疥疮是由疥虫感染引起的一种寄生虫病,症状以夜间剧烈瘙痒为主,可用苦参配伍蛇床子、硫黄,趁热用毛巾蘸药液擦洗患处。

硼砂　炉甘石

【单药性能】

炉甘石:甘,平。①退翳明目:用于目赤翳障,畏光羞明。本品为眼科外用药中退翳除障之常用药。②收湿敛疮:用于疮疡溃后脓水淋漓,疮口不敛者,或湿疹、湿疮,以皮肤湿痒为主。

硼砂:甘、咸,凉。①外用清热解毒:用于咽喉肿痛,口舌生疮。治目赤肿痛,可单用本品水溶液洗眼。本品为喉科及眼科常用药,且较多外用。②内服清肺化痰:用于痰热咳嗽兼有咽喉肿痛者尤宜。本品内服兼可解毒消肿。

【主治病证】

目赤肿痛,翳膜胬肉。

【配伍应用】

解毒:均能解毒防腐,外用于目赤肿痛,翳膜胬肉,其特点是刺激性小,为眼科常用。单纯从解毒防腐作用来说,硼砂力强于炉甘石。硼砂外用解毒防腐以治五官疾患,与珍珠、熊胆等同用治疗眼疾,如八宝眼药。内服清热化痰以治肺热痰滞。亦用于咽喉肿痛,口舌糜烂,痰火所致咳嗽,声嘶喉痛,如冰硼散。炉甘石专于外用,收敛生肌止痒,上治目赤肿痛,眼生翳膜,下治阴汗湿痒等。

【常用剂量】

炉甘石外用适量,水飞点眼,研末撒或调敷。硼砂1.5~3g,入丸散用,或化水含漱。

【用药体会】

硼砂在化痰方面作用好,但因为其味咸,口感不佳,不好饮用,所以临床将其作为内服药并不多,而主要是作为外用药使用。

硼砂　芒硝

【单药性能】

硼砂:见583页。
芒硝:见125页。

【主治病证】

咽喉肿痛。

【配伍应用】

解毒:二药同用一般是外用于咽喉肿痛,口舌生疮,如冰硼散、行军散,取清热解毒之功。在解毒方面,硼砂作用强。

【常用剂量】

硼砂 1.5～3g。芒硝 10～15g。

【用药体会】

对于硼砂的使用,一般以外用为多,内服较少用,主要是味咸之故。

樟脑　冰片

【单药性能】

樟脑:辛,热。有毒。①除湿杀虫:用于疥疮有脓,多外用。本品辛热燥烈,外用止痒作用好。②消肿止痛:用于跌打伤痛,肌肤完好者,可单用泡酒外擦。治龋齿牙痛,可单用研末,局部填塞或涂于患处。③开窍醒神:用于暑湿秽浊或饮食不洁所致腹痛,吐泻不止,甚则神昏者,可单用浸酒内服。

冰片:见 440 页。

【主治病证】

1. 加强外用药物的透皮作用。

2. 疼痛。

3. 防腐作用。

【配伍应用】

1. 透皮作用:二药芳香,外用可以促进其他药物更好的被体内吸收,而樟脑的透皮作用更好,临床配伍同用也可以加强作用,更好地发挥治疗效果。外用并不刺激皮肤。笔者在利用外用药物时,常常将二药同用,如苦参止痒汤(见 79 页)、麻桂止痛汤(见 4 页)。

2. 止痛:外用具有止痛作用,如治龋齿牙痛,可单用樟脑研末,局部填塞或涂于患处,而用冰片治疗牙痛,口腔溃疡的冰硼散,也取其止痛之功。

3. 醒神:均具有芳香的特点,可以开窍醒神,治疗神志昏迷的病证,以冰片多用。由于此特点,在保管衣服时,适当置少许于衣柜中,可以防止衣物生虫,而对人体没有任何坏影响。

【常用剂量】

樟脑:0.1～0.2g,入散剂或用酒溶化服。冰片 0.15～0.3g。

【用药体会】

二药在外用方面能够促进药物通过皮肤吸收,可以单用,也可以同用。先师有一首外用的方子百毒普消散,即配伍有樟脑。

组成:大黄 50g,黄芩 40g,黄柏 40g,栀子 30g,白蚤休 40g,花粉 50g,生乳没各 20g,甘草 30g,薄荷 20g,防风 30g,白芷 30g,苍术 40g,生南星 30g,陈皮 30g,厚朴 30g,樟脑 30g,赤芍 30g,牡丹皮 30g,姜黄 30g,桃仁 40g。

此方具有消肿散结,解毒止痛的作用。用法是上药共研细末,红肿微痛而痒甚者,米醋调敷患处;红肿灼痛而不痒者,浓茶汁调敷;红肿溃破而灼痛者,麻油调敷。本方不仅适用于疹、疖、疮、疡,而且对于一切阴阳肿毒,皆有较好的疗效,凡毒未成者用之即消,已成者用之即溃,诚乃局部敷搽之妙药,外科之要方也。

药名索引

C

D

Y

Z

方 名 索 引

病症索引